普华文化
PUHUA BOOKS

我们一起解决问题

U0258393

心理治疗中的对话

对来访者说什么和如何说的艺术

[美] 保罗·L. 瓦赫特尔（Paul L. Wachtel） 著

陈琼 译　夏勉 审校

Therapeutic Communication
Knowing What to Say When

Second Edition

人民邮电出版社

北京

图书在版编目（CIP）数据

心理治疗中的对话：对来访者说什么和如何说的艺术 /（美）保罗·L. 瓦赫特尔（Paul L. Wachtel）著；陈琼译. -- 北京：人民邮电出版社，2022.10
ISBN 978-7-115-59763-2

Ⅰ. ①心… Ⅱ. ①保… ②陈… Ⅲ. ①精神疗法—心理语言学—研究 Ⅳ. ①R749.055②H0

中国版本图书馆CIP数据核字(2022)第131095号

内 容 提 要

在心理治疗实践中，言语是治疗的重要媒介。治疗师言语的内容、表达方式、语调都会对治疗效果产生至关重要的影响。

这是一本独特的实用指南，它准确地展示了治疗师在促进治愈和改变的关键时刻应当说什么、如何说，以及什么样的提问和发表评论的方式是有利于合作探索和治疗性改变的。在本书中，作者基于心理动力学理论，整合了认知行为疗法、系统疗法和体验式疗法的特点，提出了新的治疗思路及方法，并提供了明确、具体的指导方针，展现了不同的言语在实现解释、改释、归因、自我表露等治疗技术方面的价值与优势。书中包含了丰富的治疗案例，详尽地展示了治疗师与来访者的对话以及治疗师的困难和思考。这些对话与思考无论对初学心理治疗的心理治疗师还是对经验丰富的心理治疗师都极具参考价值。

本书内容丰富、翔实，适合心理治疗师、心理学专业的学生和研究人员阅读。

◆ 著 〔美〕保罗·L. 瓦赫特尔（Paul L. Wachtel）
译 陈 琼
责任编辑 柳小红 张 帆
责任印制 彭志环

◆人民邮电出版社出版发行 北京市丰台区成寿寺路11号
邮编 100164 电子邮件 315@ptpress.com.cn
网址 https://www.ptpress.com.cn
北京天宇星印刷厂印刷

◆开本：787×1092 1/16
印张：21 2022年10月第1版
字数：300千字 2024年11月北京第7次印刷
著作权合同登记号 图字：01-2019-0415号

定 价：98.00元
读者服务热线：（010）81055656 印装质量热线：（010）81055316
反盗版热线：（010）81055315
广告经营许可证：京东市监广登字20170147号

东方明见心理咨询系列图书总序

江光荣

华中师范大学二级教授、博士生导师

湖北东方明见心理健康研究所创始人、理事长

中国心理学会评定心理学家、学科建设成就奖获得者

我国的心理健康服务正迎来一个大发展时期。2016 年国家 22 部委联合发布的《关于加强心理健康服务的指导意见》规划了一个心理健康服务人人可及、全面覆盖的发展目标。大事业需要大队伍来做，而且还得是一支专业队伍，但目前我们面临着挑战——这支队伍"人不够多，枪不够快"。推进以专业化为焦点的队伍建设是当前和今后一段时间我国心理健康服务事业发展的关键工程。

湖北东方明见心理健康研究所（以下简称"东方明见"）作为心理健康领域的一家专业机构，能够为推进心理咨询与治疗的专业化做点什么呢？我们想到了策划图书，策划出版心理健康、心理服务领域的专业图书。2017 年 4 月在武汉召开"督导与伦理：心理咨询与治疗的专业化"学术会议期间，一批国内外专家就这个想法进行了简短讨论，大家很快就达成了共识：组成一个编委会，聚焦于心理咨询与治疗的学术和实务领域，精选或组编一些对提升我国心理健康服务专业化水平有价值的著作，找一家有共同理想的出版机构把它们出版出来。

之所以想策划图书，是因为我们自感具有某种优势，能在熟悉的领域做出一些好书来。我们熟悉的领域自然就是心理学，尤其是心理咨询与治疗。我们的优势是什么呢？一是人，我们自己是心理学领域的人，我们认识的国外国内这个领域中从事研究、教学以及实务工作的人多，而且要认识新人也容易。二是懂，我们对这个

领域中的学问和实务，对学问和实务中的问题，比一般人懂得的多一些。有了这两条，我们就比较容易解决出书中的"供给侧"问题。至于"需求侧"，虽然我们懂得的没有供给侧那么好，但也还算心中有数，尤其是我们编委会中的多位成员同时也是中国心理学会临床心理学注册工作委员会的成员，这些年他们跟政府主管部门、行业人士、高校师生以及社会大众多有互动，对中国心理学应用领域的需求、心理服务行业发展的热点问题，对新一代心理学人的学习需要，都有一定的了解。

我们的想法是，不求品种多，也不追求销量高，但求图书在专业上过关，内容新、精，同时适合我国心理健康服务行业的发展阶段，以积年之功，慢慢积累出一定规模。

感谢东方明见心理咨询系列图书编委会的诸君，我们是一群相识、相交多年且相爱的心理学人，大家对出版这个书系的想法一拍即合，都愿意献计献策，展露身手。

感谢美国心理学会心理治疗发展学会（SAP，APA 第 29 分会）和国际华人心理与援助专业协会（ACHPPI），这两个东方明见的合作伙伴对这项出版计划给予了慷慨的支持，使我们有底气做这件相当有挑战性的事情。

感谢人民邮电出版社普华心理愿意和我们一道，为推进我国心理咨询与治疗事业贡献自己的力量。

2019 年 5 月 22 日

中文版推荐序

临床语用学的奥妙

赵旭东　医学博士

同济大学心理学、医学教授，精神科主任医师

世界心理治疗学会副主席

中国心理卫生协会副理事长

出版社邀请我为新书写序，书名《心理治疗中的对话》让我眼前一亮。我在迫不及待地阅读时，发现了更多的亮点。但愿这几段文字不是产生误导的"剧透"，而是读者间有助于增加阅读乐趣的对话。

首先，本书生动地揭示了，心理治疗中的对话非常鲜活、丰富、具体，它是心理学、医学与语言学紧密交叉的学术领域，值得深入学习。

心理治疗常被称为"谈话疗法"，是通过言语的和非言语的互动性人际影响开展的过程。治疗师使用的语言是引起治疗性变化的主要工具。临床上的专业"话术"与语用学（pragmatics）有关。语用学研究语言符号的用法和效果，是探讨如何使话语在谈话对象中引起期望的反应的学问，强调言语行为、非言语行为和情境三者之间的交互影响。三者如果不协调，会产生无话可说、言不由衷、对牛弹琴、南辕北辙等语用学方面的困境；治疗师达不到助人的目的，甚至会引发"惊吓剂效应"之类的副作用，或者导致治疗关系破裂。

其次，作者保罗·L.瓦赫特尔（Paul L. Wachtel）把握了主要心理治疗流派的精髓，进行了"元理论""元技术"意义上的有机整合。

关于怎么说话，不外乎涉及以下几方面：（1）目的——为什么说；（2）内容——说什么；（3）方式——怎么说；（4）时间——什么时候说、说几遍、说多快、

访谈进行多长时间、隔多长时间进行一次；（5）空间——在什么地方说；（6）人物——谁与谁说。

但心理治疗不是随意的社交活动。治疗师与前来求助的来访者或病人之间进行的交谈是有目的的，是为了改变来访者的不合意的内外处境。为了达到治疗目标，各个心理治疗流派都有相应的理论用于定义、描述问题，解释机制，设计治疗过程，发展相应的解决办法。治疗流派的理论取向影响我们说话的内容和方式，没有理论基础的谈话是无源之水，治疗师无法做到有的放矢。但是，心理治疗流派众多，莫衷一是，这常常让初学者一头雾水。

我欣喜地看到，作者的基础训练是心理动力学治疗，但他眼界开阔，心态宽容，梳理了精神分析、认知行为疗法、系统式疗法和体验取向的疗法的精华，结合近些年来对心理治疗一般作用因素及共同机制方面的研究成果，形成了更加有普适性、包容性的理论，指导我们更加有底气、有针对性地说话。

再次，本书引人入胜，指导读者由线性因果思维进入循环因果思维，几大流派居然可以在临床层面毫不违和地协同发挥作用。

在具体的理论及操作层面，几大心理治疗流派在历史上争斗不休。经过作者的整理、整合和升华，我们可以看到，它们虽然各有短长，甚至在某些方面相互对立，但在更深的逻辑层面竟然是互通的。我作为系统取向的精神科医生和心理治疗师，当然特别高兴能看到他用了大量的系统治疗概念和临床实例，将传统、经典的心理动力学理念与接受了后现代建构主义影响的系统治疗很好地结合了起来。这在几十年前我开始学习心理治疗的时候是不可想象的事。

他在书中屡屡提到格雷戈里·贝特森（Gregory Bateson）、保罗·瓦茨拉维克（Paul Watzlawick）等人，这令我倍感亲切，甚至令我对自己有时在对待其他流派时的不恭态度感到有些惭愧。

最后，这本书注重理论联系实际，引导读者举一反三。

作者有深厚的精神分析功底，在接纳了其他流派的长处以后，其理论更加有创造性、灵活性、实用性。他论述了一些常见而关键的情境、语式、词汇在促进积极的发展和变化、避免副作用方面的操作要点。例如，他结合策略疗法、叙事疗法、认知行为疗法等方法的优势，介绍了"移情－反移情""自我表露""暗示""改释""悖论-反悖论""归因-归责"在促进心理、行为改变方面的实用技巧。还有一个有趣的例子是，"入口短语"这个具体的话题让我联想到汉语的博大精深，治疗师如果能利用好成语、俚语便可以引发微妙的变化。

20多年前，我曾经在《中国心理卫生杂志》发表过一篇题为《心理治疗的操作性语言》的文章。与本书相比，文章内容只是些肤浅的经验之谈。不过，那时的一些朦胧感悟与本书发生了很好的联结和呼应，现在看来也并不是没有价值的。在结语里我写了"学会促进成长的语言"，现抄录一部分作为本序言的结尾：

"学习语言是心理治疗师的终生任务。面对每个咨客或患者时，我们都面临着发展一套合适的语言的挑战，并且须将新鲜的经验用编码的形式存储起来。语言是人类生命的本质形式。用语言处理新经验，即是成长的一种标志；助人的过程即是治疗师成熟的过程；成熟的治疗师用语言帮助求助者成长。"

前言

这是一本关于心理治疗技巧的书——从如何理解来访者到将这种理解用文字表达出来。本书的目的是填补心理咨询和治疗专业的基础文献和相关培训项目中的空白，这一空白就是新手治疗师（甚至有丰富经验的治疗师）经常感觉到疑惑——"我想我知道来访者的情况，但我在实际治疗中应该说什么呢？"我写这本书的目的是希望详细地探讨治疗师运用言语促进治疗和改变的过程。我们的目标是以一种治疗性的方式描述事情。这种方式不损害来访者自尊，也不会引起不必要的痛苦和阻抗，还能帮助来访者面对困难的事实和令人恐惧的情绪倾向。

尽管本书是一本强调实践性的书，但它也是一本探索理论和当代研究的启示的书。本书用一种整合的观点看待心理障碍和心理改变。这种观点既扎根于心理动力学传统，也吸收了大量认知行为取向、系统取向，以及人本取向的理论的观点。纵观全书，有关临床干预原则的内容十分详尽，它向读者展示了为什么某一种说话方式胜过另一种说话方式。

我特别关注措辞和意义上的细微差别，我相信这方面的细微差别可以使言语之间产生至关重要的区别，这两种言语就是真正对来访者有治疗效果的言语和无意中使来访者带来的治疗问题长期存在的言语。就治疗实践而言，措辞技巧的重要性不言而喻。但对于熟练的临床工作者来说，措辞技巧显然远不是全部。虽然本书高度重视措辞技巧，也重视向来访者做出解释和传递其他信息的确切方式，但是本书的内容并不仅限于措辞或语句。本书第一部分是理论介绍，呈现了一幅关于有效的治疗工作中的方法和治疗过程的全面图景。本书对治疗师在特定临床情况下对言语的选择进行了审视，并在产生改变推动力的整体因素的背景下进行了探讨。

作为一本关于我们使用的言语的影响的书，本书必须特别关注长期以来我们的言语把人类看作只具有一种性别的现象造成的问题。使用"他"和"他的"来指代人类已经普遍被认为是有问题的。但我知道，在解决这个挑战的努力中，没有一种方法是完全令人满意的。充满"他或她"（he or she）和"他的或她的"（his or her）的句子非常令人尴尬，使用复数形式可能会使我们失去邀请读者想象一个具体的、单个的人带来的即时性和生命力。为了解决这个问题，我采取了这样的做法——当我提到治疗师时，我会使用"她"或"她的"；当我提到来访者时，我会用"他"或"他的"。[1]

在我看来，这个做法有几个优点。首先，它避免了书中出现多个代词，或者只有复数形式。其次，它也更直接地解决了最常见的偏见和刻板印象，它们导致我们的传统语言形式存在问题。在我们的刻板印象中，我们认为专业人士、医生都是男性，并且我们经常想象来访者为女性。这里的做法颠覆了这种刻板印象。它提醒人们注意，在我们这个领域中有大量的专业人士是女性，同时保留了更传统的男性代词的用法，它们被用来指代治疗中的个体或陷入这种或那种心理困境的人。此外，在有系统区别的语境中使用男性和女性代词可以让读者在讨论治疗师和来访者的反应或感受时，理解得更清晰。

我们的语言"祖先"留给我们的棘手问题没有完美的解决方案。但是，我希望我选择的做法能很好地实现这两个目标（它们通常是竞争关系）——一方面保证表达的清晰度和恰当性，另一方面关注一半人类的敏感性，留意那些妨碍男人和女人充分实现自身潜力的先入之见。

此外，我还不得不在"来访者"和"病人"这两个词之间做出选择。有些治疗师更喜欢用"来访者"，而不是"病人"，他们觉得这样可以让接受治疗的人处于更平等的地位。然而，在这本书中我主要使用"病人"这个词，部分原因是我从小就接触到它，对我来说，这个词更令我舒服，还有一部分原因是"来访者"这个词过于强调关系的商业性。[2]

当然，使用"病人"一词也是有问题的（事实上，在描述这种最令人困惑的人

---

1   在本书中，译者用"他"或"他的"来统一指代性别不明的治疗师及来访者。

2   在本书中，译者使用"来访者"一词来指代接受心理治疗或心理咨询的人。此外，译者使用"治疗师"统一指代从事心理治疗或咨询工作的人，用"治疗室"指代开展心理治疗或咨询工作的地点。

际关系方面，所有的词汇都是有问题的）。但几年前，我和妻子在科德角举办了一次工作坊，一位参会者提出了一个让我感到欣慰的观点："病人"这个词的拉丁语词根显然是"一个受苦的人"，而"来访者"这个词的词根是"一个依赖（他人）的人"。因此，如果目的是消除贬低他人的、居高临下的含义，"病人"这个词不是一个好的选择。在这种情况下，如果我想传达是什么把来访者带入治疗并定义了他与治疗师的关系，"病人"这个词不是一个好选择。

最后，关于语言使用的另一个问题是，我坚信晦涩的表达并不代表深刻，而是代表思想的不清晰。我已经尽我所能地放弃了行话，并试图用清晰的语言表达我对治疗室里发生的事情的看法，包括心理治疗为什么有用、什么时候会出错。散文中有一种微妙的权威主义色彩，其费解程度令人生畏。它试图通过含蓄的信息来避开批评——"你不够聪明，无法做出判断。"而我希望读者无论同意还是不同意我说的话，都会觉得我说得足够清楚，都会觉得我的话让人们觉得自己足够聪明。

这本书在很大程度上借鉴了我自己的实践经验，以及我在教学、督导和为不同经验水平的学生和从业者开办工作坊方面的经验。在借鉴与来访者的临床互动的精确细节时，包括来自我自己、我的学生和我的受督者的临床互动，我一直在关注互动的匿名性。为了确保来访者的隐私得到保护，我不仅更改了来访者的姓名，还更改了来访者个人资料中的一些可识别的细节。

这本书聚焦的内容的性质要求内容有丰富的临床细节。本书中的许多观点都是我基于临床实践中的具体案例归纳而成的。我的目的是让读者能够准确地看到我描述的原则在实际临床互动中是如何发挥作用的。特别是在最后几章，我提供了会谈摘录，以呈现来访者和治疗师之间的对话是如何进行的、修通过程是如何进行的。我很想使观点有说服力，为了进一步达到这一目的，我对具体的临床细节很重视。但是，本书中呈现的材料显然更适合被当作例子而不是证据。最终，我们需要通过系统的研究来确定如何最好地达成来访者寻求的治疗性改变。

我曾写过一些文章，这些文章常常涉及在判断治疗方法是基于经验支持还是基于证据支持方面存在的混淆和局限性（Wachtel，2010）。我在这里引用了大量的研究人员的研究和想法，他们的研究和想法为我们在工作中承担责任提供了更广泛、更灵活的基础。来自这个领域各个流派的杰出研究人员都对我们治疗师的工作感到担忧：当前的实证研究过度关注验证特定取向的治疗和规范化的治疗流程，而不是探讨可以使我们能够更好地理解使特定的治疗方法起效的基本原则、中介变量和调节变量（Ablon，Levy，& Katzenstein，2006；Allen，McHugh，& Barlow，2008；Castonguay & Beutler，2003，2006；Ehrenreich，Buzzela，& Barlow，2007；Goldfried & Eubanks-Carter，2004；Kazdin，2006，2007，2008；Rosen & Davison，2003；Shapiro，1995）。或许更重要的是，这种对心理治疗研究的目标和方法的偏好对于我们更好地理解大量"有实证支持的"治疗方法确实"有效"（从某种意义上说，"有实证支持的"治疗方法的效果比一些对照组的效果更好，但它们的结果往往相当平庸）。在许多研究中（它们被用来支持实证治疗的价值），相关的效果被更准确地描述为统计学意义大于临床意义。也就是说，许多"好转"的来访者仍然表现出相当大的损伤（Kazdin，2006，2008；Westen，Novotny，& Thompson-Brenner，2004）。此外，许多研究的随访时间都很短，一些研究即使进行了较长时间的随访，其结果也往往令人失望（Westen et al.，2004；Shedler，2010）。正如拉里·E. 博伊特勒（Larry E. Beutler）指出的那样，侧重于研究使治疗成功的基本原则可以帮助我们逐步提高我们的治疗效能，而专注于验证规范化的治疗流程导致"一种治疗模型与另一种治疗模型相对抗，或者治疗模型与咨访关系相对抗的普遍倾向"（Beutler，2004）。

很明显，对于有研究头脑的读者来说，尽管这本书明确定位于临床方向，但如果读者把对有用研究的理解扩展到对规范化的治疗流程的评估之外，那么它所呈现的理论就会有多种研究意义。这里提出的许多原则和假设都可以被用于实证检验。我们可以很容易地想象过程研究，即我们将探讨治疗师的语言是如何体现或未能体现这里所提倡的某个原则的，以及使用或未使用这些原则的即时后果。同样，我们不难设想结果研究，即我们会对治疗样本体现这些原则中的某一个的程度进行评级，并评估该原则对治疗的成功或失败的影响。

从本书的理论和临床案例部分强调的各种循环模式来看，这些研究表明了将心理困扰概念化的重要性，但进行这些研究将更加困难。这类研究更复杂、更精密——它们要表明目前在我们的领域占主导地位的线性因果模型只是更大模式的一部分，对这种模式的充分理解能使我们获得更多的理解、更多的治疗可能性。完成这样的研究是有可能的，我已经在其他地方回顾了一些研究，这些研究是关于本书中描述的指导临床工作的循环模型的（Wachtel，1994；Wachtel，Kruk，& McKinney，2005）。有关维持良好的人格模式和严重精神病理学的复杂反馈回路的研究为在方法论方面具有创新性的研究者提供了挑战和机遇。我将密切关注任何对本书提出的想法进行实证检验的努力，并期待着这些想法的进一步发展，而研究也必然将促进这些想法的发展。

非常感谢西德尼·布拉特（Sidney Blatt）、肯尼思·弗兰克（Kenneth Frank）、斯坦利·梅塞尔（Stanley Messer）、戴维·沃利茨基（David Wolitzky）和丹尼尔·怀尔（Daniel Wile）的仔细阅读和极其有益的评论，他们都对这本书的第一版做出了宝贵的贡献。他们的点评虽然严厉但始终鼓舞着我，极大地丰富了我对自己设定的任务的理解。

这本书的第 2 版建立在第 1 版的基础上，我在第 2 版中大量地更新和修改了我之前写的东西。自从第 1 版出版以来，我们的领域出现了许多令人兴奋的发展。第 2 章和第 3 章[1]专门明确地回顾了我们学科中的所有主要理论分支的发展，这些新发展的影响在全书中是显而易见的。在每一章中，对这些新的发展和新的重要文献的讨论都提高和修正了我对正在探讨的临床资料的理解。

我的妻子艾伦（Ellen）读过本书第 1 版和第 2 版的每一章，并给了我反馈，她还向前迈了一步——她写了其中一章的内容。她认为本书描述的原则和她作为伴侣治疗师的工作方式（这是她特别擅长的临床实践的一个方面）之间有很大的相似性，于是她提出写一章关于这些原则在伴侣工作中的应用的内容。我很高兴她向前迈了一步，这一版的第 15 章"与伴侣的治疗性对话"就是她迈出的这一步的结果。我感谢她写了这一章内容——这一章极大地提升了本书的价值，更感谢她多年来给予我的爱。

1　第 3 章中的部分转载已得到约翰·威利父子出版有限公司的许可。

目录

第二部分

临床运用和原则

附言

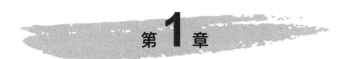

反思谈话治疗

治疗师也要说话

在心理治疗的实践中，言语是我们的首要媒介，无论什么取向的心理治疗实践都是如此。不同流派的言语（或者说言语背后的思维）会有所不同。例如，系统取向或认知行为取向治疗师可能不认为自己像心理动力学取向或人本主义－体验取向的治疗师那样在做谈话治疗。即使一个治疗师的焦点是启动行为干预或重建家庭系统，他在治疗时的主要媒介也是言语。

言语是关系的媒介。尽管所谓特定因素和非特定因素的确切贡献是一个颇具争议的话题（Siev & Chambless，2007；Wampold，2009；Hubble，Duncan，& Miller，1999；Duncan，Miller，Wampold，& Hubble，2010；Shedler，2010；Norcross，Beutler，& Levant，2006），但我们能从研究中得到一个结论——治疗关系在已经实现的治疗性改变中起重要作用（Norcross，2002，2010）。即使在相对结构化的指南式治疗中，建立稳定的治疗同盟也一直是重要目标。我们对来访者说的话构成了干预。我们说的每个单词或短语会在互动和交流中出现，极大地影响我们的关系氛围和治疗同盟的基调。我将用较大篇幅阐述我们言语中的细微差异和说话方式的差异，这些差异即使很小，也会影响来访者对于关系（或者对于工作、自己和自己的改变潜力）的体验。

令人意想不到的是，即使治疗师的言语在建立同盟的过程和治疗过程中作用重大，关于治疗师如何使用言语来促进治疗性改变的书却很少，关于治疗师沟通方式的影响的书也很少。无论是在督导中还是在文献里的个案讨论中，人们常研究来访者言语的含义和音调中的细微差别，却很少探讨治疗师的言语。多年来，受督者和学生在实习研讨会上经常注意到，大多数的督导师专注于倾听和理解来访者。毫无疑问，这是好的治疗工作的一个至关重要的点。但治疗师在形成理解后应该说些什么？督导师对此几乎没有提供指导。有这样一个假设，如果治疗师真正理解对方，他自然会知道接下来说什么。我没有与学生和受督者分享这个众所周知的督导假设，而是与他们一起详细地研究他们说了什么、他们能说什么，以及每一个选择的含义，他们对此很感激（也很吃惊）。

一般而言，他们会说要留意寻找合适的词来说来访者想听到的话，这让他们能在面对来访者时说出一些他们原来说不出的话。他们已经意识到，自己曾经想过的把自己的理解或观察用言语表达出来的方式很可能会让来访者觉得受到指责，可能让他感到自己在干一件令人羞耻的事情时"被抓到"了，其结果不一定有帮助。脑中若没有更好的表达方式，他们就会把自己的观察放在心里。本书的一个核心目标是让治疗师找到更有效、更具有共情性的方式把观察变成言语，这样治疗师就有能力说出他看到的，来访者就有能力把治疗师的观察整合到一个更大的、更广阔的自我意识中，而不会因为治疗师注意到的一些东西而感到羞耻或被贬低。

这本书肯定不仅仅讨论言语。治疗中发生的大部分沟通都是通过非言语行为传递的，包括手势（或身体姿势）、语调等。进一步说来，词汇的意思不仅会通过语法和词汇本身来传递，还会通过社会背景（或情绪背景）以及行为背景来传递。我们在治疗室里说的话与我们与来访者相处时的感受是密不可分的，与我们与来访者互动的方式也是密不可分的。这些话会反映出我们是如何反思来访者及其焦虑、冲突的。因此，本书的另一个目的是呈现一种理论视角，借由这种视角治疗师将会形成一种非指责、非病理化的措辞方式。这样的措辞不会让来访者在面临问题时逃避，而会让他们换个角度理解那些问题。

尽管我有这些想法，但是这本书确实也很关注治疗师说的话。我们选择什么词或短语来传递给来访者信息是一件重要的事。事实上，它们关系重大。我也有意去阐述我们说话时的这些细微差异以及这些差异是如何对治疗工作产生不同影响的。

近年来，无论是根据督导和教学工作，还是根据作为治疗师的自我觉察，我逐渐确信言语并不像人们通常认为的那样，是自动地从对来访者的理解中产生的。如何有效地组织治疗性言语是一门本事，而获得适当的理解也是一门技能。治疗性言语的精进尽管依赖于对来访者的理解，但不完全由对来访者的理解决定。

我的经验告诉我，创造有效的治疗性言语是一个可以学习的技能。无论是初学心理治疗的学生还是有多年经验的从业者都能从解构他们对来访者说的话中获益。一段时间后，他们将学会一种说话方式。这种说话方式能减少很多阻抗，也能使治疗师更尊重来访者。这不是因为一个人收起了自己的拳头或回避令人痛苦的事实，而是因为传递信息的方式和信息本身一样重要。[1]

关键信息和元信息

本书的核心观点是，治疗师试图传递的公开信息、围绕有关来访者体验或动力的特定理解的每一次交流（我将称之为"关键信息"）都包含另一种信息——"元信息"[2]。元信息表达了一种态度，即关于关键信息应该传达什么内容的态度。一般而言，这个元信息经常被忽视，然而它却对治疗的成功起关键作用。

目前人们已经普遍接受了这一点——在听取来访者的意见时，留意来访者如何表达与他们说了什么话至少同样重要［事实上，"来访者如何表达"是最重要的，即敏锐的听众将听到什么（Reich，1949；Shapiro，1965，1981，1989，2000）］。然而，我们很难找到有关治疗师如何进行表达的文献。标准文本通常遵循技巧或时机规则。本书的重点确实在某些方面与技巧和时机的概念相重叠，但其关注点远远超出了那些有限的概念。

事实上，我们可以说这里提出的一些建议可以被视为暗示了一种替代的应对技巧。 我必须补充一点，我并不是在提倡技巧。但是，在某种意义上，在普通的社交对话中，技巧意味着回避一些较难的话题，或者巧妙地回避一个令人不舒服的事

---

1 事实上，信息的内容和信息的传递方式是密切相关的。在很大程度上，一个人如何理解信息决定了信息的真正含义。本章接下来会引入专业术语——元信息，它是治疗师传递信息给来访者的过程中基本且关键的部分。

2 我使用"元信息"这个术语可能会让一些读者想起格雷戈里·贝特森（Gregory Bateson，1972，1979）关于元信息和元交流的讨论。然而，贝特森的方法有不同的侧重点，这源于他对本杰明·李·沃尔夫（Benjamin Lee Whorf，1956）的语言理论以及艾尔弗雷德·诺思·怀特海（Alfred North Whitehead）和伯特兰·罗素（Bertrand Russell）的逻辑类型理论（Whitehead & Russell，1912）的兴趣。

实。相比之下，我希望展示的是解决令人不愉快的问题的方法。来访者回避的问题通常是令来访者感到最困扰的地方。我希望我的方法能使来访者有能力接受治疗师说的话，也有能力处理这个问题，而不是去找新的方法来回避问题。

关键信息准确但元信息很糟糕的治疗师言语可能会产生类似器官移植的治疗效果。新器官会被来访者的身体排斥，毕竟它是被植入的。从原则上来说，这样的治疗师言语是有可能治愈来访者的，但它们未能产生实际效果，因为来访者经历了类似外来人员入侵的危险。就像被植入的器官一样，这种言语会被拒绝，从而无法发挥其治疗潜力。我们可以说"组织排斥反应"也是心理治疗过程中的一个问题。

出于这个原因，我将集中精力研究治疗师言语的更多意义：治疗师言语引发了来访者对自己的看法；它带来合作或抵制；它能增强或减弱来访者的自尊心；它有可能解决冲突、减少恐惧，也有可能只是有助于提高技能；它传达了治疗师对来访者的看法；等等。令人惊讶的是，我们在文献中经常忽略治疗师实际所说的话的基本细节，这导致这些话的全部含义仍然未经检验。无论是在文献中还是在督导会议上，甚至在许多看似具体的报告中，我们通过仔细检查就会发现这些报告留下了一些至关重要又含糊不清的地方，因此它们远没看上去那么有用、有启发性。当一位受督者告诉来访者，他认为来访者的遗忘与其对妻子的愤怒有关时，他的实际言语可能是"你对你的妻子感到生气，而你试图忘记""你已经告诉了我你妻子做的一些事情，我猜这些事情让你生气"，或者"也许你忘了，因为你努力不对她生气"。这是几种不同的传达"他的遗忘与对妻子的愤怒有关"的方式，涉及不同的语气和含义，它们传达的元信息差别巨大。除非人们反思这些实际言语的细节，否则人们对事情的理解将是不完整的，并且可能是具有误导性的。

留意来访者对治疗师言语的体验

鉴于刚才的想法和例子，我们必须明确，治疗师的言语对来访者的意义并不是客观地由言语本身决定的。来访者将不可避免地以"他的方式"体验治疗师的言语，通过过去的经历、期望、需求、恐惧，以及人际关系的工作模型来过滤这些言语。换句话说，无处不在的移情现象将使来访者对治疗师言语的体验在某些方面与治疗师认为的有所不同。

理解交流过程意义重大，本书将以各种方式对此进行探讨。来访者的主观性在确定治疗师言语的意义方面非常关键，认识到这一点很重要，但人们不应因此忽视治疗师实际所说的话的重要性。正如第 6 章中讨论的那样，虽然来访者的移情反应是独特的，但它们不是无迹可寻的。虽然它们赋予了现实特殊的意义，但是它们也受到现实情况的影响（Aron，1991a，1996；Gill，1982，1983；Hoffman，1983，1998，2006）。治疗师选择的表达方式并不能完全决定来访者的体验方式，但与来访者体验关系密切。移情的变幻莫测会使治疗师言语的影响呈现出概率性和不确定性，但我们可以有效地估计可能的影响（尤其是可能的影响范围），特别是当治疗师了解了他的来访者及其特殊的解释经验的方式时。

本书的核心观点是，治疗师不能过于简单地假设来访者将如何体验其言语，而是必须始终警惕来访者给其言语赋予的内涵。然而，如果治疗师因此忽略了另一个关键的现实（一个人叙述某件事的特定方式有巨大的影响力；当治疗师已经学会留意他的言语中包含的元信息时，他就能合理而准确地估计可能的影响），治疗将会更加糟糕。每个来访者会给治疗师所说的内容赋予个人化的、独特的意义，如果这被视为虚无主义的陈词滥调，治疗师没有注意到他的本意与来访者的理解是不同的东西，那么治疗师真正的治疗能力明显是不足的。在本书中，我打算将有关治疗过程和关系的两个重要事实放在一起——一方面，治疗师言语的最终含义是来访者体验到的含义；另一方面，这种体验在很大程度上取决于治疗师言语的实际形式和基调。

"治疗师噪声"

通常来说，我们不容易发现具有批判性的或反治疗的元信息。心理治疗师会使用各种方式来传递信息，这些方式通常非常有效（至少在最初），它们可以被用于伪装正在被传递的元信息。实际上，这在很大程度上也是他们的目的。

我们来看看来访者琳达和她的治疗师之间的简短互动。治疗师将琳达描述为一个经常让她失去平衡的人，琳达提出的问题让她不知道如何回应。例如，有一次琳达问她："你不是犹太人，但你嫁给了一个犹太人。为什么你会嫁给犹太人？"

治疗师感到慌乱和不确定，她想到了一种回应，可能所有读者都对此比较熟悉。"这很有意思，"她说道，"你问了很多问题。"

"有意思"是那些传达中性含义的词汇中的一个。许多治疗师认为这反映了治疗师应持有的正确立场。治疗师通过告诉来访者其行为很有意思来让来访者认为他们只是在关注其行为，以便激发来访者对自己的心理过程的好奇心。但在这个例子中，"有意思"这个词能使治疗师显得中立吗？ 当别人告诉我们，我们所说或所做的事情很有意思时，大多数人都会感到高兴。但眼前的回应会产生同样的自我满足的光芒吗？ 我对此表示怀疑。

我们不赞成用这种口吻来传递真实的信息。在这种背景下，称来访者的行为"有趣"使来访者研究自己，并确认他是一个临床"案例"。在糟糕的电影中，我们能看到治疗师对来访者说话的镜头，治疗师用沉重的维也纳口音对来访者说"非常有趣"，然而，我们确信这并不是一种恭维。

这些惯用语就是我所说的"治疗师噪声"。它们是治疗师在感到不确定时想到的措辞，这些措辞立刻传达了一种专业的支持感，阻止了治疗师进一步流露自己的想法或感受。我们很难想象治疗师（包括我自己）如果完全没有这些形式的保护色会怎样。做心理治疗会让人脆弱到无法全身而退。此外，它们的亲近非常合理地表达了参与观察的立场（Sullivan，1953，1954）。这是参与和反思的奇怪组合，却是最好的心理治疗的特征。实际上，有时候同一个短语在某种情况下可能是"治疗师噪声"，而在另一种情况下则是治疗师专业胜任力的表现。毕竟，这就是为什么这些短语确实能够安抚和保护我们。如果短语不能在其他场合真正发挥作用，治疗师就不会觉得自己很专业。

然而，如果人们熟悉"治疗师噪声"的说法，它们很容易被发现。当一个人在制造"治疗师噪声"时，他会有典型的空洞感、不适感、欺骗感或生硬感，这些感觉在主观上明显令人痛苦，很难有人能压下这些感觉，或者不让来访者注意到这些。一个人能意识到自己"听起来像一个治疗师"，但不是以积极的方式。当我向学生介绍这个概念时，他们立即理解了我说的内容，并且确实注意到这是他们努力扮演治疗师角色的过程中的普遍衍生物。我只是半开玩笑地向学生们建议，衡量标准是追踪他们使用的"可能"与"也许"的比例，即他们可以用这个比例来评估他们是否在制造"治疗师噪声"。当一个人处于笨拙的"治疗师噪声"姿态时，他很可能经常使用"也许"这个词（"也许你的感觉就像这样"），而不是用更加非正式的"可能"。语调的微妙之处可以被用来警告治疗师，他与来访者的相互作用是一个非常重要的方面。

"我想知道你的意思"，或者"我想知道你为什么问我这个"，或者"你认为你应该做什么"等句子都是合适的，也能促进治疗过程。如果我们把它们完全从我们的言语中删除，我们的工作会大打折扣。但它们也可能是一些陈词滥调，它们使治疗师与来访者保持距离，保护着治疗师脆弱的专业性，并且阻止来访者和治疗师之间的互动渗入治疗师的生活。本书中的讨论旨在使治疗师更加清楚何时做出的回应是好的，并帮助他积累一系列更真实的治疗性回应，消除其对"治疗师噪声"的需要，促成治疗中的相遇而不是令人不舒服的自我保护。

来自文献的贡献

尽管本书中很少提到技术的关键细节，但许多人已经清楚地看到了这个主题的重要性，并做出了有价值的贡献。写这本书的原始动力源于我对会谈中的心理动力学交流模式的关注和不满，我常感觉我们可以以更能促进治疗性改变的方式来使用心理动力学流派的重要观点。因此，我在这里讨论的文献主要关注这个视角。然而，多年来，当我在许多地方的研讨会上提出本书中的想法时，我的想法与系统取向治疗师和叙事治疗师之间的共同点常常让参与者感到震撼（White & Epston，1990；White，2007；O'Hanlon & Weiner-Davis，2003；Zeig，1994；Zeig & Lankton，1988；Watzlawick，1978）。其他参与者已经注意到了这一点，如朱迪·贝克（Judith Beck，1995，2005）和罗伯特·莱希（Robert Leahy，2001，2003；Gilbert & Leahy，2007；Sookman & Leahy，2010）描述的认知取向、认知行为取向，以及体验取向（Johnson，2004；Greenberg & Johnson，1988；Greenberg & Watson，2006；Fosha，2000）和我的观点相似。我将在本书中从各个方面讨论关于治疗过程的观点，但在本章中我将集中讨论有关心理动力学传统的文章，因为这些文章与本书描述的临床指南的演变有最直接的关系。

莱斯顿·海文斯（Leston Havens）结合存在主义观点和人际关系观点讨论了关于词和短语的问题（Havens，1986）。他提供了一种相当精细的有关治疗陈述的分类方法，将其大致分为移情语言、人际语言和行为语言。就像本书一样，他的书里充满了对说话特定方式的详细探讨及其对治疗过程的影响。我将在本书的许多地方借鉴他有趣的观察。

拉尔夫·格林森（Ralph Greenson）在他有关精神分析技术的权威著作中，对治疗师的回应措辞表现出相当大的兴趣并进行了思考，他详细地讨论了他对词语的选择。

> 我的语言简单、清晰、具体、直白。我使用没有歧义的、不含糊的词语。当我试图确定来访者可能正在为之挣扎的特定影响时，我尽量做到具体而准确。我选择了一个词，这个词应该能反映来访者身上发生的事，以及他当下的情况。如果来访者似乎正在经历一种情绪，表现得像个孩子，如果来访者看起来像孩子一样焦虑，我会说"你看起来很害怕"。那是常出现在童年时代的一句话。我永远不会说"你似乎很担忧"，因为这句话不合适，"担忧"是一个成年人化的词。此外，"害怕"一词令人回味，能引发画面感和联想，而"担忧"一词则是单调的。如果来访者似乎正在挣扎于过去的羞耻感，我将使用"害羞""忸怩"或"难为情"等词语。我不会用"羞辱""贬低"或"顺从"等词语。

> 此外，我还尝试尽可能准确地评估情绪的强度。如果来访者非常生气，我不会说"你看起来很生气"，但我会说"你似乎很愤怒"。我用常见的、生动的词来描述我认为正在发生的情绪的数量和质量。我会说"你似乎易怒（或急躁、不高兴、阴沉、严厉、爱争论、愤怒）"，以描述不同类型的敌意。与"敌对"相比，"抱怨"会让人联想到不同的内容。在试图揭示和澄清痛苦的情绪以及与特定情绪相关的记忆时，一个人对词语的使用应该在时间、质量、数量和语气上都是恰当的（Greenson，1967）。

精神分析师沃伦·波伦（Warren Poland）对治疗师或精神分析师实际所说的

内容的重要性表示赞赏，同时也认为标准精神分析思想的某些假设可能会模糊和限制这种欣赏。波伦以自己的方式指出了我在上面提到的关键信息和元信息之间的区别——他指出，"精神分析师的音乐中传递的信息与清晰的词语中的信息一样重要"。他提醒读者注意"隐藏的信息"——"即使是简单的话也会传递隐藏的信息"（Poland，1986）。

波伦以一种更具批判性的方式指出精神分析文献经常试图否认或混淆治疗交换的这个方面。他引用了一个概念混淆的例子，即备受尊敬的精神分析师鲁道夫·勒文施泰因（Rudolf Loewenstein）的断言——他指出，好的精神分析师的语言中不会包含任何呼吁或试图影响来访者的内容，而"将自己限制在与他当前的来访者有关的认知功能上"（Loewenstein，1956）。

"这种概念的简洁性很有吸引力。"波伦说。但"不幸的是"，在这种模式中，精神分析师提出的"来访者像客观观察者那样报告他的内心世界"的说法与经验不符。波伦对治疗师要简单地表达而不是"对另一个人采取行动"的说法提出质疑，他明确表示："分析师的话是有效果的。无论分析师多么希望将他的角色看作帮助揭示隐藏真理的公正的研究人员，分析工作都是有目的的。如果分析师对来访者和分析没有起到任何作用，那么分析师和分析将毫无意义。"

波伦提供了一些有趣的解释，他说，当治疗师意识到如何使用语言时，他理解来访者的可能性就可以增加了。我最喜欢的一个例子是，来访者向他展示了一个梦，梦的内容"否定了他的一种冲动，一种来访者宁愿否认的冲动"。在谈到梦时，来访者补充说，他"永远不会做这件事，因为梦暗示的任何事情都如此离谱"。波伦回答："你甚至不希望梦到这样的事情。"

波伦的回应方式提供了这样一个潜在的开端，即分析师可能无法提供更直接的反对。回应的矛盾性（既承认来访者所说的，他不想这样，又指出他刚刚这样做了——他梦到了）提供了轻柔的推动力，并且波伦认为来访者在准备好时会选择听从这股力量的指引。这样的回应不仅不像"你说你不会做这样的事，但你却做了，在梦里做了"这句话那样严厉，还创造了一种精神分析师和来访者并肩站立而不是作为对手针锋相对的氛围。波伦对这个来访者给予了肯定，因为来访者能够在回应中看到幽默和矛盾之处，并且他们可以一起欣赏这一点。

波伦进一步指出，分析师的语言风格可能会像语言本身一样对来访者产生重要的影响。与本书所采用的方法类似，波伦指出了治疗师回应的"方式"以及它的"官方"重点。关于"你永远不会想到你会这样"的回应，他指出，"就挣扎中的来访者而言，这句话是有帮助的。就讽刺的语气而言，它是对来访者的嘲笑和贬低。如果信息本身不被真正地尊重，如果信息无凭无据，解释的作用就会被削弱"。

在波伦的另一个描述中，他阐述了一种类似的沟通策略：一位在性和身体损伤方面存在巨大冲突和焦虑的女来访者描述了她对男性主管的话的恐惧。波伦的回应是"你害怕直达要害的话"。这个回应与另一个回应不同，即"你害怕他正在向你发起求爱"。后者基于的理解与波伦相同，但两者的潜在影响可能截然不同。波伦的回应允许来访者在任何水平上接受它——如果她愿意，她会听到他的暗示；如果她不愿意，她可以忽略它（至少是暂时地忽略）。但这也会让它产生无意识层面的影响。这种策略可能经常被熟练的治疗师使用，但很少在文献中被明确提及。如果治疗师使用得当，充分尊重来访者处理问题的能力，并谨记波伦前面提到的关于语调的告诫，如果治疗师不以高人一等或评判的方式使用它，"组织排斥"的可能性就会大大减少。

哈里·斯塔克·沙利文（Harry Stack Sullivan）还针对如何有效地制订治疗性回应提供了丰富的指导原则。从沙利文的"参与观察"的角度来看，显而易见的是，在治疗时间内发生的事情并不是治疗师观察到的来访者内部世界的简单展开（Wachtel，1982）。来访者的体验是来访者的历史、现在的特征，以及治疗师参与的共同产物。沙利文赞同"治疗师为效果说话"这句话（Aron，1996；Mitchell，1988，1997；Hoffman，1998；Frank，1999；Wachtel，2008）。

沙利文本人和其他人对他的工作的描述都显示了沙利文对他所说的话和他的说话方式对来访者的影响的敏锐洞察。正如阿瑟·哈里·查普曼（Arthur Harry Chapman）在他的书《哈里·斯塔克·沙利文的治疗技术》（*The Treatment Techniques of Harry Stark Sullivan*）中所说，沙利文的观点是"既然言语是治疗师工作的工具，那么对言语的有效运用应该被放进心理治疗的教学中"。在此背景下，查普曼接着说："大多数杰出的精神病学创新者很少或根本没有留意治疗师用来获取和传递信息的精确语言和非语言技巧，这种现象有些奇怪。"

　　查普曼强调了沙利文的关注点，即人们不应该以降低来访者自尊的方式追求治疗性探究，并且提供了大量的例子来说明沙利文很在意接近话题的特定方式的影响。

　　在与来访者讨论她与丈夫的问题时，治疗师可能会错误地问"你有没有和他谈过这个问题"。如果来访者没有与丈夫讨论过这个问题，她可能会觉得治疗师的询问暗示了她如果没有这样做就是犯了大错。而一个没有破坏来访者自尊心的间接问题可能会好得多——"你丈夫对这个问题有什么看法？他有没有与你谈过这个问题？他是否用其他方式表达过他对这件事的感受？"

　　在这个例子中，治疗师先与来访者讨论了她丈夫的做法，并且将这一点作为重点——丈夫讨论他们之间的问题并分享感受的责任，这使治疗师能够在不直接挑战来访者脆弱性的情况下谈论这个话题。随着讨论的进行，治疗会逐渐转向让来访者学会自己承担沟通的责任。因此，一系列问题的结尾是"你认为将你们俩的问题公之于众合适吗"，但我们必须在做了保护她自尊的初步工作后才能问这些问题，我们可以补充一些话来让她真正听到治疗师想说的。

　　弗朗茨·亚历山大（Franz Alexander）和托马斯·M.弗伦希（Thomas M.French）对治疗师具体的沟通特点如何影响他们的治疗效果表现出不同寻常的欣赏（Alexander & French，1946）。虽然他们认为通常的目标是避免批评或赞扬，但是，他们认为，"如果我们认为这样就可以让来访者免于从我们的解释中读出赞美或责备，那么人们在'欺骗自己'"。此外，他们认为虽然移情影响肯定能解释来访者的这种倾向的大部分，但是这不仅仅是这种移情机制的结果，来访者可能会对治疗师进行解释的动机产生印象。他们提供了以下示例。

　　假设一个年轻男孩刚刚对一个年轻女孩产生了爱恋，而年轻女孩在很多方面与他的母亲相似，如果他的治疗师决定引起他对这种相似性的注意，那么他将如何去做绝不是一个无关紧要的问题。一方面，如果他告诉来访者，因为那个年轻女孩像他妈妈，所以他才被那个年轻女孩吸引，那就意味着来访者应该像面对母亲时那样抑制对那个年轻女孩的任何性冲动。另一方面，如果治疗师等到来访者已经开始对那个年轻女孩的性冲动产生内疚后，向来访者指出他感到内疚是因为他把那个女孩视为他的母亲，这种解释的含义将倾向于减少来访者的罪恶感，因为来访者会觉得治疗师是在提醒他这个女孩真的不是他的母亲。因此，显而易见的是，治疗师选择用什么方式做解释对于治疗的进展来说非常重要。

治疗师的感受对治疗性改变的贡献

元消息的本质不仅仅是技术问题。至关重要的是，治疗师必须警惕他与来访者沟通时的情绪反应以及他们之间发生的事情。一个人的态度不仅反映在一个人说的话上，也反映在一个人的语气、语速、姿势等方面。从长远来看，要掩饰一个人对来访者或对来访者所说的话的感觉几乎是不可能的。如果治疗师始终如一地对来访者做出回应，他的反应无论多么准确都会传达关键的元信息。治疗师对来访者的个人反应源自治疗师对自己的过去或未解决冲突的审视。本书在内容上并未有意轻视治疗师的自我审视这一至关重要的任务。

然而，重要的是治疗师要清楚，反移情问题和适当的措辞并不是两个相互分离的领域。一方面，当我们接近来访者并完成治疗性任务时，来访者在我们心中唤起的感觉不仅是我们个人历史带来的结果，也是我们所处环境带来的结果。反过来，这取决于我们如何概念化心理困难的本质和治疗过程的本质。例如，我们是否将来访者视为操纵者，更多地取决于我们的理论以及我们个人化的、独特的影响力。一些治疗师对于被其他人描述为操纵的行为可能有不同的解释，例如，他们可能认为操纵行为的出现是因为在很长一段时间里来访者在直接表达需求时体验到了沮丧、羞辱或惩罚，因此才会间接地以这种方式表达和满足他的需求（这在很大程度上是一种自我挫败）。[1] 此外，来访者给治疗师的感觉是否是操纵性的、抵抗的、敌对的或不可接近的取决于治疗师的感受能力和准备程度。当治疗师在来访者面前感到能

---

1 我将在后面的章节中详细阐述，早期有问题的经历常会因具有讽刺意味的恶性循环而延续，应对痛苦经历的习惯最终会产生更多的痛苦经历，从而进一步强化这些习惯。当来访者从治疗师那里体验了一个有问题的回应时，这与他曾经遇到的问题相似，恶性循环就会开始。

胜任时，当一个人知道自己应该说什么以及如何让治疗变得有效时，来访者可能看起来更可爱，治疗师更容易共情他表现出来的任何情绪。本书后半部分提供了许多临床实例，旨在让治疗师能够准确地感受那种"知道该说什么"的能力感，这也将增加他对来访者的喜爱程度，并且让他更自在地接纳来访者。

另一方面，在我们这个领域里，治疗师的理论本身远不能独立于他是谁存在。也就是说，治疗师如果和来访者有相同的人格因素和生活经历，那么将容易对来访者产生特定的反移情。这也为治疗师的理论选择提供了很多基础。该领域有这么多相互竞争的理论，治疗师有许多合理的方法来构想治疗任务和来访者问题的心理基础。我们选择哪一个理论作为盟友，至少在一定程度上取决于谁符合我们的个性和我们自己的生活经历（Stolorow & Atwood，1979）。

因此，一个人的反应是否源于反移情，从来都不是非此即彼的问题。当然，治疗师必须持续监控他在治疗过程中的参与，并尝试了解他自己的故事和脆弱性对正在发生的事情的贡献和他是如何理解这些的。但同样重要的是，治疗师要认识到，反移情的影响会在多大程度上显著地扭曲治疗过程。本书的核心思想有助于我们回答这个问题。通过密切研究有效的交流方式和结构，使它们成为"第二天性"，治疗师至少可以缓和反移情反应的扭曲作用。

一般而言，无意识冲突和个人早期经历的影响在模糊性最大的地方最明显。反过来，结构有助于控制这些影响并创建一个无冲突（或冲突较少）的区域。这也适用于心理治疗师。我们留意本书中描述的措辞和沟通策略并不代表我们可以不再审视对来访者体验和特定互动方式的情绪反应，但它可以提供一种结构，帮助我们将不良反应保持在合理的范围内，还可以提供进一步处理治疗工作的技巧。正如波伦（Poland，1986）在一个不同的背景下提出的那样，当治疗师对来访者说话时，治疗师可能会"从大量材料中提炼出一部分重要的东西"。这本书的目的是阐明有效的治疗性对话的原则，并提供有关这些原则的例子，突出有效的治疗措辞。

可以肯定的是，许多治疗师凭直觉对这些原则产生了好感，并且常在没有过多考虑的情况下想出对治疗有用的措辞。但是，因为它不是基于治疗技能的其他方面的同类反思和详细研究，所以这种能力特别容易受到反移情和治疗工作中不可避免的压力的影响。此外，出于同样的原因，治疗功能的这个方面更有可能在治疗师甚至不清楚这种影响是否已经发生的情况下受到影响。

本书的一个主要目的是帮助读者更有针对性地留意其在向来访者传达观察结果时选择的言语。我希望引起读者的注意，治疗师虽然经常以直觉的方式成功地协商，但没有提供严密的研究和反思。我也想提供一系列具体的例子，以便为读者提供一个精心打造的临床工作资料库。

有经验的治疗师会对本书中的一些例子感到非常熟悉。这些例子会唤起一种"是的，我这样做了"的感觉，甚至可能是一种"我已经知道怎么做了"的不耐烦的感觉。它们代表了一种方式，一种以上述直观的方式学习以及与我们的来访者进行有效的治疗性对话的方式。虽然一些治疗师对此很熟悉，但是它们仍值得我们密切关注。当我们能够更清楚地向自己阐明我们的直觉所依据的原则时，我们更可能在需要时使用最有用的措辞和信息（当我们在临床工作中面临最具挑战性的部分的时候，它们通常是最紧急的临床时刻，也是我们依靠直觉发展的技能最有可能被弱化的时刻）。

我们需要继续开展有关这些技能和这些原则的工作，因为读者可能会经历第二次熟悉：作为本书中许多讨论的起点的"糟糕"例子可能也会让人感到熟悉。如果我们没有发现自己会时不时地对来访者做出有问题的回应，我们几乎不可能日复一日地做治疗。这正是我在这里要着重讲的。这不是因为一个人无能或懒散，而仅仅是因为我们所做的工作很难，而且永远不会完美。事实上，正如我从自己的临床工作中了解的那样，读者即使进行了此处的分析提供的那种严密的审视，也不会完全消除不恰当的措辞。但我希望其出现频率可以大大降低。

我也希望唤起治疗师对这些问题的关注，帮助治疗师在使用有问题的措辞后更好地弥补，而不是增加治疗师的工作难度。越来越多的证据表明，成功治疗工作的一个关键因素是关注和修复治疗同盟中的"关系破裂"（Ruiz-Cordell & Safran，2007；Safran & Muran，2000；Safran，Muran，& Proskurov，2009）。有问题的隐含信息是这种"关系破裂"的主要根源。关系破裂不只是缺乏经验的治疗师造成的"错误"，它们的发生和修复是好的治疗工作的一部分。然而，为了有效地处理它们，人们必须能够留意到破裂已经发生。有时，我们发现关系破裂是因为治疗室里开始出现"不舒服"或者无效的感觉，或者是因为来访者明确说出某些事情是错误的，但它有助于产生一种预警信号，即人们正在进入困扰。

在我自己的工作中，我发现我对措辞的品质感兴趣，我也关注它们。它们也常常提醒我留意我刚才说过的但可能尚未引起波动的事情——它们可能存在问题。在把问题变成一个无效的会谈前，我可以更好地改变谈话方向或开启修复过程。与此相关的是，词和短语也可以被当作一种敏感指标，预示治疗师正在形成的尚未被意识到的反移情。

并非本书中的所有例子都有我刚刚提到的两种版本—— 一种是带来满意感觉的版本，一种是带来懊恼感觉的版本，这些版本让治疗师不禁说："是的，我是像那样说过。"有些人可能已经在摸索了，但还没有完全表达出来。对于大多数人来说，有一些治疗措辞看起来相当新颖。它们是治疗师多年来积极思考不同形式的沟通对治疗工作的影响的结果；它们是学生和受督者在这些反思中受到刺激和鼓励的产物。他们发现关注治疗措辞既有趣又有益，这是对常出现在受督导经历中的观点的补充。

本书各章的主题并不是完全独立的。各章的例子和原则都有相互重叠之处，因为指导治疗工作的原则是交织在一起的。在某一章中被强调的原则有助于有效地表达另一章关注的言语的不同维度。划分不同类型的言语或制定发表言论的不同原则对保持本书的线性性质是有必要的，但有效的治疗性对话是一个整体。尽管如此，我还是在每一章里都以一种对治疗有帮助的方式讨论了与来访者的交流过程的不同方面。我提供的许多例子虽然在一个特定的标题下被讨论，但实际上反映了本书中提到的多个原则。治疗师如果意识到了这一点，将能获得更丰富的理解。

虽然本书充分列举了具体的例子，但是我认为，如果治疗师希望将这些观点转化为日常临床工作的方式，最重要的是关注例子背后的临床策略和原则。只有理解了例子背后的思维过程，读者才能够更好地吸收我描述的内容，从而创造性地生成适合特定来访者和特定临床时刻的版本。

接下来，我将先思考治疗工作的理论和实证基础以及与本书的大部分临床实例相一致的基本原则。之后，我将在第二部分中介绍治疗实践中的具体挑战，并通过详细的临床案例来探讨治疗师应对这些挑战时的各种选择。与第一版相比，本书的目标是提供与各种取向的治疗师的实践相关的临床指南和建议。正是不同观点之间的碰撞、对那些从多个角度研究治疗过程的思想家的假设和实践的检验（以一种满怀敬意的挑战态度），最有可能使我们的领域获得进步。我希望读者能发现本书体现了这种充满综合性和开放性的精神。我希望读者积极阅读本书，让自己参与到构成治疗工作的对话中（无论是与来访者的对话还是与彼此的对话）。

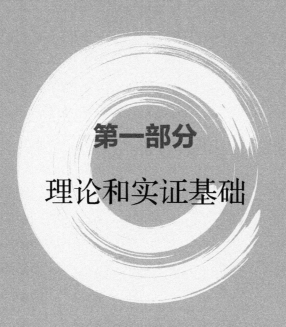

第一部分

理论和实证基础

第**2**章

心理治疗的持续发展

精神分析取向、认知行为取向、系统取向和体验取向新的融合发展

自本书第一版出版以来，有关心理治疗的理论、实践和研究都有了重要的发展。其中一些发展在我们这个领域中的某个流派中尤为突出，我们甚至可以说这些进展仅在那个流派中出现了。尽管不同流派的治疗师使用的专业术语和概念化用语的差异掩盖了理论的趋同之处，但是各个流派仍在以有趣的方式重叠。然而不幸的是，许多治疗师只阅读他们自己流派的文献，这让他们保持着对其他流派的刻板印象，并且还不知道其他流派正在同时发展或者正在有效地填补他们流派发展的不足。这种情况进一步导致许多人看不到彼此的共性和重叠之处。

情感、接纳和体验

近年来，心理治疗方法发展和趋同的最重要方式是关注情绪的作用，以及强调对来访者体验的接纳。治疗方法发展过程中最引人注目的例子发生在认知行为疗法（Cognitive Behavioral Therapy，以下简称 CBT）领域。值得注意的是，在 CBT 的一段很重要的发展时间内，认知行为流派治疗师对情绪的重视程度远低于其他流派的治疗师——他们强调我们生活中的认知维度和许多来访者情绪反应中的非理性部分（Samoilov & Goldfried，2000；Mahoney，2004）。当然，今天的 CBT 仍然重视理性和认知，但近年来认知行为流派的治疗工作中出现了一些极具影响力的发展，这些发展使情绪体验更接近认知行为治疗的核心。例如，埃斯勒·J.巴洛（Esler J. Barlow）及其同事的工作（Allen et al.，2008；Barlow，Allen，& Basden，

2007；Barlow，Allen，& Choate，2004）不仅强调了来访者对自己内在情绪线索的恐惧的重要性，还强调了来访者暴露于外部刺激、暴露于情绪体验本身的必要性。玛莎·M. 林内翰（Masha M. Linehan）的辩证行为疗法（Dialectical Behavior Therapy，以下简称DBT）和史蒂文·C. 海斯（Steven C. Hayes）的接纳承诺疗法（Acceptance and Commitment Therapy，以下简称ACT）以不同的方式让来访者的情绪体验成为认知行为实践的关注点，同时强调接纳和确认来访者的体验是对该体验或其背后假设进行批判性检验的必要前提（Hayes，Follette，& Linehan，2004；Hayes，Luoma，Bond，Masuda，& Lillis，2006；Hayes，Strosahl，& Wilson，1999；Linehan，1993；Linehan & Dexter-Mazza，2008）。

在某个重要的方面，这些发展以某种方式将新的发现和观点整合起来，它们可以被视为一种临床态度的回归，在人们从行为疗法转向 CBT 前，这种临床态度在行为治疗师中很常见。在 20 世纪 70 年代中后期，我第一次对行为疗法产生兴趣，并把它作为心理动力学工作方式的补充，这在很大程度上是因为当我越来越多地了解那个时代的行为疗法时，我越发对原来一直从事的精神分析治疗感到不满，因为它过度依赖语言和不可证实的东西（Wachtel，1997，2000，2001）。虽然行为主义在那个时代被普遍接受和理解（无论是支持者和批评者），但是让我对行为主义治疗师如何工作这件事印象深刻的是，"行为的"不等于"行为主义的"。事实上，无论这是否是那个时代行为治疗师的明确意图，他们在很大程度上塑造了一种治疗方式，这种方式强调人在世界上的直接行为和他对抗或回避的实际情况，它比那个时代的大多数方法更具体验性。治疗师没有谈论来访者害怕或不能很好地处理的东西，而是帮助来访者直接体验他一直回避的东西和曾回避过的东西，因为到目前为止他们仍然无法有效地应对那种体验。[1]

那些年我遇到的行为治疗师在很多方面都是一股清流，我被他们的开放性触动了。当我询问他们具体的临床和理论问题，希望观察和讨论他们的临床工作时，他们非常开放，这让我非常惊讶。尤其是当我很清楚地告诉他们，我接受的训练主要

1　相比之下，我认为 CBT 的认知版本在那之后不久占据了主导地位，这似乎又变成了对语言的过度关注，而对语言的过度关注正是我一直对精神分析不满的原因。也许这与阿尔伯特·埃利斯（Albert Ellis）和亚伦·贝克（Aron Beck）最初都是在精神分析的观点下接受训练并进行实践关系密切。

是心理动力学取向的，而且我会继续坚持这一取向，我接近他们不是为了"转向"行为疗法，而是希望作为一个整合者。也就是说，我想"借用"他们的工作，并且有选择地"借用"。我在猜想，如果行为治疗师联系当时的心理动力学取向的业界翘楚，他们是否会得到同样热烈的回应。

在几年的时间里，我有很多机会观察这些专家级行为主义临床治疗师的工作。我被邀请观看录像带并通过单面镜观察他们的治疗过程。我曾有过这样一次机会，坐在一位著名行为治疗师的办公室里看他做治疗，并且这次观摩得到了来访者的同意。[1] 这些经常重复出现或集中出现的经历都伴随着长时间的对话，治疗师和我会在对话里相互对照我们的观察和理解。所有这些经历给我留下了深刻印象。这些行为治疗师展现了自己的临床敏感性和技巧，以及他们的工作在多大程度上促进了来访者对与痛苦情绪相关的感受的深刻的、直接的沉浸式体验。此外，这些熟练的行为治疗师使用的技巧与我的精神分析取向的同事和老师有所不同，这进一步坚定了我的信念，即整合这些相互竞争流派的不同元素有助于改善治疗工作。不同流派的临床治疗师都有很多共同之处，但他们的技能之间存在重要的、互补性的差异。把我从每个人身上学到的东西综合起来，相比于仅仅依靠某个人的全部智慧，似乎更能让我和我的来访者受益。

我从观察中、从与这些专家级行为主义临床治疗师的互动中获益良多。但随着我持续与他们保持工作联系并观察他们的行为，我看到他们一般会把行为治疗转为CBT治疗，我经历了越来越多的担忧和失望。当我直接观摩治疗过程或在录像带上观看他们的治疗过程时，他们对来访者的敏锐反应力给我留下了深刻的印象，但他们与来访者进行的临床互动让我很困扰。渐渐地，当贝克和埃利斯的理性主义焦点开始主导CBT的实践时，他们开始尝试与来访者谈他们的感受，说服来访者感到生

1　我在行为疗法方面接受的最"正式"训练是在坦普尔大学医学院举办的约瑟夫·沃尔普（Joseph Wolpe）行为治疗夏季学院训练。这个项目包含了一种"帕里斯岛"体验，包括举办从黎明到午夜的讲座、举办研讨会和督导临床体验。有趣的是，这也是我整个职业生涯中唯一一段每周看来访者五次的经历！在正式的精神分析训练中我从未以这样的频率会见过来访者，也没有在后来站在对心理分析有利的角度以这样的频率会见来访者。但是，当沃尔普开展他的夏季学院训练时，他希望学员能够看到行为治疗可能带来的各种改变，而且由于整个夏季学院训练只持续了两个月，并且他还组织了临床内容的培训，所以我们每天都会看到来访者。

气或沮丧是"不理智的"，告诉他们如果他们反思他们坚信的错误假设，并能理智地看待事物（像治疗师那样），他们就不会感到愤怒或悲伤。

这一新重点带来的必然结果是，他们的工作也开始变得更语言化、理智化，而不具有体验性。这一新重点有时会以一种前所未有的方式巧妙地把治疗工作变成对抗性工作。有关来访者的核心假设和治疗师的内隐态度都引入了一种微妙的、具有贬低性的差别（这种内隐态度表现为将治疗师视为理性的人，治疗师需要教不理性的来访者学会理性）。具有讽刺意味的是，这与传统的心理动力疗法的一些普遍特征相似。欧文·雷尼克（Owen Renik）对精神分析流派中开明的治疗师和愚昧的来访者的类似假设进行了很好的讨论（Renik，1993）。本书的一个重要目的是阐明各个流派的治疗师都可能以一种惊人的方式在无意中向来访者传达一种微妙的指责或贬低态度。我的目标是提供替代的阐述和沟通方式，以全面解决来访者的困难，并缩小有问题的体验和行为方式的深度和范围，我希望以更加尊重来访者、更肯定来访者的方式来达到目标。

我刚刚讨论的不合适的临床倾向能在多大程度上被归因于埃利斯和贝克的影响呢？当然，我们可以说，对理性主义的过分强调以及治疗师是理性的而来访者是不理性的这一令人反感的暗示并没有准确地反映埃利斯或贝克的思想或实践，因为他们从来没有试图排除情感或创造一种干巴巴的认知疗法。毕竟，埃利斯从一开始就称他的方法为理性情绪疗法（后来称它为理性情绪行为疗法）；贝克认为他的认知疗法的一个关键特征是它是一种"具有包容性的、全面的"、理解人和临床工作的方式（Alford & Beck，1997），实际上，它是"综合性的疗法"（Beck，1991），这种说法肯定与排除情感这一人类体验的关键维度的意图不符。但是，不管人们对他们个人的观点或实践有什么看法，他们观点的影响力是不容置疑的。他们非常强调来访者对生活的基本假设或他的愤怒、嫉妒等情绪的"非理性"。这导致许多认知行为治疗师过分强调认知而牺牲了心理生活的其余部分，其中也包括我直接观摩了其治疗工作的著名行为治疗师（他们的工作随着时间的推移而变化）。"我们的感受取决于我们的想法"毫无疑问是处于 CBT 这一演变阶段的 CBT 治疗师的口头禅。

我们的感受确实在很大程度上来自我们看待和思考生活事件的方式。但这也体现了我们体验世界的方式：我们的思想和知觉是先于或伴随它们的感觉状态出现的产物（Forgas，2001；Bechara，Damasio，& Damasio，2000；LeDoux，1996）。显然，单向的描述不足以表征心理或神经功能反馈循环的复杂性和交互性，而在认知行为治疗中，这种线性观点——感觉来自有问题的想法——被广泛强调。CBT 的"认知"时代在很大程度上是一个过度关注说服人们他们的想法是非理性的时代；认知疗法的这一发展阶段的核心要素是辩论，而不是沉浸于来访者的体验或确认来访者的体验［从认知行为的角度来看，认知行为运动在适度关注情感过程和体验方面发展缓慢（Samoilov & Goldfried，2000）］。

随着时间的推移，当认知行为流派的人对认知行为范式的一些局限性和问题特征表达不满时，认知行为疗法的两个重要的替代理论出现了。我之前已经提到了更多地以情感为焦点、以接纳为导向的 CBT 版本，如 DBT 和 ACT。认知行为治疗工作的这个方向与本书中描述的临床方法的两个核心特征非常吻合，即特别关注来访者的情感体验、强调帮助来访者接纳他的体验。

从不同的角度来看，人们也注意到这种以情感和接纳为中心的认知行为思想和实践与精神分析领域的重要发展趋同，精神分析的新进展也远离了最初占主导地位的理论和实践范式（见后面关于范式的讨论和第 1 章中讨论的勒文施泰因的不同观点）。正如我将在后面进一步讨论的那样，本书所述方法的心理动力学维度与传统的心理动力学方法一样，它们关注的都是在成长过程中从意识中消失的经历，因为这些经历威胁到了人们的自我感觉或"我必须是谁"的感觉，人们放逐这些经历是为了不与他的核心依恋对象失去情感联系（Wallin，2007；Wachtel，2010b）。但与精神分析传统中的许多工作不同，这里描述的方法并不涉及应对来访者的回避、阻抗及其"幼稚的""原始的"或"不合时宜的"倾向，而是强调帮助来访者接纳他自己认为不可接受的倾向（或他害怕其是不可接受的）［我在其他地方讨论了这一版本的精神分析思想与实践和更传统的版本之间的差异（Wachtel，2008b）］。在这方面，本书描述的心理治疗工作中的精神分析成分与更新的、以情感为中心、以接纳为中心的认知行为流派的观点出现了有趣的重叠。

最近，认知行为治疗工作的第二个趋势是建构主义认知疗法。这个趋势的出现为过度理性的认知疗法和认知行为疗法提供了一个彻底的替代方案。它可能不像 DBT 或 ACT 那样广为人知，但它代表了认知疗法和认知行为疗法的一个越来越有影响力的发展方向，并且与本书中讨论的临床工作的整合性关系基础相似（Guidano，1987，1991；Mahoney，2003；Neimeyer & Mahoney，1995；Neimeyer，2009）。

例如，黛安·B. 阿克夫（Diane B. Arnkoff）和卡罗尔·R. 格拉斯（Carol R. Glass）曾对此进行描述（Arnkoff & Glass，1992）。

> 在精神病理学、改变理论以及一些重要的临床方面，建构主义理论不同于理性主义认知理论，如科学哲学中的 RET（理性情绪疗法）。理性主义认知理论认为治疗师可以通过逻辑或感官观察来了解真实的事态，而建构主义理论认为每个人都创造了自己的现实。因此，建构主义治疗师不能假定自己知道"真相"并简单地将其传递给来访者。人们看待情绪的方式也完全不同，极端的消极情绪在理性主义疗法中被视为需要被控制的问题，但在建构主义疗法中它被视为来访者认识和自我组织的一个重要方面。

阿克夫和格拉斯也指出，"相比于理性主义疗法，建构主义认知疗法与当前的心理动力学理论有更多的联结"。我将在后面详细地阐述这一点。

建构主义认知疗法和某些版本的心理动力学思想之间的趋同尤其明显，这体现在建构主义认知疗法的先驱之一迈克尔·J. 马奥尼（Michael J. Mahoney）对理性主义和建构主义方法之间的区别的论述中。马奥尼指出，在认知疗法取向的治疗师眼中，这两种认知治疗范式的区分程度是一个存在争议的问题（Mahoney，2004）。但他指出，理性主义方法的特征是它有一组与建构主义方法截然不同的假设。他指出，理性主义方法围绕着"三个相关的假设：（1）非理性是神经症性心理病理的主要来源；（2）外显的信念和逻辑推理可以很容易地控制和指导情绪和行为；（3）有效心理治疗的核心过程是理性生活模式替代非理性生活模式"。相比之下，他认为在建构主义方法里，"（1）认知和有机体被视为积极的、主动的（而不是反应性、表征性的）；（2）该方法强调内隐（无意识）的核心排序过程；（3）该方法提出了一种复杂的系统模型，在这个模型中，思维、情绪和行为反映了自我与系统（主要是社会）之间的相互作用，反映了生命周期的发展和演变"。

在同一章的其他部分，马奥尼进一步阐述了情感在建构主义和理性主义方法中的作用。在这样做的过程中，他引入了与上述讨论相一致的观察结果，即行为疗法开始演变为认知行为疗法。他也隐约地指出认知行为理论的情感和接纳取向版本与当代心理动力学理论趋同。例如，他指出：

> "在理性主义观点和建构主义观点中，情绪过程扮演的角色似乎非常不同。传统的看法是，理性主义治疗师将情绪视为问题的来源（或表达），治疗师可以通过有意识辩论来'纠正'情绪或以其他方式操纵情绪。然而，建构主义者对我们是否能够有效地区分认知和情绪提出了质疑。此外，他们认为，即使在这两个维度之间的人为设想的竞争中，情绪维度仍比理性维度更有影响力。"

马奥尼进一步指出，认知行为理论的最新发展与心理动力学观点趋同，并且认知行为理论与本书讨论的建立在临床工作基础上的整合性观点一致。他指出，"几乎所有认知心理治疗师现在都认识到了治疗关系在有效治疗中的重要性，来访者的私人世界（无论是好的还是坏的）是在强烈的情感关系的背景下渐渐形成和发展的"。下面是他提出的在过去 30 年中认知疗法的主要发展：

（1）对认知流派中的理性主义和建构主义加以区分；

（2）承认社会、生物和具身问题；

（3）重新评估无意识过程；

（4）越来越关注自我和社会系统；

（5）重新评估情绪和体验过程；

（6）认知心理治疗为心理治疗整合运动做出了贡献。

一种替代精神分析思想与实践模式的关系范式的产生

自本书的第一版出版以来，精神分析领域也发生了重大变化，正如我已经指出的那样，其中一些变化与我刚刚讨论过的 CBT 重要方面的变化相似。在写本书的第一版时，精神分析的关系观点刚刚开始成为精神分析思想中一个重要的理论选择（Mitchell，1988）。如今关系视角是世界上很有影响力的精神分析思想之一（它在美国可能是最有影响力的）。

我们最好不要把精神分析中的关系观点理解为一个单一的理论立场，而应将其理解为对旧版本的精神分析思想的部分偏离，而不同的关系思想家在不同程度上就这种偏离达成了共识（Wachtel，2008b）。关系派思想家对很多问题的看法有很大差异，但达成共识的程度也很大。关系视角也以明显的方式与更传统的精神分析思想重叠。毕竟，这就是关系精神分析成为精神分析的一部分的原因，但两者之间有足够明显的区别，因此任何熟悉精神分析思想的人都不难看出关系思想代表着一种明显的偏离。

我在这里讨论的关系视角隶属于更大的精神分析框架，乔纳森·谢德勒（Jonathan Shedler）将其描述为一般心理动力学思想和实践的特征（Shedler，2010）。谢德勒指出，"心理动力学心理治疗的本质是探索那些尚未被完全了解的自我的方方面面，特别是当它们在治疗关系中表现出来并受到潜在影响时"。在马修·D.布莱格斯（Matthew D.Blagys）和马克·J.希尔森罗思（Mark J. Hilsenroth）（Blagys & Hilsenroth, 2000）的实证研究的基础上，他进一步阐述了心理动力疗法有别于其他疗法的 7 个特点：

（1）关注情感和情绪的表达；

（2）探索那些回避令人痛苦的想法和感受的尝试；

（3）识别反复出现的主题和模式；

（4）讨论过去的体验（发展重点）；

（5）关注人际关系；

（6）关注治疗关系；

（7）探索愿望和幻想。

谢德勒、布莱格斯和希尔森罗思的讨论都有助于阐明心理动力学取向治疗的独特特征。[1] 尽管在心理动力学治疗中这些特征有相当多的实证支持，但是它们绝不是心理动力学独有的。例如，关于前面提到的第一个特征，我们在前面的章节中提

1　谢德勒的讨论有力地证明了关于心理动力学治疗的有效性有更可靠的研究证据（Wachtel，2010a）。

到过对情感的关注，讨论了情感在 CBT 中发挥的日益重要的作用，我们也要注意到情感和情绪表达在人本主义体验治疗中的重要性（Elliot，Lietaer，& Greenberg，2004；Greenberg & Pascual-Leone，2006；Fosha，Siegel，& Solomon，2009）。同样，尽管我无意去否定谢德勒列出的中间的 5 个特征，或者尽量减少它们与其他取向关注点的重叠，但是我想请大家斟酌 7 个特征中的最后一个，即"探索愿望和幻想"。谢德勒指出治疗师进行这样的探索是为了更好地理解"人如何看待自己和他人、如何解释和理解经验、如何避免经验的某些方面，或者如何干扰自己在生活中寻找更大乐趣和意义的潜在能力"。然而，我们应该清楚的是，专注于识别意义和人们对自己经历的理解方式也是上面讨论的建构主义版本的 CBT 的特征，同样，它也是人本主义体验疗法的特征。总之，当我们用本书的整合模型视角来看理论之间的重叠时，重叠部分远远超过了人们普遍认为的程度（与此同时，它们之间也存在一些重要的差异，否则试图将它们整合起来而不是单独依赖于任何一个理论是没有什么意义的）。

驱力或关系是人格发展的组织力量吗

在解释特定关系取向的心理动力学思想的独特特征时，我们自然要从关系思想的特征入手。与弗洛伊德强调本能驱力在人格演化和人格动力中的组织作用相反，关系理论家强调人与人之间的关系是心理发展中最基本的组织主题。讨论这种区别的所有复杂性和局限性将使我们远离本书的具体关注点（Greenberg & Mitchell，1983；Wachtel，2008b）。因此，在这里我只想说，重要的是不要过于敏锐地区分驱力模型和关系模型；弗洛伊德的学说和后来的驱力模型绝不是毫不在意关系，关系模型也不会忽视这样一个显而易见的事实：进入关系中的体验不但是心理方面的，而且是生理方面的（Aron & Anderson，1998）。与此同时，关系理论的新重点确实明显地改变了精神分析话语的重心，例如，从对弗洛伊德所说的"心理玄学"的深奥讨论中脱离出来，转向人类实际体验和具体的、特定的相互作用的方式（Mitchell，1988，1993，1997；Aron，1996；Mitchell & Aron，1999；Wachtel，2008b；Westen，1998）。

"一人"与"二人"理论

与对关系的强调密切相关的是我们所称的"二人"理论。关系作家（Mitchell，1988；Aron，1996；Hoffman，1998）指出了传统的精神分析观点对精神分析师的设想，或者对精神分析师和来访者之间的实际互动的设想，他们都认为精神分析师很少会影响会谈中的观察结果，相反，分析师以客观的方式观察位于来访者"内部"的动力和特征，以及一定会表现在几乎所有情境中的动力和特征。在这个"一人"模型中，分析师自己并不是观察领域的一部分。他是一个"中立的"匿名观察者，来访者对他的体验更多的是幻想和投射，而不是感知。[1]

这种对"一人"模型的描述常常包含夸大的成分，即将复杂的事情过于简单地一分为二（Wachtel，2008b）。尽管如此，它确实抓住了更传统的心理动力学思想和关系视角在心理治疗理论和实践方面的重要差异。然而，重要的是我们要明确，"一人"和"二人"理论之间的区别不仅仅与精神分析方法和理解模式有关。对"一人"和"二人"理论的区分同样适用于每种主流治疗取向的不同版本。正如我在其他地方讨论的那样（Wachtel，2011），CBT 的"一人"和"二人"版本与精神分析一样多。在 CBT 治疗师眼中，"有的治疗师将自己视为客观的观察者，站在他们观察到的现象之外，只通过"指出"正在发生的事情来参与其中；另一些治疗师则认为自己是认知行为取向的，他们认为自己是（与来访者）共同构建经验的真正参与者"。

同样，我们如果仔细观察人本主义体验治疗师、团体治疗师或家庭治疗师的实践和假设，可以发现这些观点的不同版本之间的类似区别。例如，同理心可以被概念化为"准确的"共情，借助共情这个透镜，治疗师相信自己能够直接辨别"来访者"的体验。它也可以被理解为互动过程的一部分，在这个过程中治疗师的敏感性和独特性会影响治疗师觉察及共情的内容。除此之外，来访者讲到的事实，尤其是治疗师和来访者互动体验中反映的事实，起着更为重要的作用。此外，即使团体或家庭治疗师看起来似乎不是"一人"理论家，仍有一些团体或家庭治疗师的工作从

---

[1] 这种对"一人"观点的批判我们可以在迈克尔·巴林特（Michael Balint，1950）和沙利文（Sullivan，1953）的书中找到。然而，关系范式的出现极大地扩大了其范围和影响。

本质上来说是基于这样一种假设——他们或多或少地以客观的专家观察者的身份观察"团体"或"家庭"的动力；相反，其他人则完全依据这样一种假设——他们观察到什么东西在很大程度上取决于他们对这些动力的参与，不同的治疗师或者与团体或家庭建立不同关系的同一个治疗师观察到的会有所不同（Wachtel，2011）。

在关系取向精神分析领域中，"一人"和"二人"理论之间的区别特别突出，而且这个区别是决定治疗师认为自己是否是关系取向治疗师的核心因素。治疗师在会谈中观察到和体验到的一切都是双方"共同建构"的。这是两个人相互作用的产物，每个人都对发生的事情做出了贡献。从这个角度看，我们永远不能简单地观察"来访者"，我们不可避免地要观察"来访者和我"。[1] 这个观点对治疗师如何理解治疗过程中发生的事情以及他如何进行治疗有重要意义。例如，如果一个人认真地对待"二人"理论，他就不太可能因为害怕"破坏"或"搅乱"这种移情而排除治疗师任何程度的自我表露。从这个角度来看，"移情"本身是一种"二人"现象。除了治疗师自己输入的"扭曲"影响之外，那种认为一个人可以看到纯粹形式的移情的想法被视为一种幻觉。

从关系的视角看待问题并不意味着治疗师需要规律地或经常性地自我表露。

在深入理解了"二人"理论后，我们会知道自我表露就像治疗工作的其他方面一样，是一个权衡和取舍的问题；任何特定的临床选择中都存在潜在优势和潜在缺陷，并且自我表露在这方面与治疗工作的其他方面没有区别（Wachtel，2008b）。但事实上，自我表露在治疗互动中无处不在：治疗师几乎每时每刻都会在不经意间或不由自主地使自己的态度和特征暴露出来（Frank，1997）；是否进行有意识的表露与治疗师在整个工作过程中面临的无数其他选择一样，没有什么不同（Renik，1995，1999；Wachtel，2008b）。如果表露对治疗有用，那么我们应该允许治疗师选择表露，这也有助于治疗师发现在何时自我表露比较有用（在本书的临床例子和建议中，我将研究在哪些临床情境中自我表露可能有用，并将在第 13 章更详细地讨论有关自我表露的一般问题）。

1　一些批评者误解了这种强调，暗示在来访者遇到治疗师之前没有预先存在的人格特征（并且它在他离开会谈后将继续塑造他；Wachtel，2008b）。

从"二人"理论到情境思维模式：心理动力学与系统视角的趋同

被用来理解人格和治疗过程的"二人"理论与系统取向的治疗师的观点在很重要的方面趋同，系统取向也强调那些所谓的"内部"特征实际上是人们对关系情境做出的反应（Wachtel & Wachtel，1986；Wachtel，1997）。但是，系统取向的观点强调"二人"理论的概念是对传统观点的不够彻底的重新概念化。数字"二"是个体心理治疗结构的产物。但无论是在家庭成员群体、同龄人群体、工作伙伴群体等更大的群体中，还是在更大的文化和社会领域中，人们都在发挥作用并相互影响。相比于"一人"理论的概念，"二人"理论的概念需要进一步完善。一个更全面、更准确的表述方法是采用情境观点来表征（Wachtel，2008b；Wampold，2001，2010；Sheinberg & Fraenkel，2000；Fosshage，2003；Stolorow，1997，2005）。

在情境中思考、关注行为和体验有助于调和两条观察线，这两条线虽然从表面看是矛盾的，但是对于理解人格或精神病理学都至关重要。一方面，人们表现出持久的个人特质和倾向；另一方面，我们的行为和主观体验（包括我们有关自己是谁或自己是什么样子的意识）在不同的社会或关系背景中会有很大的不同。协调人们行为和体验的关键是，虽然人格特征是持久的结构特征，这些结构特征通常广泛地表现在人们的生活中，但是这些结构在本质上也是情境结构。也就是说，它们会对我们生活中的事件和体验做出反应（Wachtel，1973，1977a，1994）。

诚然，正如许多流派的治疗师强调的那样，我们所回应的事件和互动就是我们感知和体验到的事件，而我们赋予它们的特定个人意义有时可能非常独特。我们总是在对某些事情做出反应。我们在"以我们的方式"这样做。有一种说法是个人特质或倾向是个体的内部属性。如果我们不考虑这些倾向的表达在不同的情境中是如何变化的，或者不考虑完全不同的倾向（它们是个体的真正倾向），这种说法可能是对的，因为情境的变化会使人格的动态复杂性降级为静态的、错误的千篇一律。我们不能说某一种"真实"的倾向或体验方式是一个人个性的真实表达，而其他行为或体验方式代表着防御性扭曲或"虚假自我"的表现（Mitchell，1993）。表征个体的倾向是多重的、情境性的。在一个情境中，某种以特定的方式观察、行动和感受的倾向可能会表现出来（它可能代表一个人独特个性的表达），而在另一个情境中，另一种倾向可能更容易表现出来（Bromberg，1998a）。

但这并不能使我们成为被动的奴隶。虽然我们遇到的一些情境对我们的个性来说是"外在的"，例如，死亡或疾病、政治事件或自然灾害等被强加给我们的情况，但是我们遇到的大部分情境在很大程度上是由我们自己塑造的。正如第 4 章和本书的若干要点中详细阐述的那样，我们最好从恶性循环和良性循环的角度来理解生活中特有的行为和体验的模式。它们在很大程度上是自我延续的模式。在这种模式中，我们对我们所处的情境做出反应，我们所处的情境在很大程度上也是这种模式塑造的。我们是通过我们表现出来的行为以及行为和沟通的情感基调来做到这一点的，这些行为和情感基调影响着那些与我们互动的人，并导致他们微妙地或明目张胆地以不同于他们对他人的方式对待我们。由于最能有力塑造我们行为和体验的背景通常是我们遇到的人类背景，这些人类背景（如教师、老板、警察、售货员）的社会结构和共享特征也可能随着参与其中的各方的回应方式的变化而变化。教师、老板、警察或售货员对每个人的行为都不一样。无论他们的角色多么结构化，我们在其中唤起的行为和影响都有助于我们"发现自己"所处的社会和情感情境。作为治疗师，我们需要注意人们是如何"导致其行为"进而创造出反复出现的模式的，而这些模式正是来访者在参与治疗时要解决的困难的根源。但我们也需要关注这些模式的变化，因为关注那些变化可以帮助我们改变它们。与此同时，我们必须意识到故事的结局不是注定的，也不是一成不变的，因为我们不断地与那些同样有自己的剧本和倾向的人互动，他们在与我们互动的过程中可以像我们改变他们的故事一样改变我们的故事。留意可识别模式、行为的变化，以及模式的例外很重要，我将在本书中，特别是第 9 章中进行探讨。

解离和多重自我状态

我刚才讨论的行为和体验的可变性，也越来越多地在关于多个自我状态的文献中被提及（Bromberg，1998a，2009；Davies，1996；Fosshage，2003；Harris，1996；Slavin，1996；Stern，2003）。早期的精神分析文献强调"无意识"等概念，试图确定梦的"隐性内容"，或者试图确定来访者固着或停滞在哪个"发育水平"。这些概念描述了内在的、不变的、基本上对日常生活中发生的事情不产生影响的基本结构或倾向。从这个角度来看，日常经历可以影响梦的"显性"内容，但是"隐性"内容却不会因为这些"表面"的变化而改变。同样的想法导致这个领域的理论家将来访者的发展水平描述为俄狄浦斯期、前俄狄浦斯期等。但在不同的社会或关系背景下，来访者功能的成熟程度或有效性存在很大的差异。相比之下，多重自我状态的概念指引着我们用不同的视角去看待可变性。可变性是指治疗师并不能通过简化的镜头从防御性伪装下看到真实的情况，一个人真实的特征可以有不同的行为表现，可以涉及不同的感受。从这个观点来看，人类人格本身的多面性可以通过经验、感受的多样性或可变性，以及自我组织结构的变化表现出来。

有时，我们对多重自我状态概念的使用方式与我们对情境观点的使用方式有明显的趋同性。然而，有时人们对旧的精神分析阐述的重新审视并不彻底。有关多重自我状态的讨论有时与"虚假自我"的概念或来访者在早期（通常是"前俄狄浦斯期"）发育阶段的特征形成一种令人不安的联系［我在其他地方既讨论了多重自我状态概念反映一种从更彻底的情境化视角理解精神分析运动的方式，又讨论了用多重自我状态概念来谈论我们的行为和体验的可变性的方式，这种方式没有将这些变化以任何系统的方式与出现在不同背景中的自我的不同方面联系起来（Wachtel，2008b）］。

多重自我状态概念经常与解离概念一起出现，后者由于各种原因（Berman，1981；Bromberg，1996；Loewenstein & Ross，1992）在精神分析文献中一直被忽视。但近年来，它已成为学者们感兴趣的焦点，尤其是关系理论学者。解离的复兴也标志着关系精神分析观点与当代创伤理论和创伤研究之间的重要联系，其中解离概念非常重要（Courtois，Ford，van der Kolk，& Herman，2009；Davies & Frawley，1992；Herman，1997；Howell，2005；Ogden，Minton，& Pain，2006；van der Kolk et al.，1996）。就像关系理论中提到的更广泛的现象一样，人们经历创伤后，解离可以以各种各样的方式出现，从与解离性身份障碍相关的解离到在所有心理障碍中都很明显的、较温和但仍然严重的解离，再到我们所有人生活中令人尴尬、令人费解或"不典型"的经历中的温和解离。

多重自我状态和多重自我体验模式现象本身不是问题。的确，拥有对不同情境做出不同反应的能力是心理健康的一个标志。如果在家长会上，在葬礼上，与爱人在床上，一个人有同样的行为和感受，那么这不是健康的一致性，而是心理紊乱的表现。只有当这些自我状态彼此分离，当一个人在某种精神状态下无法保持真实的感觉（在其他时候他的想法和感觉是不同的），或者这种精神状态与其他精神状态（它们也是"他是谁"的一部分）不能保持任何联系时，多重自我状态的现象才是一个问题。

对解离的兴趣使许多心理动力学治疗师、理论家和研究人员对防御过程和无意识过程的思考方式产生了重大改变。在更为传统的精神分析理论中，精神分析界需要探索被"深埋"的材料，通常来说，这些材料实际上是无法接近意识的（Boston Change Process Study，2007；Wachtel，2003）。解离概念将重点从与压抑概念相关的永久性无意识转移到对任何特定思想、感觉或行为模式的可及性和觉察性的持续波动程度上，后者取决于当前处于主导地位的特定心理结构。正如乔迪·M. 戴维斯（Jody M. Davies）所说的，"我们不处理无意识（结构），而是处理多层次的意识和无意识结构。这是一个多元的、由相关联的意义归因和理解构成的网络"（Davies，1996）。从这个角度来看，心理内容不仅仅是"有意识的"或"无意识的"，根据个人的心理状态、人际关系、情境和文化背景，它们会在不同程度上得到体验和阐述。

我在别处曾详细研究了关系观点的含义（Wachtel，2008b），我认为：

"在精神分析或心理治疗工作中，我们并没有那么多地挖掘人们以前从未有意识地体验过的材料，或者从被埋葬之日起就被意识彻底禁止的材料，因为我们能够使到目前为止只是被偶尔模糊地掌握或体验过的材料被更容易、更彻底地承认、阐述和接受。此外，根据解离概念的含义，这项工作不仅旨在进一步阐明体验，而且旨在加强这种被阐明的体验与迄今为止一直保持神秘、被误解或难以修改的其他体验之间的联系。无论是在情感上还是在行动上，克服解离意味着恢复或增强一个人被自己看到或理解的事物触动的能力。"

在详细阐述这种看待事情方式的影响时，我进一步指出：

"精神分析临床医生所做的不是潜入来访者体验的下面，去告诉他（'解释'）他的真实感受，而是通过细致入微地关注来访者的主观体验，去发现被排除在意识之外的是什么。这种倾听模式在某种程度上与所有优秀听众的模式相似，但它又不同于日常的倾听，因为它很重视倾听没有出现在意识中的东西，以及沉默。这种倾听是在没有预期影响的情况下出现的，也没有给出一个似乎与人的行为或他所经历的其他方面不一致的特定解释。"

因此，从这个角度来看，我认为：

"意识本身就是通往无意识的捷径。当有意识体验的焦点和质量突然或微妙地改变时，当来访者的主观体验似乎被束缚住了，变得模糊、没有情感时，临床医生正是通过关注意识的内容和变化的性质来留意什么才是明显的焦点、来访者用模糊的方式体验到的是什么，开始能理解被防御的东西的属性。潜意识与其说是一个隐蔽的成形的领域，不如说是一组未被表达的更完整的体验的可能性，一组引导和塑造体验的倾向和意向，它们无须来访者充分阐述、承认或赞同（Stern，1997）。对无意识的理解是基于有关变幻无常的意识的深入研究的推论。"

建构主义、主体间性、女性主义

除了我目前讨论的对传统精神分析观点的背离，一些其他因素也是传统精神分析思想中的关系改释的突出特征。关系理论[1]的一个特点是它运用了建构主义的观点（Aron，1996；Hoffman，1992，1998，2006a，2006b；Stern，1996a，1996b，1997，2001）。我在本章的早些时候已经讨论了认知疗法和认知行为疗法的建构主义版本的出现，重要的是我们要注意这个领域的建构主义趋势和关系精神分析领域之间的实质性共同点和趋同点。由于各种原因，这些共性在精神分析－认知－行为鸿沟中的任何一方中都得不到充分的理解（Wachtel，2008a）。如果我们详细研究精神分析版本的建构主义和认知行为版本的建构主义之间的相同点和不同点，这将是

1　唐纳・B. 斯特恩（Donnel B.Stern）将建构主义置于关系理论的中心，他认为到目前为止认同关系观点的治疗师很少不认为自己是建构主义者（Stern，2001）。

一条漫漫之路。在本书描述的临床工作中，我借鉴了建构主义实践的两个版本；当我分别从这两个版本那里借鉴时，我会尽力阐述清楚。

在讨论精神分析版本的建构主义时，斯蒂芬·A. 米切尔（Stephen A. Mitchell）特别清楚地阐述了这种临床方法与精神分析思想早期形式的不同之处（Mitchell，1993）。

> 无论治疗师知道的是什么，它们都不是治疗师简单地通过分析方法发现或揭示出来的。它是由治疗师自己组织、构造、拼装在一起的，或者是由分析团体在其理论概念库中共同组织、构造和拼装在一起的。分析不是考古和重建——它并不是简单地揭示那里有什么。相反，它是建设和整合——它把那里的一切组织成它自己满足自己的模式。

正如米切尔指出的那样，在解释学和多元观点主义的范畴内，精神分析文献中也讨论了一些相关的观点。这些概念大致重叠，但每种思路都有鲜明的特征。例如，米切尔指出了这一点：

> "作者借鉴解释学，强调了治疗师理论对过程的影响，霍夫曼（可能是精神分析领域中最有影响力的建构主义支持者）专注于治疗师的计划外参与（通常是无意识的）。治疗师对接受分析的人和自我的理解总是被嵌入它们构成的复杂交互矩阵中。"

这种对治疗师参与的强调（Frank，1999）与上面讨论的"二人"理论重叠，后者同样强调共同建构治疗室里的体验。在这方面，它与主体间性的观点非常相似（Benjamin，1990；Ogden，1994；Stolorow，1997a，1997b；Stolorow & Atwood，1989，1996），这也是关系思想的核心特征。在分别以杰茜卡·本杰明（Jessica Benjamin）、明顿·奥格登（Minton Ogden）和罗伯特·D. 斯托罗楼（Robert D.Stolorow）及其同事为代表的三种思想路线中，主体间性的内涵有所不同（Wachtel，2008b），但它们也有很多共同点，共同点集中在对主观经验的关注以及人们相互塑造和构建主观经验的方式上。

在关系思想中，"二人"理论、主体间性和建构主义元素之间也有大量重叠。

关系范式的另一个关键特征是在人格动力和发展的观点以及它们更大的社会背景中融入女性主义视角。刘易斯·阿伦（Lewis Aron）在对关系范式的起源和历史的回顾中特别强调了女性主义思想的影响，重新审视了对性别的理解（Aron，1996；Benjamin，1988，1996，1998；Harris，2005；Dimen，2003；Dimen & Goldner，2002）。这些女性主义评论的主题在许多重要方面与属于建构主义观点的一部分的本质主义评论有共同点。这些作家认为性别和性别角色在很大程度上是社会建构的，而不是生物学因素赋予的。与其他关系作家、女性主义分析学家和治疗师（他们与这里所讨论的关系运动没有特别的关联）一样，他们强调心理体验的核心是关系和情境主题（Jordan，Kaplan，Miller，Stiver，& Surrey，1991；Ordan，Walker，& Hartling，2004）。

在关系范式和更广泛的心理理论中，女性主义元素与一些重要发展相互作用、相互促进。首先，它既反映又促成了进入该领域的女性的人数的急剧增加。在这个曾经由男性主导的领域中，如今大多数人都是女性（Cynkar，2007）。其次，女性主义思想在心理学和精神分析领域的影响越来越大。与此同时，女性主义作为一个更大的社会运动也在成长。这个运动提出了一些问题，包括性别的本质以及什么是内在的、什么是社会建构的这些被视为理所当然的观点。

多样性、多元文化主义和社会语境中的自我：关注种族、民族和社会阶层

正如上面关于女性主义和性别讨论暗示的那样，我们的理论和实践不仅与新数据有关，而且与不断变化的社会价值观相关。我们对心理现象的理解是有缺陷的。如果我们不考虑其社会背景，我们的理解可能会误导他人。正如肯尼思·弗兰克（Kenneth A.Frank）在他经典的《劝说和治疗》（*Persuasion and Healing*）一书中描述的那样，心理治疗起源于各个时代广泛的社会、文化和宗教实践，这些实践反映了社会的特定面貌，人们在这样的社会里实践并从中汲取意义，并在很大程度上从社会理解世界的方式中获得效能（Frank，1973）。在我们自己的社会中，我们世界观的一个核心特征是对科学的强烈重视甚至崇敬。科学在我们社会中所起的作用

有力地塑造了我们今天称为心理治疗的实践。当然，我们的社会对科学的强调在某种程度上借助科学研究的影响塑造了这些实践。但这些实践也被"科学的外衣"塑造，人们经常用这件"科学的外衣"来装饰治疗方法，这种特殊的形式也为它们提供了治疗权威。

然而，尽管心理治疗的特征反映了特定的社会环境，并受实践所处的特定社会环境的影响，但在心理治疗理论中，治疗工作仿佛在真空中运作。此外，研究也经常将这些社会现实推向边缘。例如，一些研究是"实证支持的治疗"（empirically supported treatments，以下简称 EST）列表的核心基础（Wachtel，2010a），在这些研究中，来自少数群体的来访者明显被低估了（Sue & Zane，2006）。

在治疗室外，种族、阶级、种族渊源和社会经济环境等社会现实是非常明显的（事实上，当治疗师在社交场合聚会时，这可能是谈话的重要主题）。但是在关于心理治疗及相关著作中，这些社会现实都不太可能受到关注。此外，对于许多治疗师来说，当他们确实关注来访者生活的经济或社会方面时，他们可能会觉得他们并非"真正"在做心理治疗。

这并不是说我们这个行业根本没有承认这些因素的重要性。美国心理学会（第45 分会）有一个专门研究少数民族问题的部门，培训项目几乎总是包含针对这些问题开设的课程。问题是这些因素通常被视为"额外"因素，即它们基本上被视为治疗过程本身的外在因素。当然，人们认识到贫困、种族主义或其他困难会严重影响人们的生活，治疗师必须关注这些问题。但是，治疗师往往认为这些"现实生活"方面的问题使治疗过程变得过于复杂，因而没有将来访者的社会、文化、经济地位和身份视为治疗过程中至关重要的、内在的一部分。

在解决咨询和心理治疗方面的文化多样性问题时，德拉尔德·休（Derrald Sue）和戴维·休（David Sue）指出：

> "我们每个人都生于现有的信仰、价值观、规则和实践中，这是我们的文化背景。共享文化矩阵的人们表现出相似的价值观和信仰体系。与种族、民族、性别、年龄和社会经济地位有关的参照群体对我们产生了巨大的影响，并影响了我们的世界观。"（Sue & Sue，2008）

更具争议的是，他们继续争辩说，"通过使他们的生活经历不被认可，通过将他们的文化价值观或差异定义为离经叛道和病态，通过拒绝给他们提供文化上的适当照顾，以及将主流文化的价值观强加给他们，辅导和心理治疗对文化多元的群体造成了极大的伤害"。

德拉尔德·休和戴维·休明确指出了一种我们行业需要应对的至关重要的现象。心理治疗在美国仍然是由白人中产阶级成员主导的职业。在某种程度上，治疗师与来访者的文化背景和身份不同，治疗师往往带着最好的意图，基于一系列与来访者不同的假设与他们进行工作。这种情况特别可能出现——治疗师的价值观和"主流"假设意味着来访者的价值观和假设不太可能被仔细审视，甚至不太可能被视为需要被审视的东西。与此同时，一些读者可能会认为他们太夸张了，这是有选择的否定，并且简单地将中产阶级白人描绘成压迫者，把少数群体描绘成受害者。实际上人们是在不知情或无意识的情况下实施了压迫。因此，事实上，这种描述高度复杂的社会动力和关系的方式可能会让一些读过心理治疗领域的多元文化主义文献的人更容易忽视他们的这些重要观点。

在我看来，面对这些有关我们社会中文化差异的不同观点，我们需换一种思维方式，即社会学和心理学观点对我们的行为和体验的影响是互补的、相互决定的（而不是分离和对立的）。我将在本书中强调恶性循环和良性循环，它们是人格动力的一个核心特征，也是将来访者带到我们治疗室那种困难的核心特征，这个特征在社会学领域和心理学领域都很明显。此外，循环动力学不仅在社会学领域中运作，而且在个人和社会文化层面之间也起作用，它是一种模式，在这种模式中，个体行为被更大的社会背景塑造，又塑造了更大的社会背景。

因此，在讨论世界各地的种族冲突时，我强调了双方陷入的恶性循环。每一个群体成员都没有打算这样做，并且通常没有意识到这样做会引起另一个群体成员最痛苦的反应和最愤怒的态度。此外，因为每一方今天都在对昨天的行为做出反应，明天同样的行为仍会发生，在此过程中，因果完全交织在一起。双方都觉得他们的反应是有道理的，并且由于他们受到对序列的不同"强调"的影响（Bernal，1982；Bernal & Golann，1980；Burnham，1986；Hoffman，1981；Minuchin & Fishman，

1981），双方都认为责任几乎完全在对方。这个循环就这样形成了，它一次又一次地重复着，并且被它产生的痛苦、伤害和愤怒推动着。

因此，在接下来的内容中，我们将会清楚地看到大规模社会冲突和僵局的动力，其特征与治疗师在其治疗室处理的个人僵局的产生具有相同的周期性和互为因果关系的结构。长期存在的不平等和社会冲突导致了分裂双方的行为，就像我将在后面几章讨论的恶性循环一样，人们在令人痛苦的固定状态下维持着这种模式，一方激起另一方非常无礼的行为。如果我们不理解实际的社会环境如何导致这种模式的双向延续，包括非常真实的不平等和剥夺，如果我们不理解相互激起的有意识和无意识心理态度如何导致这种模式的双向延续，那么寻求解决的可能性就很小（Wachtel，1999）。

然而，重要的是我们要清楚我们不仅仅要关注种族主义和种族偏见，还要关注不同文化和民族群体中价值观、假设和公认的社会行为模式的多样性。治疗师也应该关注社会和文化背景。这种关注不只与针对"少数"群体成员的治疗工作有关。我们都受到我们生活的社会的影响，这种影响可能是有害的，也可能是有益的（通常两者都有）。我曾在另一个地方讨论过（Wachtel，1983），即使就最富裕的、"享有特权"的来访者而言，他们的生活方式也常常反映出人们对社会力量的认识不足，而这些社会力量造成了心理上的压力和情感剥夺，这些压力和情感剥夺正是他们的"成功"的一部分。我将这种配置称为"口袋满、生活空"配置（Wachtel，2003）。

这种生活方式的影响不仅仅是一个"额外"因素。压力的另一个来源是内在的心理动力，这种心理动力通常是许多心理治疗工作的焦点。物质主义价值观和奋斗是当代生活的核心，也是许多人起伏的生活和自我意识的一部分（Kasser，2002；Kasser & Kanner，2003）。对于陷入这种动力的人来说，如果治疗师不理解他们是如何与被认同的社会、文化和经济假设及这些假设产生的具体生活方式错综复杂地交织在一起的，他们就无法有效地处理他们的内部冲突和"心理"压力。

正如前面讨论的种族紧张模式一样，许多中产阶级，甚至富人，经历的压力、空虚和分离往往源于一系列恶性循环。在这些恶性循环中，内在的心理体验和共同的社会模式是相辅相成的。在我们的社会中，许多人试图解决因不断追求"更好"的生活和工作条件而出现的心理匮乏问题，但他们没有充分认识到自己动机的性质或所处的模式，即他们在追求前所未有的物质财富的过程中为自己的痛苦寻求补偿。当家庭生活、友谊和浪漫爱情因手机和竞争对手而大打折扣时，对更高收入、更大的房子或最新科技产品的进一步追求，就成了人们填补因一心追求这些目标而造成的心理缺口的尝试（Wachtel，1983）。

过去，一个家庭中只要有一个人工作（另一个人照顾家庭和孩子），人们就能过得很舒服。而现在，要维持中产阶级的生活水平，家庭就需要两个工作的成年人。在这个司空见惯的假设中，被忽略的是中产阶级的标准，即房子的大小[1]、汽车的数量、电脑和电子设备的数量等，"每个人"都需要有的东西已经急剧升级。如今一个有工作的配偶仍然可以购齐奥齐和哈里特时代的标准产品。但在那个时代，大多数家庭的父亲从未挣到足够的钱来购买三辆汽车、几台电脑或智能手机、一套精致的家庭娱乐系统、一栋 200 平方米的房子等。人们就像一只只慢慢被煮死的青蛙一样，我们的社会中几乎没有人注意到标准在不断上升。大多数人也没有意识到他们是如何提高彼此标准的，也没有意识到他们是如何一致地追求更高、更难以实现的物质和财务目标的。他们认识到的是，他们几乎没有时间和家人一起吃饭、轻松地交谈或享受休闲时光。

无论是为了解决我刚才讨论的具体问题，还是为了解决心理治疗师在实践过程中面临的更广泛、更多样的问题，我们都需要对问题的动力过程进行情境化的描述。在这种描述中，"内在的"和"外在的"、个人和社会并不是对立的选项，而是相互联系、相互决定的。文化就像母乳一样被我们吸入体内，从一开始我们就生活在一个融入社会的家庭中，生活在一个或多个特定的亚文化中。在考虑个人和社会情境之间的关系时，我们会遇到许多相同的相互作用和自我延续的过程，它们也是我所称的循环心理动力学理解模式的特征，我将在后面的内容中讨论这些。这本书

1　1958 年，当约翰·肯尼思·加尔布雷思（John Kenneth Galbraith）将美国称为"富裕社会"时，平均单户住宅面积约为 100 平方米。到 2002 年，这一数字已经增加了一倍多，达到 210 平方米，尽管之后每个家庭的居住人数更少了（Wilson & Boehland，2005）。

里描述的心理治疗形式不仅仅关注单个来访者的主观经验和心理动力，还关注他日常生活的细节，包括与其他个体的交往以及广泛存在的更大的社会和文化背景，它们有力地维持了他独特的个性风格。对许多心理治疗师来说，这些社会和文化背景无形地塑造了每一个个体和每一次人际交往中的选择、偏好和选项。这本书的两个重点之间并不矛盾。事实上，留意彼此是对方不可或缺的一部分，是循环心理动力学观点的核心。

第3章

关注依恋

促进对依恋理论和研究的治疗意义的兴趣

近年来心理治疗发展过程中最引人注目的一个进展是，几乎每个流派的治疗师都对依恋理论展现出日益浓厚的兴趣。依恋理论及相关研究的影响可能在心理动力学领域最为显著，这个一度被心理动力学排除在外的理论如今已成为该领域的焦点（Eagle & Wolitzky，2009；Fonagy，2001；Holmes，2010；Jurist & Meehan，2009；Mitchell，1999；Slade，2006；Wallin，2007）。但是，人们也可以看到依恋理论对行为理论和实践、认知行为理论和实践的影响（Dunst & Kassow，2008；Kassow & Dunst，2004；Liotti，2002a，2002b，2007；McBride & Atkinson，2009；Dattilio，2010；Gilbert & Leahy，2007；Leahy，1995，2008），及其对系统取向和体验取向治疗师工作的影响，特别是对那些交叉性治疗方法的影响（如基于系统疗法和体验疗法的交叉方法、基于系统疗法和心理动力学理论的交叉方法或基于体验疗法和心理动力学理论的交叉方法）（Johnson，2004，2009；Johnson & Best，2002；Fosha，2000；Johnson & Wooley，2009；Johnson & Whiffen，2004）。

出现这种广泛影响的一个可能的原因是，依恋领域特别恰当地反映了这一点：临床医生一方面关注主观经验的微妙之处和关系的细微差别，另一方面关注对细致、系统的科学知识的追求。依恋研究通常符合最高的方法论标准，同时聚焦于临床医生最感兴趣的各种现象。虽然像许多其他心理学研究一样，它很依赖实验室中的模拟情境，比如，玛丽·安斯沃思（Mary Ainsworth）及其同事（Ainsworth，Blehar，Waters，& Wall，1978）设计的"陌生情境"。但是对于临床医生来说，这一研究领域似乎有一些特别令人信服的、"真实"的东西。当依恋研究中开始出现成人依恋访谈等工具时（Main，Kaplan，& Cassidy，1985；Main，Hesse，& Kaplan，2005），它借此将方法学的严谨性与对微妙之处的关注结合了起来，后者在临床医生看来是其他研究缺乏的。尽管有人认为，临床医生经常忽视系统的研究结果（Baker，McFall，& Shoham，2008；Wachtel，2010a），但是显然，依恋领域有一系列严谨的、体现临床医生想象力的科学探究。

依恋理论的形成主要源自约翰·鲍尔比（John Bowlby）的工作，他研究了幼儿与成年人分离造成的深远影响。这些成年人是幼儿在这个世界上赖以获得安全感的人。例如，当儿童需要住院治疗而他们的父母不被允许在探视时间之外与他们住在一起时，分离就会发生（事实上，鲍尔比的工作是使医院的政策发生改变的一个主要因素，新的政策允许父母与孩子待在一起并为孩子提供安全保障）。随着时间的推移，鲍尔比的理论不断发展（Bowlby，1969，1973，1980），他将依恋理论和研究的范围扩展到了与依恋对象分离和重聚的现象上，因为孩子在重聚时的行为差异是依恋研究的核心要素。分离的研究范围包括父母一方去世造成的悲剧性的永久分离，或者父母离婚或父母遗弃儿童造成的悲剧性的永久分离，也包括构成"陌生情境"的相当短暂的分离（和重聚）。陌生情境法由安斯沃思及其同事（Ainsworth et al.，1978）提出，它已经成了依恋研究领域中影响最广泛的研究范式。[1]

这种对分离和丧失的关注本身显然与心理治疗师的关注点密切相关。如上一章所述，当代治疗实践越来越关注来访者在其发展过程中经历的真实的创伤。这些创伤既包括单个的戏剧性事件，也包括较小但重复发生的事件，这些重复事件的累积效应可能同样会影响发展过程。无论是在哪一种情况下，分离和丧失现象在人们经历的严重创伤中显然排在首位。

从物理分离和丧失到情感联系和情感同频的中断

然而，重要的是我们要明确，无论是就暂时的分离还是永久的分离而言，依恋理论和研究的意义远远超出了物理分离的范畴。随着依恋研究的进一步发展，人们

---

1 在安斯沃思和后来的依恋研究人员的研究中，即使是第二种分离，也足以引起婴儿的反应。这些反应非常重要，是依恋研究的重要基础。

越来越关注看护人与婴儿之间（以及所有年龄段的人与他们的依恋对象之间）的更微妙的中断（Mikulincer & Shaver，2007）。这些中断不仅包括物理接触的中断，还包括情感同频、情感反应性和情感联系方面的一系列变化，这些变化对个体的社会和情感生活的发展有深远的影响，并且日益成为依恋研究人员以及其他研究儿童发展和母婴互动的学生关注的核心问题（Slade，2006；Berlin，Ziv，Amaya-Jackson，& Greenberg，2005；Lyons-Ruth，2003，2006；Beebe & Lachmann，2002）。

当分离发生时，依恋系统会引发焦虑，以确保父母和孩子在失去联系时都有寻求亲近的动机。这种依恋系统不但在人类身上很明显，而且在许多物种中也很明显。这就是鲍尔比不但把他的理论植根于心理学，而且将其植根于动物行为学和进化理论的一个关键原因。但是，依恋理论和研究对母婴依恋的质量、对情感交流和情感反应性微妙之处的关注，将该理论转向了对人类进化特有问题的关注。我们可以肯定的是，在人类当中，母亲和婴儿之间的互动中表现出来的依恋系统建立在早前的许多物种进化出的依恋系统的基础上。在这些物种中，"婴儿"的生存依赖于"母亲"眼睛的注视和"母亲"的保护。但是，人类的依恋系统更加复杂，并且包含某些特征，基于其他物种中的依恋现象得出的理论显然不能很好地解释人类依恋的特征（Tomasello，1999；Hobson，2002）。

在大多数存在依恋现象的动物中，依恋联结的关键是身体上的亲近。这种依恋联结表现在母亲关注孩子的位置、保证孩子在视线内或听力范围内。如果情况不是这样，母亲就会变得焦虑。如果联系消失了，孩子也会变得焦虑。当然，人类也是如此。看不见孩子的母亲会像看不见小鹿的母鹿一样惊慌失措。如果妈妈再也找不到孩子，这两个物种的幼崽也会惊慌失措。但是，相似之处仅限于此。这些简单的行为很好地总结了其他物种的依恋关系。但是，对于人类来说，这只是一个起点。

与和我们体型相仿的动物相比，人类的身体特征（从速度和力量到牙齿和爪子）并不出众。但是，我们的大脑允许我们以越来越复杂的方式协调我们的意图，以便发展出彼得·弗纳吉（Peter Fonagy）及其同事（Fonagy，Gergely，Jurist，& Target，2008；Allen & Fonagy，2006；Jurist & Mee-han，2009）提出的心智化能力（即理解别人心中想法的能力）理论。这使我们的物种能够生存并繁荣。物种进化带来的群体生活形式需要我们有理解和回应他人意图和经验的强大能力。人类不是一种仅靠个人就能生存的生物。在我们祖先生活的部落中，群体成员之间的紧密联系是生存的关键，也是对我们并不出众的身体技能的（有力）补偿。

为什么人类的身体技能不够出众？尼古拉斯·韦德（Nicholas Wade）提出，黑猩猩在几百万年中变化如此之小的一个原因是它是更强物种的开始（Wade，2006）。在这几百万年里，（人类与黑猩猩的）共同祖先发展出了两条进化线，在其中一条进化线中，一系列原始人类出现、消失，最终演变为智人。当气候变化导致赤道地区的森林萎缩时，今天的黑猩猩的祖先保住了自己的地盘（因此，它们也保留了自己的适应模式），而我们的祖先（可以说是一群小不点儿）不得不在一旁勉强维持生存。作为被赶出地盘的黑猩猩的后代，我们的祖先更慢、更弱、更不灵活，这意味着他们必须足够聪明，还意味着他们需要发展补偿性品质，以及前所未有的合作和交流能力（甚至可能在语言出现之前）。

因此，我们的物种变成了一种可以读懂和回应他人情绪的物种（其他灵长类动物已经充分地发展了这种能力），我们甚至过度发展了这种能力。这种能力是我们的荣耀，也是我们快乐和辉煌成就的源泉，还是痛苦和不满的主要来源之一。这些痛苦和不满让我们成为第一个发展治疗师行业的物种。同样，这种读懂和回应他人经历和情感的过程几乎从不那么令人满意，这激发了人类行为学学生对依恋研究的极大兴趣。[1]

因此，无论人类的依恋过程在进化上与其他物种的依恋多么相关，对于它们的研究仅仅在很小程度上涉及物理接触。让依恋变得有趣的是，微妙的情感同频和不同频是其本质。对依恋现象（包括不安全的依恋）的研究很少涉及看护人不在儿童身边，或者在物理接触方面未能满足儿童生存需要的情况。可悲的是，这种极端的忽视有时确实会发生在我们的社会中和其他人身上。但是，它们通常不是研究"不

1　人们常常含蓄地认为是不安全的依恋导致人们来做心理治疗。但由于绝大多数人被归类为安全依恋者（Ainsworth et al.，1978；Main & Solomon，1990），我们也可能在来访者中发现很多安全依恋者。这并不矛盾，我们可以这样理解它——依恋应该被理解为一个过程，而不是一个类别。即使是在最安全的母婴关系中，也必然有很多不协调的时刻。在依恋关系的后期发展中，即使是在最好的关系中，也会出现很多失和、无法理解对方经验的情况。因此，正如我在后面详细阐述的那样（Wachtel，2010b），对于那些有幸被归为安全依恋者的人来说，关注依恋同样重要。

安全的依恋"学生的主要关注点。虽然不安全的依恋在婴儿（和成年人）身上很明显，但是他们的身体似乎很健康。不安全依恋型的人会结婚、交朋友、工作，也会大笑、讲笑话，甚至会成为心理治疗师。依恋状态和依恋动力的影响在很大程度上是在心理体验和人际关系的微妙之处上表现出来的。尽管这些微妙之处可能需要精密且敏锐的仪器检测（Hesse，2008），但是它们对人们生活和心理体验的影响可能非常明显。

在核心依恋关系（它定义了什么是安全和安全感）的背景下，像"你在吗""我能看看你吗"这种问题（从本质上说，它们是以非语言形式出现的）不一定会消失。但在发展的过程中，这些问题逐步让位于诸如"你爱我吗""你明白我的意思吗""你是否比其他人更重视我的某些事情""如果我生气（或者独立、害怕、为自己骄傲、为自己感到羞耻等），你会爱我吗"等问题。虽然这些问题在语言成为儿童技能的重要组成部分的那些年里出现得越来越多，但是这些问题也可能以非口头表达的方式表现出来。它们占据了斯特恩所说的"未被表述的体验"领域（Stern，1997）。斯特恩在精神分析领域首次介绍了这一概念，这个术语很适合用于扩展我们对依恋过程及其含义的理解。

依恋联结和潜在的需求让我们成为依恋对象需要我们成为的人

在接下来的章节中，我将阐述这里所描述的治疗方法的核心思想。很明显，核心主题是心理治疗不仅仅是一个促进洞察力的问题（洞察他人的想法和感受有助于使我们的生活变得丰富而有效），还是一个促进自我接纳的问题，即它使来访者能够重新使用自我体验的各个方面，以及潜在的情感和行为的方方面面，而这些方面曾被丢在不断变化的自我意识之外。退缩的核心原因是，在自我成长过程中出现的特定感受、愿望或感知会对孩子重要的依恋对象构成威胁，或者依恋对象由于各种原因无法以积极的、情感同频的方式回应孩子。为了追求确定感（即明确地知道对方会在什么情况下以什么方式进行回应），孩子（以及成年人）可能会从自我的某些方面撤离或退出，以尽可能地减少依恋中断，因为依恋中断太令人痛苦了。也就是说，孩子的某些经验和特点可能会威胁到和谐的、自由流动的联结感和回应能力，因此这些经验和特点可能会被排除在不断发展的自我意识之外。这会妨碍孩子与他人的日常互动，干扰孩子理解自己和给自己的经验赋予意义的方式和能力。因为联结感是他在这个世界上能够感到被保护、能够获得安全感、能够发展的核心基础。在早期，妈妈的在场发挥着这样的功能。

正如戴维·沃林（David Wallin）所说：

> "儿童自体中能唤起依恋对象的同频回应能力的表达可以被整合。而那些会唤起令人不安的、不可预测的或可怕的回应（或者根本没有唤起回应）的表达将被防御性地排除在外或被扭曲。被整合过的东西可以享受健康的成熟轨迹。没有被整合过的东西往往会停留在未充分发展的状态。来访者带入治疗室的问题通常包含未被整合过的和未充分发展的能力，包括感受、思考、与他人（以及他们自己）有效地建立联结的能力。"（Wallin，2007）

沃林接着指出，考虑到这一过程，鲍尔比是这样描述心理治疗师的任务的："我们的作用是允许来访者审视他的父母阻止或禁止他想的想法，允许来访者体验他的父母阻止或禁止他体验的感受，允许来访者审视他的父母禁止他考虑的行为。"读者在阅读本书时将明白，这一表述与此处提倡的方法非常接近。但是，目前的方法最初并非基于依恋理论的视角，而是基于心理动力学和认知行为流派理论的整合。[1]本章讨论的依恋视角提供了一个额外的（兼容的）抓手，以及另一组意象和隐喻，以便帮助治疗师在复杂的、情绪强烈的治疗过程中找到正确的话语。

好的心理治疗在本质上将使来访者和治疗师都处于潜在的脆弱状态。来访者体验过的最具威胁性的、需要被抑制的想法、感受和愿望必须被重新体验、重新审视，并且在安全的地方被重新解释；这一过程将不可避免地引发焦虑，在某些时候可能会造成一定程度的混乱和模糊。足够敏感和称职的治疗师必须允许这种情况发生，并且必须允许正在发生的事情影响他。这是依恋理论和关系理论的重要治疗意义（Mitchell，1997；Wallin，2007；Safran & Muran，2000）。这种对治疗过程

1　随着这种综合方法的不断发展，它也越来越多地吸收了系统观和体验观（Wachtel & Wachtel，1986；Wachtel，1997），并且强调了心理动力学理论中关于关系的独特论述（Wachtel，2008b）。

的理解意味着，治疗师在参与治疗时要以这样的方式进行：一种能够最大限度地为来访者带来深刻且持久的改变的方式。有时候治疗师需要应对脆弱的体验并沉浸在情绪化的漩涡中，这使他难以找到自己的立足点。因此，拥有多个引导性意象、隐喻和视角非常重要。依恋理论和关系理论的互补性和兼容性（Mitchell，1999；Wachtel，2008b，2010b）提供了一种扩展意象范围的方法。

因此，关注依恋理论和依恋研究结果不仅有助于扩展治疗工作的理论和实证基础，还可以帮助治疗师在模糊的，甚至危险的情境中找到一个抓手。[1] 治疗师获得的引导性意象和思想结构越多，就越有可能以来访者需要的方式承受不确定性和模糊性，也就越能够有效地开展治疗工作，而不是被模糊性淹没。本书中的多个临床实例尝试针对常见临床挑战的不同方法提供相应的指南，从而帮助治疗师在非常有意义但通常相当困难的共同经历中找到自己的方法。这些与来访者的共同经历恰恰是治疗工作的一部分。

依恋和冲突

在所有的进化物种中，依恋系统确保了两种竞争倾向之间适当的动态平衡，而每种竞争倾向对于个体和物种的生存来说都是必不可少的。一方面，当孩子接近母亲的保护范围时，他们更容易存活下来；另一方面，发展中的青少年必须以必要的方式探索环境，从而形成有关危险和机遇的认知地图。对环境的了解对于提高其长期生存的可能性至关重要。这种双向动机结构的两个方面都是依恋系统的内在要素。如果我们不从两者之间辩证关系的角度来理解依恋，"依恋"一词可能会对我们形成误导。依恋不是一个人依赖或深情地依附于另一个人的过程。它肯定是一个联结过程，但它也是一个分离过程。依恋理论的一个核心信念是联结使分离成为可能。健康的依恋发展的标志是，看护人是一个"安全基地"（Bowlby，1988），孩子在探险的过程中会定期返回，或者当他遇到危险或感觉到他走得太远、看不到看护

---

1 正如我在第 5 章中讨论的那样，认知行为疗法的暴露概念与心理动力学治疗师为谈论先前被回避的情感体验提供解释时提到的暴露概念有重叠之处，两者间无法言传的重叠之处提供了一个额外的隐喻抓手。

人或听不到看护人的声音时，他就会返回。

如果孩子或成年人对自己的依恋对象如此"依恋"，以至于几乎不去探索周围的环境，只专注于他的存在或他是否有空，那么这不是一个拥有安全依恋的人。安全依恋可以培养勇气；它鼓励人们离开依恋对象去探险。但在生命极度脆弱的早期生活中，它也会阻止许多的勇气，特别是极度危险的勇气。当孩子感觉到他已经走得太远时，他就需要重新与依恋对象联结。在描述这两种相反但同样重要的倾向之间的辩证关系时，我们可以看出依恋理论与许多其他著名的概念相似。尽管这些术语有一些不同之处，但它们都强调了不同需求之间的内在紧张关系，包括人际联结需求和自我胜任需求（Bakan，1966；Wiggins，2003；Benjamin，2005；Horowitz et al.，2006）、关系需求和自我定义需求（Blatt，2008；Auerbach，Levy，& Schaffer，2005）、社会依赖需求和自主需要（Beck，1983，1999；Bieling，Beck，& Brown，2004）。

两种对立倾向之间的基本张力是依恋理论的基础，这种张力使依恋研究与心理治疗实践密切相关。当然，对竞争性行为或竞争性情感倾向之间冲突的关注一直是心理动力学或人本主义体验疗法的重要组成部分。但近年来它也被认为是 CBT 有效实践中的一个重要因素（Borrero，Frank，& Hausman，2009；Latzer，Peretz & Kreutzer，2008；Liotti，2002b；Gilbert，2000；Swales & Heard，2007；McEvoy & Nathan，2007）。

内部工作模型和认知人际图式

当依恋研究从对物理接近的可获得性的关注转向对情感的可获得性和情感同频的关注时，概念框架得到了拓展，它包括了一个更复杂的、更具有代表性的理解。特别值得注意的是，鲍尔比将依恋关系的演变概念化为"内部工作模型"。正如英奇·布雷瑟顿（Inge Bretherton）和克里斯廷·A. 马尔霍兰（Kristine A. Munholland）所解释的，鲍尔比将这一概念引入依恋理论是为了解决如下事实：依恋关系能在多大程度上实现避风港和安全基地的功能，不仅会对依恋伴侣的实际行为产生影响，而且会对他们的互动模式如何转化为关系表征产生影响。鲍尔比认为，依恋关系中的自我和他人的内部工作模型帮助依恋二元关系中的双方（父母和孩子，或者成年夫妇）预测、解释和指导他们与对方的互动（Bretherton & Munholland，2008）。

在讨论鲍尔比对内部工作模型概念的介绍时，沃林（Wallin，2007）指出，鲍尔比"不愿意使用静态隐喻（例如，'意象'或'地图'）来描述动态的、不断发展的具象世界"。鲍尔比从肯尼思·克雷克（Kenneth Craik）关于人工智能的工作中借鉴了更具动态性的概念。鉴于鲍尔比的概念化工作对心理治疗实践（尤其是以本书倡导的方式进行的心理治疗实践）的影响，注意内部工作模型概念与皮亚杰图式概念的相似之处很重要，他们都涉及相反但互补的两个过程——同化和顺应。鲍尔比曾在日内瓦为世界卫生组织工作，在他思想形成的那些年里，他和皮亚杰一起参加了一系列的小组讨论（Marrone，1998）。有趣的是，鲍尔比的内部工作模型概念可以被看作皮亚杰在理解认知进化的过程中所使用的概念框架在情感生活领域的应用。与此同时，我们可以将内部工作模型视为皮亚杰思想在"热认知（hot recognition）"领域的延伸（Greenberg & Safran，1984；Greenberg & Goldman，2008；Stapel，2003；Samoilov & Goldfried，2000）。

因此，认为内部工作模型的概念指向一组在婴儿时期就已经存在的、静态的（或固定的）期望是错误的。相反，鲍尔比的概念与皮亚杰理论里的图式的动态运作相似。同化和顺应之间的张力意味着内部结构随着新经验的不断变化而变化，而且它们限制和塑造了这些经验；过去给现在留下的阴影正被正在进行的生活经历投射的光照亮（Wachtel，1981，2008b）。正如我将在第 6 章中进一步讨论的那样，这种概念化模式非常适合被当作治疗工作的框架。

具有讽刺意味的是，虽然大多数当代治疗师认为，鲍尔比对"内部"结构如何对实际生活事件做出反应这一点的关注正是鲍尔比的思想的一大优势，但是在他身处的那个时代，精神分析学界的大部分人拒绝接受他的观点，特别是在英国。鲍尔比在英国受训并在那里进行他的主要研究，还在那里形成了他的理论。人们认为心理模式主要存在于婴儿的"幻想"中，而不是母子之间的实际互动，这一观点得到了广泛传播。

鲍尔比超越了这个盛行的教条，这是他突出的成就，但同时也是人们很难接受他观点的原因。近年来，正如我已经指出的那样，精神分析师对鲍尔比观点的这种反感已经改变，相反，越来越多的人赞同依恋理论，认为依恋理论在精神分析式的观察与发展心理学的系统研究发现之间起了至关重要的桥梁作用（Fonagy，2001；Fonagy，Gergely，& Target，2008；Wallin，2007；Cortina & Marrone，2003；Holmes，2010）。事实上，依恋理论绝没有忽视已经存在于精神分析核心的内部心理结构和过程，而是将这些过程置于情境中，以便我们能够更好地理解它们是如何随着实际的关系经验而变化的（Wachtel，2008b，2010b）。

读者在继续阅读时会发现依恋模式的这些特质与本书中描述的构成治疗方法基础的循环心理动力学模式有显著的相同之处（见第 4 章、第 5 章和第 6 章）。尽管依恋模型通常不被重视，但依恋模型在重要的方面与构成认知疗法和 CBT 的图式模型趋同（Liotti，2002a，2002b，2007；McBride & Atkinson，2009；Dattilio，2010；Gilbert & Leahy，2007；Leahy，1995，2008）。

扩展依恋概念：成年期的依恋

虽然依恋研究仍与婴儿研究或母婴研究密切相关，但是依恋视角显然与整个发展过程，与面向成年人和儿童的治疗工作也密切相关（Obegi & Berant，2009）。依恋研究超越婴儿期或母婴研究的地方在于它强调陌生情境中的观察结果与儿童期后期甚至青春期或成年期的依恋状态或其他心理素质之间的连续性（Thompson，2008；Berlin，Cassidy，& Appleyard，2008；Cassidy，2000）。从本质上讲，这需要人们关注早期依恋状态对心理发展的影响，而不是仅仅关注婴儿期的依恋。但是，人们已经以更广泛的方式对依恋的个人内部工作模型的变化进行了研究，这些研究不再局限于生命早期和晚期的依恋关系之间的连续性。

在人们将依恋范式扩展到成年期和成年人亲密关系领域方面时，有两个极具开拓性的发展——玛丽·梅因（Mary Main）和她的同事创建的成人依恋访谈法（Adult Attachment Interview，以下简称 AAI）（Main，Kaplan，& Cassidy，1985；Main，1995；Main，Hesse，& Kaplan，2005），以及出现在关于该主题的社会心理学研究中的、研究成年人依恋和成年人亲密关系的截然不同的方法（Hazan &

Shaver，1987；Mikulincer & Shaver，2007）。这些发展对成年人心理治疗的实践产生了重要影响，因为它们与亲密关系和性行为（许多治疗工作的核心问题）相关，并且与治疗同盟（它是影响治疗的成败的核心要素，它本身可以被理解为依恋关系的一种形式）的性质相关（Norcross，2002；Safran & Muran，2000；Wallin，2007；Diamond，Stovall-McClough，Clarkin & Levy，2003；Mallinckrodt，Porter，& Kivlighan，2005；Mallinckrodt，2010）。

梅因和她同事们的工作重点是扩展内部工作模型的概念，使它从主要关注婴儿的依恋表现扩展为关注成年人的依恋表现。AAI旨在评估成年人的"依恋心理状态"，已成为一种研究工具，其地位与陌生情境法在依恋研究中的地位不相上下（Hesse，2008）。它扩展了依恋理论的范围和临床相关性。这一系列研究得出了最值得注意的结论，即确认了母亲的依恋心理状态（通过AAI评估）与婴儿的依恋状态（通过陌生情境法评估）之间的关系。一系列重要的研究表明，陌生情境法的测评结果能预测成人依恋访谈法的结果，成人依恋访谈法的结果可以预测陌生情境法的测评结果，甚至父母在孩子出生前的AAI结果也可以预测孩子后来的依恋状态（Van IJzendoorn，1995；Hesse，2008）。

这些研究结果为我们理解会导致不安全依恋的成长经历提供了重要线索，也有助于帮助来访者更好地理解他们个人成长中某些令人困惑的地方，还能帮助来访者更好地理解他们在某些情境和关系中存在的弱点。但同样重要的是我们要清楚，虽然刚才提到的相关性确实表明父母的失败会给孩子带来持久的影响，但早期的依恋经历并不是命运。具体而言，成人依恋访谈研究带来的另一个发现是"习得性安全依恋"现象。尽管有些人的童年经历反映了父母不敏感的、反应迟钝的养育方式，但通过反思、审视、应对令人痛苦的经历，他们最终能够收获安全的依恋状态（Hesse，2008；Wallin，2007）。

当埃里克·黑塞（Erik Hesse）谈到这些人时，他指出这些人在夫妻互动中会"更频繁地在当下回应对方，并根据伴侣的反应适当地调整自己的行为，而不是将对方看作永恒的安全伴侣或不安全伴侣。甚至在冲突期间，他们也会这样做"。因此，他指出拥有"习得性安全依恋"的个体实际上可能具有独特的适应优势，这些优势是他们在经历挣扎和反思后获得的，而童年生活不那么困难的"安全依恋"个体通常无法获得这些优势。在考虑心理治疗实践中的习得性安全感概念的相关性时，有一点值得注意——随机对照试验中有证据表明一些形式的心理动力疗法可以带来更多的依恋安全感，即使对于那些有非常困难的成长历史的个人来说，情况也是如此（Levy et al ., 2006）。

沃林（Wallin，2007）特意将习得性安全感现象与元认知监控、心智化和从即时经验中解脱出来的过程联系了起来。在他对这一现象的理解中，他大量借鉴了弗纳吉和他的同事关于心智化的工作（Fonagy et al., 2002；Fonagy & Target，2006；Bateman & Fonagy，2006；Allen，Fonagy，& Bateman，2008）。心智化的概念在依恋文献中变得越来越重要，尽管它最常被应用于治疗边缘型来访者，但是沃林（Wallin，2007）、埃利奥特·L.尤里斯特（Elliot L. Jurist）和凯文·B.米汉（Kevin B. Meehan）（Jurist & Meehan，2009）都描述了这个概念相当广泛的适用性（Allen & Fonagy，2006）。

当我们回到成人依恋访谈时，注意梅因（Main，Kaplan，& Cassidy，1985）的观点很重要。她认为成人依恋访谈评估到的依恋表征反映了"一套与依恋相关的组织信息的有意识或无意识规则"。这些规则"不仅指导情感和行为，还指导注意力、记忆和认知"。因此，依恋表征不仅影响人们对自我和他人的体验，还影响他们以深刻或灵活的反应方式进行联结的能力。它们甚至会影响人们注意一些至关重要的经历和关键模式的能力，而这些经历和模式构成了他们生活的结构。它们也会影响人们与治疗师交流的能力，治疗师需要通过倾听来提供帮助。

显然，这种类型的阻碍和抑制会影响做父母的能力（这一直是使用成人依恋访谈法的研究的焦点）；这项工作在临床上的一个应用是帮助来访者更好地理解他们父母的依恋冲突和局限性对他们自己的影响（Wallin，2007）。但是，这种局限性不仅会出现在成年人与其子女的关系中，还会出现在其他的亲密关系中。在这些关系中，一系列的感受可能会被抑制或忽视，从而导致真正获得亲密感的能力受到限制，并导致人们在面对令人不满的关系时感到困惑。[1]

---

1   正如我在本章的其他几处指出的那样，这些限制和抑制在治疗关系中也很明显，它们阻碍了讨论和解决它们的努力。

大多数有关依恋状态和依恋过程影响成年人之间关系的研究，特别是有关其对爱情的影响的研究，不是临床或发展心理学家开展的，而是社会心理学家开展的。这些研究不采用成人依恋访谈法，而是采用一种完全不同的方法，即自我报告法和问卷调查法。方法论上的这种互补性有可能使结论更有说服力（Campbell & Fiske，1959），但关于使用这两种不同的研究策略的研究的结果是否一致这一问题仍然存在分歧（Shaver & Mikulincer，2004，2009；Shaver，Belsky，& Brennan，2000）。这两种方法的另一个值得注意的差异在于，成人依恋访谈法和陌生情境法通常都将人划分成不同的依恋类别（在陌生情境法框架下，人被划分成安全型、焦虑–矛盾型、焦虑–回避型；而在成人依恋访谈法框架下，人被划分为安全/自主型、全神贯注型、忽视型、未解决/混乱型）。相比之下，与依恋问卷相关的研究会在亲密关系中探索亲密行为（Brennan，Clark，& Shaver，1998），并且最近关注依恋差异的维度概念的研究增多了。例如，在二维空间象限里用维度概念来表征依恋差异——其中一个轴代表依恋焦虑维度，另一个轴代表依恋回避维度。这种维度概念可以被转换为一种分类方法，研究人员可以通过关注他们落在二维空间中的四个象限里的哪一个，来将其分为安全型（低焦虑、低回避）、全神贯注型（高焦虑、低回避）、恐惧–回避型（高焦虑、高回避）、忽视–回避型（低焦虑、高回避）。然而，这种方法也可以在每个轴上产生一个连续测量的结果，这与按类型分类的方法相反（Mikulincer & Shaver，2007；Shaver & Mikulincer，2009；Fraley & Phillips，2009）。

把依恋看作一个正在进行的互动过程

用这种不按类型分类的方法研究依恋会产生一个重要影响，即它强调依恋是一个连续的过程，而不是个人的固定属性。因此，它使我们能够看到我们每个人生活中的依恋会随新环境的变化而发生动态的变化，它甚至反映了我将在下一章中更充分地讨论的恶性循环和良性循环。我将在本书中强调恶性循环和良性循环，因为它们有力地塑造并影响了人们遇到的环境。

例如，我们来看一个典型的拥有"安全依恋"的孩子。安全依恋状态的定义是这样的——基于儿童依恋关系的内部工作模型，他会预测他的依恋对象会以敏感且与他的需要相适应的方式来回应他的需求和体验。因此，在他的依恋对象面前，他会表现出不同于那些不安全依恋型儿童的反应——那些儿童的内部工作模型导致他们认为回应是不可靠的、不可预测的或不太适合自己的，或者认为那些回应暗示他们最好不表达他们的依恋需求或远离依恋对象。

反过来，孩子身上的这些不同的行为会影响依恋对象的体验和行为，并且这种影响经常会导致依恋对象继续朝着使孩子感觉到安全或不安全的方向发展。例如，如果孩子在体验和表达对父母的需求时感到很舒服，并能对父母在抚慰孩子方面做的努力做出回应，他们的放松或快乐通常会让父母感到非常满意，这时父母就更有可能再次做出回应，并变得更喜欢亲近孩子。相反，如果孩子不敢表达自己的依恋需求，对父母的努力无动于衷、不感兴趣（这被定义为"回避型"或"忽视型"孩子的典型行为），如果孩子以表现出怨恨的方式行事，变得过度紧张、无法安抚，或者表现出"抵抗/矛盾型"或"全神贯注型"孩子的典型行为，母亲就不太可能以敏感的、包容的方式做出反应。她的焦虑或愤怒会妨碍她对孩子的需求做出回应，或者让她难以坚持帮助孩子，直到孩子感到平静。

这些模式或连续性不是不可避免的。改变会影响父母，也会影响孩子，双方的行为和情绪状态每时每刻都在发生自然的、不可避免的变化（例如，多重、可变的自我状态的不断发展）（Bromberg，1998a；Davies，1996；Harris，1996；Slavin，1996；Stern，2003；Howell，2005），这些变化带来的结果可以创造出新的模式。例如，父母可以克服治疗中令人不安的冲突，从而解决有关回应的抑制；丈夫和妻子之间关系的变化可能会影响他们的情绪和对孩子的关注；即使是家庭经济环境的变化，也可能影响父母留给孩子的时间以及他们与孩子互动时的情绪。同时，这些变化会影响孩子不断变化的特征，孩子自己的反应会影响父母的体验，这反过来又会影响孩子的体验。这无穷无尽的反馈循环既对连续性负责又对改变负责。

这种把依恋作为一种动态关系过程的观点，与本书描述的指导治疗工作的"二人"观点相一致。它对治疗实践的意义远远超出了从依恋的分类方法中得出的结论。就像上面提到的关于习得性安全依恋的工作一样，它指向一种理解。它突出了早期经历的重要性，但它也将注意力集中在了可以帮助人们克服困难的各种经历上。当然，这些经历既包括心理治疗，也包括一系列其他的关系经历（Collishaw et al.，2007；Reich，Zautra，& Hall，2010；Luthar，2003，2006；Boss，2006）。

人格模式并不是某种被简单地"内化"或烙印在大脑中的永久性倾向。正如我刚才提供的例子所呈现的，这些模式往往顽固地持续存在着，它反映了一套复杂的反馈循环的运作。在这个循环中，行动和感知常常产生结果，并最终"证实"了带来这些结果的世界观，并为下一轮的循环奠定基础。这些循环模式不仅在依恋领域很明显，而且在人格动力学的几乎所有方面都很明显，对它们的关注是本书所述的循环心理动力学观点的核心。我们现在关注的正是这些重复的模式和自我延续的反馈过程，我们还关注更广泛的循环心理动力学观点，这些模式和反馈过程在其中扮演非常重要的角色。

第4章

循环心理动力学之一

恶性循环与良性循环

本书中提供的大多数原则在多种理论取向中都适用。在某种程度上，这些原则是对熟练的临床医生经验的总结。无论他们的取向或流派是什么，他们已经认识到这些原则是在治疗会谈中构建和传达信息的最有效方式。事实上，在很大程度上，本书所做的事情是阐明隐含的临床智慧。尽管这些智慧往往没有得到充分阐述，但是在各种不同取向的经验丰富的治疗师工作中，这些智慧是显而易见的。研究表明，不同流派的临床医生在从业几年后往往比他们还是初学者时更相似。事实上，不同流派的经验丰富的临床医生更像彼此，而不是他们自己流派的新手。最有效的临床工作似乎包含了一些重要的技能和一般原则，并且这些技能和原则至少在一定程度上独立于治疗师认同的理论取向（Fiedler，1950a，1950b；Frank & Frank，1991；Wampold，2001；Duncan，Miller，Wampold，& Hubble，2010）。

当然，不可避免的是，这些一般原则的特定表达方式以及治疗师的语言风格将由他的个性和他使用的理论塑造。在接下来的几章中，我试图简要地阐述指导我工作的理论及其对本书中讨论的沟通方法的影响。然而，本书中的临床讨论并不一定完全符合我概述的理论的所有细节。我认为，即使治疗师强烈反对我在本章和后面几章中提出的某个理论或观点，他们也会发现书中的许多临床例子和建议相当合意。有关治疗师的选择背后的理论基础的研究并不局限于本章。在本书中，我的目的不仅包括思考治疗师在特定的临床情境下可能会说些什么，还包括阐述他的思维过程，即促使他选择某种特定的表达方式而不是另一种表达方式的过程。

我称指导我工作的理论为循环心理动力学理论（Wachtel，1987，1994，1997；

Wachtel，Kruk，& McKinney，2005；Gold & Wachtel，2006）。很明显，这个名字来源于该理论的两个核心特征，一是该理论起源于心理动力学的传统，二是该理论把人们之间重复出现的循环和心灵内部过程与日常生活事件之间的因果循环置于核心地位。

循环心理动力学深深植根于心理动力学的人际和关系思潮（Mitchell，1988，1993，1997；Aron，1996；Mitchell & Aron，1999；Bromberg，1998；Stern，1998；Hoffman，1998；Wachtel，2008b）。我参与了整合我们领域中不同的理论和方法的运动，并且努力在心理动力学框架内整合源自行为、体验和家庭系统传统的许多关键方法、思想和发现（Wachtel，1997；Wachtel & Wachtel，1986；Wachtel，Kruk，& McKinney，2005），而这也塑造了我的理论。这一运动的发展也催生了一个国际协会，即心理治疗整合探索协会（英文简称为 SEPI）。它使我与其他学派的思想有了更紧密的联系，并且促成了对循环心理动力学理论的进一步（目前正在进行的）修正。

我做了很多工作，这些工作越来越影响我的理论，这些工作包括发表以心理学为导向的社会言论、谈论我们的社会机制和潜在假设的一些有问题的特征，以及谈论更大的主题——个人动力、社会系统动力和文化动力如何相互影响。有两个主题特别引人注目。第一个主题是种族、阶级和文化问题的重要性。从循环心理动力学的角度来看，人类的心理体验和组织的关键维度并不是"附加的"，也不是心理治疗师关注的"更深层的"主题的外延。它们是深度心理的一个内在部分，与那些给精神分析或其他深度心理学理论家带来重要影响的其他因素一样，它们从根本上决定着有意识和无意识的思维和体验。正如我在后续内容中阐述的，"内部"和"外部"影响因素对行为及体验的影响之间的区别经常以这样一种方式被使用——一种使社会和心理领域之间的基本连续性和互惠性变得模糊的方式。例如，在种族关系领域，我们同样可以识别出恶性循环动力学，就像我们在那些把人们带入治疗室求助的困难中发现的一样（Wachtel，1999）。

我们在努力理解许多来访者经历的压力时，必须考虑到第二个重要的社会主题，这个主题与生活中的经济因素扮演的角色相关。这一主题涉及我们的来访者在试图"取得成功"并满足自己对成功或美好生活的期望时体验到的个人假设、压力和需求，以及他们对物质产品的意义和功能、经济增长、竞争、工作组织和我们的经济体系所特有的奖励和激励系统的更广泛的社会态度（Wachtel，1983，2003）。我在这里特别关注的是我们的社会鼓励消费主义，并用消费主义取代被削弱的家庭关系纽带和社区关系纽带；我们以影响环境为代价换来的经济增长也被用于补偿被削弱的关系纽带；我们的社会在维护它所建立的平等和正义原则方面遇到了越来越多的困难（Wachtel，1983，2003；Kasser，2003；Kasser & Kanner，2003）。在探索这些发展的来源和心理影响的过程中，我发现我对临床问题的思考也受到了影响。从这些对我们社会体系的调查中，我了解到了关于自主的神话和我们的社会对相互依赖的否认，它们以微妙但重要的方式被反映在书中的临床建议中。

固着还是发展

循环心理动力学的核心是一种方法，这种方法替代了固着和发展停滞的概念（它们产生了广泛的影响）。精神分析取向的治疗师一再被他们的来访者在治疗过程中暴露出来的幻想的原始特征震撼。各种愿望、意象和情感出现在会谈中，并且通常与当前的成年来访者的现实脱节，这导致治疗师认为正在发展的人格的关键方面在某种程度上与主要发展线分离了，并且呈现出不受现实调节和影响的状态。有些理论认为，适应或不适应都是我们应对自己面临的实际事件和突发事件的结果。但是，与此相反，精神分析学说通常认为变态心理是最基本的心理过程的结果，其影响更多地来自遥远的过去而不是现实中的事件或当前日常生活中的人际关系。大多数版本的精神分析思想的核心通常是一种"短路"（从某种程度上来说）的发展模式。

在经典的弗洛伊德理论中，发生固着或被压抑的是某些性方面的因素和攻击性冲动，以及与之相关的幻想。这些冲动和幻想在具有强制性的生物驱力的驱动下产生，被视为对人格具有持续的影响，并且这种影响在很大程度上未被后来的经验改变。它们处于一种持续被压抑的状态中，独立于不断发展的自我之外发挥作用。自我是人格的一部分，与个体知觉到的现实相接触，并且能够适应现实。当我们有了新的经历，更多地了解到这个世界中的机遇、挫折和危险时，我们在意识层面的想法和欲望就能够被改变，但那些被压抑的欲望被认为是无法被改变的。它们坚持着原始的古老形式，发挥着自己的影响力。它们作为一种异常独立的变量、一种无法被现实驯服的心灵中的荒野地带而存在。

最近的精神分析思想的变体，如客体关系理论和自体心理学，强调关系或稳定、一致的自我意识的演变，而不是追求快乐或攻击性的生物冲动。但是，在理论的某些方面，这些学派都强调早期经历中未被修改的片段，这些片段对人格有直接的影响，而且这些影响在很大程度上与后来的经历无关（Wachtel，2008b）。在较新的理论中，无论是早期客体的声音、意象、责骂和诱惑还是自体的意象都在以"古老的"形式发挥着作用。它们是一种不稳定的组合，它们是夸张的、极度脆弱的、无价值的，或者破碎的。这些有关自我或他人的表征被视为造成我们与他人的关系扭曲、我们对世界的认知扭曲的主要原因。

循环心理动力学理论和其他心理动力学理论关注的是同一组观察结果，但它们对其的理解截然不同。心理动力学理论看到了固着和发展停滞。和其他心理动力学理论一样，循环心理动力学一般也强调冲突、防御和无意识过程的作用。然而，与心理动力学理论不同的是，循环心理动力学的观点指导治疗师把更多的注意力放在来访者目前的生活细节以及无意识的心理结构和日常生活模式之间的相互作用上。此外，它还给出了解释——它解释了这些深层结构如何影响日常互动和体验，又如何被日常互动和体验（或日常互动和体验的符号化表征）影响。此外，显而易见的是，它使治疗师更容易面对来访者的问题——"现在我明白了，那么接下来我该怎么办"，也使治疗师将对移情和反移情的探索建立在来访者日常生活的微妙细节上。

对早期的治疗师观察到的现象进行重新概念化的关键在于，在看似虚无缥缈的幻想、愿望、自我意象、他人意象与个体目前的生活现实之间建立联系。通过循环心理动力学视角，古老的过程和结构被揭示出来——它们并不像大多数精神分析学说描述的那样过时。相反，它们可以被视为生活方式的符号化象征和结果，它们也是生活方式的决定因素。

循环心理动力学方法和更传统的心理动力学观点有显著的不同之处，例如，我们如何理解温顺的、没有能力坚持自己主张的来访者。从传统心理动力学的角度来看，这是他防御原始的、未得到梳理的、潜在愤怒的结果。而循环心理动力学不将来访者的愤怒视为来自过去的古老冲动或对其的防御反应，而是阐明愤怒和防御是如何不断地制造了彼此。过于严苛地、一心一意地抵制所有可能的愤怒迹象的防御性努力的共同后果是，个人在主张自己的权利和需要方面受到阻碍。在掩盖被禁止的感觉、将攻击性从可见的心理预期中驱逐出去的过程中，个体被置于一种无助的境地，无法有效地保护甚至代表自己的利益。这种状况的结果是个体处于一种混乱的状态中——一方面个体竭尽全力地适应、帮助和体贴别人，另一方面自己的需要无法被这些人注意到，或者自己被这些人利用、忽视和排斥。

这样的经历很可能激起来访者的愤怒，就像它们几乎会激起所有人的愤怒一样。但是，他特别无法忍受愤怒，因此他加倍努力，并且通过自我克制、谦逊、过度合作、忽略错误来压抑愤怒。结果，这让他更得不到应得的对待和尊重，也让他产生了更多的愤怒，以至于他需要付出更多的努力来隐藏自己的愤怒。他用南辕北辙式的行为来压抑愤怒（这种行为反而创造了更多的愤怒），从而再一次重复了他生活中的常见模式。

因此，尽管内心的挣扎是从那时开始的，并且这种模式已经存在好多年了，但是使他现在苦苦挣扎的愤怒并不是从他幼时起就出现在他身上的"旧的"愤怒。相反，他今天努力阻止的愤怒是最近产生的。具有讽刺意味的是，这些愤怒是他在为消除愤怒而做出努力时产生的。恶性循环建立起来了。

在被诊断为自恋型人格的来访者身上，我们也可以看到类似的动力，他们在自大和感觉自己可怜兮兮、微不足道之间交替。这种模式的起源很可能涉及海因茨·科胡特（Heinz Kohut）和其他作者描述的各种经历——他们强调了早期经历在导致这些困难方面的关键作用。但是，无论在生命的最初几年里发生了什么，通常存在一种持续的动力，这种动力涉及来访者的内心状态与外部生活事件之间的转换，它对我们理解如何带来改变更有意义。例如，为了处理脆弱且波动的自尊，这些来访者觉得他们有必要比他们的真实自我表现得更好。无论是令人不快的、明显的自夸，还是更微妙的夸张和印象管理，都可能是常见的。来访者自我感觉良好，然而，这种努力的结果可能喜忧参半。一方面，至少有些人可能会对来访者呈现的自我印象深刻，并且为其夸张的自我形象提供短期支持。另一方面，正是因为他夸大其词，他并没有真正获得他人对他真实身份的欣赏或接纳，这种自我歪曲的模式很可能使他产生空虚感和欺骗感。

这两极之间平衡的不断变化可以解释治疗师在临床上观察到的自尊的变化。有时候，自大占主导地位，"行动"是有效的，并且他感觉自己无比开朗（也可能是好斗的、轻蔑的）。在其他时候，空洞感和欺骗感是最突出的。然而，无论在哪一种情况下，模式的不稳定性、不稳定感导致他更加努力地成为他拼命想成为的人。也就是说，他表现出来的不是真实的自己（事实上，这类来访者往往具有相当出色的才能和专业性）。因此，无论来访者可能拥有多少真正的优势，这些优势永远不会形成坚实、可靠且现实的自我意识，因为来访者总是卖弄自己（对他人和对自己），并且他总是试图成为和表现出不属于他的样子。[1]

恶性循环

在我们刚刚提到的两个例子中，我们应该都可以看出来访者的困难源于恶性循环。在第一种情况下，来访者越害怕愤怒，就越试图掩盖愤怒并在极端情况下采取不具有攻击性的行为。反过来，他越掩盖自己健康的攻击性和自我主张，就越有可能感到挫败，感到自己被忽视、无足轻重、相形见绌。这反过来让他生气（尽管他可能无法让自己意识到愤怒），他需要做更多的努力来掩饰和控制愤怒。一次又一次，愤怒导致了对愤怒的防御，其后果是更多的愤怒产生了。更多的愤怒需要相同的防御。如此一来，有问题的生活模式得以延续。

类似的循环在"自恋"来访者身上很明显。[2] 脆弱的自尊、空虚感和欺骗感会导致补偿性的努力——通过吹嘘、控制、夸张和咄咄逼人的自我表现来增强自尊。然而，这些努力的结果是它们增强了来访者的欺骗意识——他给百合花镀金，直到

1　丹尼尔·怀尔（Daniel Wile）（在私下交流时）指出另一种模式也隐含在本书中，与本书迄今为止所阐述的内容并列。来访者的吹嘘和傲慢的态度导致许多与他互动的人认为他单调乏味、不好相处、不值得被尊重。因此，他在与他们的交往中被剥夺了他极度渴望的东西——他人的兴趣、钦佩和参与性。在这一点上，作为对这次失败的补偿，更多类似的愤怒可能出现。

2　我给"自恋"这个词加上了引号，因为尽管这个术语已经成为一种常见的用法，它也是描述我提到的那种来访者的最清晰的方式，但它也有不恰当的贬义，这恰恰就是这本书想要反驳的。此外，这个术语起源于力比多理论。为了适应新的理论，它的意义已经被延伸了，以至于它在实践中不堪重负。如果我们能用一个新的专业术语来指代这些来访者，这对他们和我们来说是一件好事。

百合花在重压之下枯萎。他试图达到一种人类无法达到的标准。他在抵御现在正在进一步加剧的欺骗感和匮乏感时，再次重复了这种模式，并且为这一循环的再次出现创造了条件。

不管这种模式是如何开始的，只要来访者继续这样生活，这种模式就会永远存在下去，他会一直这样生活（之后我们将详细地说明），因为他不敢不这样做。即使这种模式对他不再有意义，他也不能放弃它，因为高强度的焦虑足以压倒他可能暂时获得的任何理解。只有焦虑本身得到解决，只有我们优先把帮助来访者变得不那么害怕作为目标（这比帮助他了解这种模式是如何开始的更重要），他才有可能采取必要的行动，使问题成为过去。请期待下一章针对焦虑的更全面的讨论。

这两个例子呈现了对人们陷入困境的循环心理动力学描述的特点，即它并没有直接将来访者的心理状态描述为儿童时期的心理状态或过程，而是将来访者的心理状态作为恶性循环中的一个元素。在恶性循环中，防御和被防御、无意识的心理力量和与之相关的生活方式决定了人们处在一个确认和再确认的循环中。从循环心理动力学角度来看，恶性循环是基本的心理单位和动态连续性的基本来源（Wachtel，1977a，1994）。相关的因果过程不是源于遥远的过去，而是源于现在的互动。

当然，这种模式的起源可以被追溯到更早的事件。但从循环心理动力学的角度来看，那些事件不再是维持这个模式的因素。人们即使知道这种模式是如何开始的，也不能改变目前的问题，这就和人们即使知道多年吸烟会导致肺癌，或者常年吃高脂肪食物会导致心血管问题，也不能改变目前的状况一样。知道本身不能消除这种损害。人们现在必须改变自己的习惯，而且很可能需要接受一些额外的治疗，这些治疗与吸烟或饮食本身几乎没有直接的关系，而与它们累积的后果有关。心理领域的情况也大致是这样。

无意识过程和反语的核心

我们应该清楚的是，这里描述的循环模式的所有方面并非都处于意识之中。来自各种学派的临床治疗师已经认识到，人们心理困难中的关键因素可能无法在他们意识清醒的时候表现出来。不同学派的学者也已经认识到，人们心理困难中的关键因素可能不表现在意识层面。而社会心理学、认知心理学和认知神经科学的最新研究表明，一系列非常广泛的心理过程，包括对行为和体验有强大影响力的过程，在个体没有意识的情况下会继续发挥影响，个体即使付出努力也往往难以让其进入意识（Wilson，2002；Hassin，Uleman，& Bargh，2005；Bargh，2006；Petty，Fazio，& Brinol，2009；Banaji，Lemm，& Carpenter，2001）。无意识的影响在循环心理动力学理论中也是至关重要的，但循环心理动力学理论和其他版本的心理动力学思想在解释无意识过程（即它如何得以维持并影响我们心理生活的其他方面）的方式上存在显著差异。

循环心理动力学理论描述的循环模式的一个主要特征是使用反语——令人惊讶的是，来访者最终所处的情况恰恰是他试图避免的。在许多情况下，他将面临的后果并不是他的目标。尽管如此，他还是创造了这些后果，因为他竭力阻止它们。循环心理动力学指出了我们如何积极地影响了我们带到治疗中的、需要被改变的模式，以及我们怎样重复着这个模式，这与"强迫性重复"的概念对此的分析有很大的不同（Freud，1920，1959）。后者指出，无论是出于生物驱力[1]方面的原因，还是出于心理学方面的原因，为了通过积极地重复来掌控创伤，我们在有意识地（或者无意识地）使创伤一再重演。循环心理动力学也解释了我们如何重复有问题的模式，但它通常并不假定我们有意地重现了令人不快的情况。相反，来访者的目的是防止重复。具有讽刺意味的是，接下来来访者实施的防止重复的行为却促成了他试图避免的结果。[2]

有关重复的不同的动力概念是本书后面的几章介绍的一些方法的基础。让来访者认识到他在困境中扮演的积极角色往往会阻碍改变的出现，因为这种认知会引发内疚和自责。如果治疗师能帮助来访者认识到他在反复出现的困难中呈现出的反语元素，那么他接受生活责任的障碍就会减少。通过了解他如何始终如一地带来某些他不想要的结果，他可以被赋予权利，同时在不被内疚和自我指责束缚的情况下发起改变。

1　在"超越快乐原则"中，弗洛伊德让命令式声音几乎变为超自然的。

2　在将循环心理动力学概念与投射性认同的概念进行比较时，我们可以看出反语性后果与预期后果之间存在类似的对比（Wachtel，2008b）。

当然，人们带来的许多后果都是出于人们的某种意图（无论是有意识的意图还是无意识的意图）。循环心理动力学分析绝不排除结果与意图之间的这种联系。然而，关于重复出现的适应不良模式，循环心理动力学的观点使我们注意到，具有讽刺意味的、令人意想不到的后果的普遍影响是惊人的。尽管对冲突和矛盾心理的影响的关注清楚地表明许多结果必须被理解为"既是来访者想要的又是来访者不想要的"，但是我相信本书中呈现的案例将使读者理解为什么我比其他心理动力学家更强调反语。

同谋的概念

到目前为止，其他人的角色在维持来访者的有问题模式方面所起的作用是显而易见的。然而，我现在希望进一步强调这一作用，因为这对了解来访者的困难以及理解什么有助于他们改变是至关重要的。人们生活在环境中，我们的适应性行为和适应不良的行为总是与某个人或某件事有关。

可以肯定的是，我们对其他人行为的知觉、对他们的想法或要求的知觉，以及对可能后果的知觉都以这样或那样的方式与他人相关联；我们的知觉可能与事实相去甚远。然而，人们更倾向于将心理过程概念化，这使我们的行为和经验远远少于现实生活中的实际事件和人物。无论这些过程被视为幻想、图式、表征、人格化象征、内部客体，还是内部工作模型，它们都是心理动力的重要组成部分，这些心理动力使人们遭遇困难。但是，同样重要的是，治疗师在概念化问题时不应退回到密封的"内心世界"。要了解人们如何改变，治疗师就需要明白，神经症是一种奇怪的联合活动，是一种最特殊的合作行为。

治疗师如果仔细地观察来访者陷入的神经质模式，就会发现，这些模式的维持需要其他人的帮助。

> 神经质模式的持久力简直就是奇迹，但我们倾向于把这种惊人的坚韧归功于神经症和神经质的人。维持神经症是一种艰难的、令人反感的工作，人们无法只靠自己完成。要让神经症运作下去，人们需要帮助。每一种神经症都需要同谋（Wachtel，1991a）。

事实上，只有人们理解了其他人是如何被吸引到模式中变成同谋者的，以及其他人是如何被诱导以符合神经质的人的期望和感知的方式进行互动的，人们才能完全理解来访者困难的难度和什么才能带来改变。

在生活中扮演同谋者的人不一定是充满恶意的。大多数情况下，他们甚至不知道自己在扮演这样的角色。但是，他们的参与是至关重要的，治疗师对这一点的理解可以决定治疗工作的成败。治疗工作的关键是关注来访者如何诱导他人在神经症中起辅助作用，从而理解来访者的困难是如何持续存在的。事实上，我曾认为别人不断地被吸引到一个持续存在的适应不良的模式中的过程就是神经症。这样的说法是对的。

让我们通过举例来回到前文中引用的两个原型。在第一个例子中（来访者对表达愤怒感到矛盾），来访者的行为很可能以数十种方式诱导他人做出不符合来访者需要的行为（或者使人心烦意乱的、令人沮丧的行为）。在这样的情况下，参与神经质模式的"同谋者"可能不仅不是自愿的，而且是不知情的。例如，当朋友问来访者是否想看一部来访者乐意看的恐怖电影时，来访者可能会向他暗示这类电影最终会让他做噩梦。毕竟，来访者并不想冒犯或阻碍别人的热情。因此，这位朋友可能完全没有意识到他已经引起了来访者的不适，并且可能会对可能出现的后果感到非常困惑。或者，来访者可能会在重要考试的前一天去给别人帮忙，让自己没有多少时间学习。别人可能对他愿意以这种方式提供帮助心存感激，并且因此对他印象深刻，但他们很少意识到自己是这场"戏剧"的参与者。对来访者来说，这种"戏剧"很少有幸福的结局。

如果潜在的同谋者特别体贴或敏感，他可能会问"你确定你今晚有时间帮我吗""你确定我可以和珍妮弗一起出去吗？在我的印象中，你对她感兴趣"，或者"我很感谢你愿意去机场接我，但你不是有紧急的工作要做吗"。在这些情况下，来访者可能会积极地把自己放在第二位。这不仅需要潜在的同谋者有不寻常的敏感性，也需要他们有不寻常的毅力抵制来访者的慷慨和大度。似乎所有被挡住的攻击都是来访者以顺从和自我克制为目的组织起来的。他们被吸引到了这种模式中，为了避免成为压迫者，他们需要无视来访者的免责声明（"不，不，我很乐意这样做。我完全没问题"）。一段时间之后，如果他们反复追问来访者是否确实有提供帮助的愿望，他们可能会看起来忘恩负义或好争辩。因此，在大多数情况下，他们会产生一种不适感或自己"黏"在别人身上的感觉，或者感觉每一天身体里都有一部分"同谋常备军"在随时待命。[1]

当我们审视同谋者参与与所谓的自恋者有关事情时，情况会有所不同，但同样有趣。与我刚才描述的不自信型的来访者相比，这类来访者倾向于吸引特定人格类型的人做同谋者，不自信型的来访者对攻击性敏感，他们更可能遇到各种各样的人。我们中的任何一个人都可能被他吸引，成为同谋者。这是因为来访者和同谋者之间的模式比较简单，并且很少有人觉得有必要不惜一切代价避免这样的人。但是，对于自恋者而言，情况明显不同——许多人会竭尽全力避免与这样的人发生联系。

通常说来，主要有两种类型的个体倾向于被自恋者吸引成为同谋者。

有些人的自尊在很大程度上取决于自己与一个自己尊重的人的联系。无论是为了获得被保护感或安全感，还是为了获得自我认同带来的自我价值感的增强，这些个体渴望与一个比生命更重要的人联系在一起（尽管这种渴望是矛盾的）。当自恋者昂首阔步、充满自信地出现时，这些人就会被他们吸引过去。

起初，自恋者会觉得这非常令人满意。人们的仰慕正是他所追求的，仰慕者利用他来增强他们的自尊，最终自恋者也利用仰慕者来增强自己的自尊。但对方的关注带来的往往不全是好事。

尽管仰慕者在关系中的显性角色是弱者，但是有一种方式能使他们成为严厉的监工。当他们悄悄地进入自恋者的生活时，对于自恋者来说，他们对于调节自恋者的自我满足感和价值感变得越来越重要。自恋者似乎对他们的仰慕已经上瘾了，而且暗中依赖他们，就像他们外显地依赖他一样。但是，这些同谋者的需要是这样——他们仰慕的人必须很特别，这对他们的自尊很重要。作为来访者对更高水平心理健康的探索的一部分，自恋者会试图更加真实地表现自己，更加多维度地展现自己。而这会让同谋者退缩。让自恋气球中的一些热空气释放出来一些，对自恋者来说可能更好。自恋者正在

---

1 读者可能会发现刚才描述的模式与卡伦·霍妮（Karen Horney）说的"走向"神经质倾向或"谦逊的解决方案"（Horney，1945，1950）之间存在有趣的相似之处。

努力地回归现实。但是，对这些同谋者来说，这并不是他们需要的。因此，无论仰慕者对自恋者的崇拜多么狂热，这种崇拜也可能是易变的。他们潜在不满的核心是，自恋者最终被证明是相当普通的。而这个判断也是我们的来访者毕生都在避免的，它给他带来了痛苦。

第二种经常在自恋模式中作为同谋者出现的人是其他的自恋者。他们自己的需要驱使他们努力成为行动的中心，他们被像自己一样的人吸引，这些人被视为有影响力的人。然而，这种吸引力是非常矛盾的，并且对双方来说可能都是令人痛苦的。随之而来的往往是一种欺诈行为的升级。为了打败对方，甚至只是为了与对方平起平坐，双方都会稍微夸张一点。因为两个人的内心深处都觉得自己像个骗子，必须掩盖自己的不足之处，所以每个人都觉得，为了使自己的才能、特质或成绩与对方相匹配，自己必须加以修饰。但是，每个人提供的修饰都被另一个人视为"我真的不够好"的证明，因此两个人都认为自己必须以更大的繁荣和修饰来回应。结果是双方都加大了赌注，设定了一个更离谱的标准。他们共同把纸牌屋建成了一个越来越不稳定的结构，他们的治疗师比他们彼此更了解其周期性的崩溃。

通过认识到同谋者在来访者困难中的作用，治疗师能够对神经症带来痛苦的现实维度保持敏感。我们习惯于认为神经症会带来不必要、不切实际的痛苦。我们认为这种痛苦是基于扭曲的认知，基于个体对现实的误解。当然，这大致是正确的。但是，如果一个人没有认识到，是"神经质"的生活方式创造了所谓的"神经质现实"，那么他就没有充分地认识到心理治疗师面临的挑战。也就是说，与人们可能描述的［向海因茨·哈特曼（Heinz Hartmann）道歉］一般可预测的环境相比，一个人在他人那里遇到的某些期待和反应，至少在某些方面，更符合神经症的构成假设。

换句话说，来访者的困难开始有了自己的生命。考虑到来访者的困难、他生活中人物的特殊性，以及他与他们之间建立的特定关系和期望，放弃这种神经质模式很可能导致他担心的一些后果。除非治疗师以某种方式帮助和指导他，否则放弃的过程既可能是解脱的来源，也可能是痛苦的来源。虽然痛苦可能是暂时的，解脱更长久，但痛苦的声音往往更大。除非这一点得到治疗师的认可，否则治疗师取得的成果很可能是短暂的，或者争取改变的斗争可能更艰苦、需要更长的时间。

例如，当自恋者开始面对并接受他自己的局限性时（当然，这为他第一次认识到他真正的优势奠定了基础），他却面临着被某些人贬低的可能性，而这些人已经成了他自尊的重要支柱。自恋者在其他人身上树立的别人对他的期待，从某种意义上来说，他仅仅靠"普通"的胜任表现无法满足。如果他过去在工作中曾把自己标榜为超人，那么他现在必须捍卫一个更合理的标准，而这事实上可能会威胁到他。因为他不仅必须在那些对他有些崇拜的人面前做出改变，而且要在那些曾被他伤害的人面前做出改变。那些人曾经因他看起来有非凡的才能而容忍他，但他对别人没有爱心，他一刻不停地自我吹嘘，他对别人的需求漠不关心。如果自恋者与其他人表现得一样，他们很乐意接受别人，但是很难接受他——一般的表现似乎不足以弥补他造成的伤害。

对于温顺且过于殷勤的个体来说，改变的障碍可能是不同的期待。他很可能是一个令人满意的人，因为他不会带来很多麻烦。他可能不是很有趣或没那么能干，但他可以让别人的生活变得轻松，他不会惹是生非。这是他在各种关系和组织中的角色，这是未被陈述的社会契约，也是他令人满意的基础。当他开始坚持自己的主张时，其他人不明确的反应实际上可能是"我们可以接受其他人这样做，但是我们没有想到你会这样"。

换句话说，生活是不公平的。自恋者最可能在开始变得更真诚的时候遭遇拒绝。在与他人交往时，他表现得冷漠、夸夸其谈，这并不是他的本质，但留下的后遗症妨碍了他舍弃这些东西——别人认为这些是他的决定性品质，这会把他困在这里。

同样，无能、缺乏想象力或主动性并不是一个人的决定性品质，因为这个人在无情地压制愤怒和攻击的过程中压制了自己的活力。但在这个时候他在试图挣脱他生活中的种种束缚时也遭遇了之前行为的荼毒。他只能通过更加自信，至少在某种程度上不那么容易相处，来变得更加生动、有趣和富有创造力。但是当"容易相处"被其他人视为他的主要优点时，他可能会发现自己遭遇了微妙的制裁，这迫使他重新回到他之前的模式中。在这个过程中，那些为他之前的生存方式奠定基础的假设（包括他自己的假设和别人的假设），尤其是他不够强大或者没有足够的才能来证明自己"不易相处"的假设似乎得到了证实。

了解来访者焦虑的现实基础，即来访者神经质的生活方式如何自我延续，以及来访者如何从他人身上汲取能使神经质的构成假设保持完整的态度和反应，可以帮助治疗师应对来访者的恐惧，而免于成为来访者的奇怪"画廊"里的另一个同谋者。本书中描述的措辞策略和细微差别建立在这个基础之上，并将其扩展到了临床实践的具体细节中。人们如果认识到恶性循环、反语和同谋在维持来访者困难方面的核心地位，就有可能更有效地帮助来访者从痛苦或限制他的情感自由的影响网络中解脱出来。此外，正如本书中的临床实例所示，我们有可能在不引起内疚和羞愧（它们在常规临床干预中频繁出现）的情况下解决来访者"更深层次"的问题。

恶性循环和良性循环

到目前为止，我一直在讨论人们生活特征的循环模式，我讨论的主要是"恶性"循环，即人们以重复和自我实现的方式维持并不断地创造他们的问题。当然，这些是将人们带入心理治疗的模式，也是治疗师努力的核心。很明显，我认为治疗过程的一个关键因素是，如果治疗师不能在人们身上看到新的行为和体验方式的潜力，那么要使人们改变他们有问题的模式是很困难的。在某些情况下，这些存在于世界上的其他方式可能很难被识别出来。在过去的混乱和绝望中找到新事物的内核有时是一个巨大的挑战。事实上，恶性循环模式可能掩盖了其他替代性生活方式和感受的可能性，而这可能是个好消息。

然而，来访者呈现的无懈可击的证据背后是他无力改变。能够看穿这一点是好的临床医生重要的能力之一。相反，许多临床培训的局限之一就是强调精神病理学。它教育初出茅庐的治疗师，让他们看到什么是错的，做出一个"诊断"。更有问题的是，当诊断更严重时，他们会感觉自己更老练、更敏锐。例如，他们发现了其他人可能忽略的边缘性疾病的迹象。为了克服大多数治疗师培训中的这种以病理为中心的倾向，治疗师必须有意识地、明确地寻找来访者身上的力量元素，以及以不同方式生活的潜力（在许多方面，只有在觉察到来访者的个性和生活方式的细微差别和"隐藏"特征之后，真正有效和有洞察力的治疗师才开始自己的治疗）。

人们生活中的循环模式不仅仅有消极的循环。人的思想和行为导致了有问题的、令人痛苦的经历的持续存在，这些经历产生了更多消极的想法和行动。除了恶性循环之外，还有良性循环。在良性循环中，积极的模式和经历一次又一次地产生，而这些积极模式和经历正是体验世界的方式带来的结果。事实上，我们可以说心理治疗过程的本质是形成这种良性循环。也就是说，治疗的目的不仅仅有帮助来访者消除某些东西（如果这是唯一的焦点，治疗师可能会失败），还有帮助来访者掌握另一种模式。

在接下来的几章中，我们将清楚地看到，本书中描述的治疗方法的核心是留意并借助来访者的优势，以及留意来访者在日常生活中与他人互动的方式，这些互动会产生反馈循环。这些反馈循环不但有可能使其生命中最令人痛苦的元素持续存在，还有可能使其生命中最令人满意或最令人舒服的元素持续存在。同样重要的是关注来访者行为和体验的变化。即使是在看似根深蒂固的模式中也会有例外，治疗师工作的一个重要部分就是注意到这些例外，并帮助来访者借助它们重建自己、创建一组不同的反馈循环，以使来访者从焦虑或绝望的源头中解放出来，并过上更充实、更丰富的生活。

第5章

循环心理动力学之二

焦虑、暴露和解释

大多数心理治疗师已经清楚来访者困难的核心是焦虑和相关的痛苦。在很大程度上，人们寻求心理治疗是因为他们害怕世界或他们自身体验的某些方面，而这些方面似乎对大多数人都不会造成伤害。在很大程度上，治疗师的目标是帮助他们克服这些恐惧并更过上更充实、自在、快乐的生活。

这并不是说外显的焦虑总是存在，或者来访者必然会通过这些术语理解他的困难。虽然防御的概念通常被认为是心理动力学的一个观点，但是事实上防御的运作是一种非常普遍的行为倾向，是个体为了回避引发焦虑的东西而采取的措施。几乎所有的理论都承认，由于人们倾向于回避引起焦虑的事情，焦虑往往会无声无息地产生影响。如果一个人能控制自己，他就不会整天焦虑地走来走去。相反，他的生活被无形的标记束缚，他对这些标记极其敏感，但他几乎没有意识到焦虑，甚至没有意识到自己在回避焦虑。

在传统的弗洛伊德理论中，这种倾向被概念化为"信号焦虑（signal anxiety）"：一旦被禁止的欲望有被激起的迹象，自我就会发出一种令人难以察觉的焦虑信号，这足以让防御发挥作用；只有当防御不能阻止被感知到的危险时，被意识到的焦虑体验才会发生。在其他传统中［从沙利文主义者（Sullivanian）到行为主义者］，人们都通过焦虑等级的概念表达了类似的观点。仅仅是轻微不适感的增加就足以产生微妙的回避，所以在大多数情况下，原本会随之而来的所有的焦虑体验都被回避了（当然，回避本身可能会引发进一步的焦虑；我在下文中将详细说明，这种舒适通常是有成本的）。

因此，焦虑的影响不仅在于它造成了一种痛苦的状态，而且在于人们为避免焦虑所付出的努力导致了对成长和当前功能的扭曲。尽管在恐惧症或惊恐障碍中，来访者的主要问题是焦虑本身，但是通常来说，情况会更复杂。避免焦虑的努力开始产生它们自己的后果：在正常的发展过程中，我们需要无数的实践经历和塑造经历；如果人们因为焦虑而回避相关经历，生活中的关键技能将受到损害。人们为了回避焦虑引发的想法，清晰的思维被打乱了，就像外显行为被打乱了一样。因此，来访者的困境因他们无法彻底地思考这些问题或被迫得出错误的结论而变得更加复杂。这些错误的结论暂时帮助来访者减轻或避免了焦虑，但从长远来看，它们会引发后续问题。最后，一个人对自己的欲望、愿望、担忧和主观体验的清晰理解被打乱后，他会失去方向感，在参与活动时会变得脆弱，甚至会以与他最深层的本性对立的方式来定义他的价值观和抱负。

有趣的是，我刚才描述的包含相互作用的因果集合结构可以再次被理解为一种恶性循环。为避免焦虑所做的努力产生了我刚才提到的所有影响，它带来的脆弱和扭曲往往会进一步引发焦虑；而回避这些次级的焦虑反过来又会产生更多的困难和限制，进一步加剧个人的脆弱性。大多数有经验的治疗师，无论其理论取向是什么，都熟悉这一相互交织的影响以及焦虑在其中扮演的核心角色，即使他们不一定关注恶性循环结构的整体模式。

在针对治疗性改变的循环心理动力学方法中，对焦虑的这种理解尤其重要。该方法认为来访者的问题基本源于他早年习得的对自身的感受、想法和行为倾向的恐惧（McCullough et al.，2003），帮助他克服困难的努力主要集中在帮助他重新调适这些感受，并将它们融入更充实、更丰富的自我意识和生活的可能性中。

早期焦虑会成为后期的神经症结构的基础，当然，并非所有的早期焦虑都是完全不现实的。父母往往不能容忍孩子的一些发展和倾向，而这些发展和倾向是有关孩子活力的、健康的、全面的表达的一部分。这种不宽容可能源于一系列的原因——从父母有严重的精神问题、父母自己的童年经历导致特定的弱点或冲突，到养育孩子是一种要求高、压力大的经历这一简单事实。儿童的需求是强烈且持久的，他们身上没有自我调节这个优点；任何对自己诚实的父母都能体会到育儿手册中没有提到的情感。孩子依赖父母——首先他们在生存上依赖父母，其次他们依赖一种联结感和幸福感，最后他们依赖其进一步成长和发展所需的结构和支持。鉴于孩子对父母的依赖，每个孩子在某种程度上都将调整他的"帆"以适应"风"，这并不难理解。

然而，与最佳的调整程度相比，通常孩子的调整幅度更大，而且孩子缺乏鉴别能力。由于根植于人类童年的存在现实的几个因素，我们在成长过程中可能会给自己设立某些障碍和限制。与其说这些障碍和限制来自世界对我们的要求，不如说它们来自我们习得的、看待这个世界的、有偏差的视角。我们学会了通过它来观察这个世界。这就是为什么治疗师倾向于拒绝简单的二分法（正常状态和心理障碍），而假设神经症是一个程度问题。

除此之外，这个年幼的孩子不仅非常依赖周围的巨人，而且只能模糊地理解他们的情绪、动机和引导性的认知框架。孩子理解成年人行为原因的能力是有限的，因此他们认为成年人更反复无常、更危险。这也使他们难以区分自己在什么时候表达冲动或感觉是安全的、适当的，以及在什么时候最好保密。更复杂的是，与成年人相比，孩子难以控制自己的行为。在童年时期，想做什么的冲动和行动之间、感受到某种情绪和大声地表达出来之间的界限都很模糊。因此，与成年人的冲动相比，孩子的冲动代表更大的威胁。由于所有这些因素，在童年时期（以及成年期），由焦虑驱动的自我保护行为通常不是有意识的，个体也不能通过做出特定选择来抑制特定行为或回避特定情况，只能全盘地逃离所有与被防御的感受和体验有关的东西。当然，人们成年后也是如此。

父母给孩子提供支持，父母让孩子觉得可靠，父母鼓励孩子逐渐长大，父母鼓励孩子远离父母、独立自主，这些都有助于抵消童年期的那些令人遗憾的规律，使安全感、发展和表达自我的能力处于一个合理的、令人满意的平衡中，进而实现可行的妥协。如果个体与同伴有令人满意的、符合其年龄特点的互动交流，这些缓和因素可以促使其成熟，并且为个体以后生活中的自我调整提供基础。但是，我们对现实的适应和协调总是片面的、相对的。对于我们所有人来说，我们仍然有明显的冲突，我们仍然保留着使经验被限制和扭曲的方式（实际上，限制和扭曲使我们甚至注意不到这种情况正在发生）。

因此，心理治疗师的主要目标之一是帮助来访者克服恐惧和抑制，这些恐惧和抑制使来访者将正常和健康的感觉视为一种威胁，进而做出（不恰当的）反应。另外，治疗师也帮助来访者重新整合已与自己的意识完全分离的部分，因为这些部分激发了逃避，很可能带来更多的脆弱区域、生活中关键技能的缺失，以及人际关系上的障碍（这些关系在原则上可以矫正使人衰弱的焦虑）。正如读者在本书中看到的那样，本书中的许多描述显然都以完成这项任务为目标，以帮助来访者在面对自己的想法和感受时变得更加自在，并且让他知道自己不必害怕或厌恶这些想法和感受，从而创造一种使整合成为可能的氛围。

治疗性改变中的放弃视角

到目前为止，大多数治疗师都以刚才我描述的方式理解焦虑的影响，并且以一致的方式理解他们自己的作用。然而，在普遍存在于心理治疗实践中的立场和风格中，我们有可能看到与刚才的描述截然不同的观点的影响。正如怀尔（Wile，1985）所说，心理治疗实践的许多特征都基于一种观点——治疗师的主要任务是将来访者一直隐藏的冲动和幻想带到意识中，方法就是将欲望增强到能够进入来访者意识的程度。有时治疗师有意识地、明确地秉持这一观点，有时治疗师无声地（基于这一观点）操作而没有充分地意识到它的所有后果。这需要治疗师"不去满足来访者的欲望，使来访者保持一定的焦虑水平"，因为"满足欲望与分析欲望是互不相容的"。

类似地，阿伦（Aron，1991）描绘了一种"放弃和哀悼的气氛"，它在以精神分析为基础的治疗中常常很明显。另外，阿伦还提到：

> "节制原则加剧了这种气氛。来访者必须放弃婴儿时期的愿望，放弃无意识的渴望，放弃对童年性客体的渴求，所有这一切都必须在剥夺的气氛中完成。治疗师必须始终小心，不要满足其移情欲望，因为这些欲望如果得到满足，将不再推动个体寻求满足（释放），来访者也将因此失去揭露被压抑的回忆的动力（能量）。"

在谈到精神分析实践的一个相关方面时，里奥·斯通（Leo Stone），一位备受尊敬的弗洛伊德分析学家，在修改经典的分析方法方面做出了重大贡献。他指出：

> "在许多精神分析实践中，对来访者"强硬"被认为是好的；对来访者温柔一点儿是令人怀疑的；提高收费是一种自然的、良好的分析性工作；降低收费是一种先验的、可疑的放纵；隐瞒信息是一种先验的、良好的做法；提供一点儿信息——即使你判断这在当时是可取的——也是先验的、不好的做法。"（Langs & Stone，1980）

在总结了这样一些主题后，怀尔指出：

> "治疗师经常克制回答来访者的问题、给出建议等行为，因为他们担心这些行为有违节制原则，会干扰移情的发展，是能够促进来访者的移情行动化的一部分，并且担心自己会纵容来访者沉溺在婴儿期的幻想中，过分满足或伤害来访者。"

人们很快就发现这些观点和态度实际上并不局限于明确地认为自己属于精神分析取向的治疗师。它们以不同的形式渗透到治疗实践中，其渗透程度远远超过人们的想象，并且以未被注意到的、未经检验的方式对心理治疗师的实践产生了广泛影响。

作为对这些观点的批评，怀尔提倡一种方法。他沿用了奥托·费尼切尔（Otto Fenichel，1941）和伯纳德·阿普菲尔鲍姆（Bernard Apfelbaum，1966）的术语，将该方法命名为自我分析（ego analysis）。自我分析（正如怀尔和阿普菲尔鲍姆指出的那样，它与自我心理学有所不同，甚至在某些方面与自我心理学大相径庭）对上述这些问题的解释与循环心理动力学观点具有重要的相似性。怀尔说：

> "自我分析师将来访者对进入意识状态的冲动的防御归因于这些冲动带来的痛苦，也就是说，他们对自己有这样的冲动表示担忧。因此，治疗师把冲动或感受带到意识层面的目的不是让它受挫，而是减少来访者对它的警觉，使来访者原本认为具有威胁性的内容现在看起来不那么具有威胁性。正如约瑟夫·韦斯（Joseph Weiss）所说（Weiss，1971），让被压抑的内容浮现出来

的先决条件是安全感而不是挫败感。"（Wile，1985）

治疗师的上述观点与那些强调谨慎地"满足"来访者婴儿期欲望的方法形成鲜明对比，后者担心来访者通过回避自己在治疗中面临的困难任务来破坏治疗。上述观点与另外一些观点也形成了鲜明对比，这些观点认为与来访者保持一定距离的做法是一种必要的谨慎，因为治疗师认为来访者是"善于摆布他人的"，或者来访者试图"控制"整个过程。上述观点挑战了将沉默、匿名、不轻易提问或回答问题视为治疗师的标准和恰当立场的倾向。

也许最重要的是，循环心理动力学中有关焦虑的观点与怀尔、阿普菲尔鲍姆、吉尔和其他人的有关自我分析的观点一样，挑战了在精神分析中仍然普遍存在的循环观念［最近人们更常引用梅兰妮·克莱茵（Melanie Klein）的观点而不是弗洛伊德的观点］，后者认为来访者的基本冲动基本上是反社会的、倒退的，治疗性改变意味着他们需要放弃这些冲动。阿伦特别强调了后者，这种观点在几十年来的各种精神分析著作中都有重要地位（Aron，1991）。他说：

> "弗洛伊德经常写到，一旦冲动和防御之间的无意识冲突变得意识化，那么根据次级过程理论，来访者将不得不放弃或谴责婴儿期的欲望。罗伯特·韦尔德（Robert Waelder）写到，一旦来访者承认驱力是自己的一部分，驱力就会受到谴责，来访者'在意识层面拒绝满足它'，一段时间后它就会被逐渐'放弃'（Waelder，1960）。这与弗洛伊德在他著作中的描述——精神分析师必须'说服'来访者'放弃'特定的婴儿期渴求，诱导来访者'接受我们的信念'，即人无法按照快乐原则生活——一致。"

阿伦补充说，在经典的精神分析观点中存在一个未被承认的悖论。他认为：

> "自我必须获得力量来容忍越来越清晰的驱力衍生物，只有这样它才能有意识地、随意地谴责并放弃它们。分析性气氛必须足够安全，以使来访者相信他们不必担心冲动进入意识；必须有这样一个时刻：来访者现在对这些婴儿期的欲望（婴儿化的欲望）有了清晰的认识，他谴责并放弃了这些欲望，开始寻求更适合成年人生活的目标。"

这种观点在很大程度上源于第 4 章中的理论倾向（我们在第 4 章中对其进行了批判性的审视），这种理论倾向认为来访者的冲突涉及的感受和冲动并非真的源自当下，它们是早期心理生活的"婴儿期"残留。它们无法进入成熟的过程，这使我们不能成为理智的成年人。鉴于这种观点，我们可以推测，人们会产生这样的假设——这些欲望和感受一旦得到识别和认可，就必须被放弃。如果它们像这个观点暗示的那样原始且不合时宜，那么它们在健康的成年生活中当然没有地位。因此，本书中的循环心理动力学理论提供了另外一种替代性理解，这种理解的好处是它体现了对来访者感受和欲望更接纳的立场。

修订后的焦虑理论的影响

正如怀尔、阿伦、斯通、吉尔、阿普菲尔鲍姆和其他人以这样或那样的方式指出的，这些节制原则和放弃的概念会带来一种更具有对抗性甚至更具有指责性的氛围，而治疗师可能常常没有意识到这一点。有这样一种风险——来访者会更多地感受到"被抓到"而不是被理解。事实上，正如阿普菲尔鲍姆（Apfelbaum，1991）在引用理查德·斯特巴（Richard Sterba）的话时指出的那样，治疗师的角色甚至被描述为一种"力比多侦探"，并且这被视为一种积极的描述［治疗师在面对来访者对自己经验的描述时持有"怀疑"态度，很多精神分析学家对此持正面评价（Schafer，1997；Wolff，2001；Messer，2000）］！

许多持续存在的问题源于治疗技术未能充分利用理论的进步，这些进步有助于我们对导致并维持来访者困难的过程提出更好的解释。新的解释可能带来更重视接纳的、更人性化的治疗方法，只不过这种治疗方法还没有完全实现罢了。这些新认识中最重要的一点是，弗洛伊德在其职业生涯晚期才认识到，他误解了焦虑的作用。尽管弗洛伊德从一开始就认识到他的来访者的防御动机源于某种强烈的不适感，但是他没有清楚地看到经常出现在来访者抱怨中的明显的不适感和焦虑是一回事。弗洛伊德理论有时被称为水力学模型理论，它描绘了物体在压力下受到阻碍并努力释放自己的画面。基于这个理论，他长期将焦虑视为释放现象：当被压抑的力比多承受的压力过大时，一些力比多的力量就会以焦虑的形式释放出来。

在对其理论进行了大量改动之后，弗洛伊德才清楚地意识到，焦虑不是压抑下的偶然现象，而是引发压抑的基本原因（Freud，1926，1959）。为了避免焦虑带来的可怕痛苦，人们对经验的某些方面进行防御。当焦虑与压抑一起出现时，那并不是因为压抑已经如此严重，以至于个体除了将力比多变成焦虑之外，没有别的释放压力的办法。相反，明显的焦虑是压抑失败的标志。当被禁止的冲动没有得到足够抑制时，当它代表的危险让人感到非常不舒服时，焦虑就会发生。

这种新的阐述意义重大。弗洛伊德曾多次说到，压抑是精神分析的"基石"（Freud，1914，1959）。现在，弗洛伊德将焦虑视为压抑的动机，他实际上已经改变了"基石"。隐藏在压力之下并造成压抑的焦虑理应成为核心根基的新候选人。

循环心理动力学中关于焦虑在心理障碍和痛苦中发挥作用的观点认为，来访者的困难在很大程度上源自他已经学会了害怕他的一些最基本的、最强大的倾向。这一观点源自我们对焦虑新的核心作用的理解。本书中提到的不那么具有对抗性的治疗方法也是如此。根据这些新的理解，治疗任务与其说是揭示来访者想隐藏的内容，不如说是帮助来访者克服必须被隐藏起来的焦虑。

旧模式的坚持

可以肯定的是，无论是在精神分析取向的治疗师中还是在非精神分析取向的治疗师中，有许多人都不赞同前文中关于节制、挫败、沉默、放弃冲动等的观点。当我继续探索时，我发现这些想法会以微妙的（有时是间接的）方式显著地影响治疗技术。尽管如此，即使在明确认同精神分析观点的治疗师中，我刚才讨论的立场也有了相当大的演变。多年来，精神分析运动中的一些重要人物（Stone，1961；Winnicott，1965，1971；Schafer，1983；Weiss & Sampson，1986）一直在努力引入更灵活、更人性化的精神分析治疗，最近的转向关系取向的精神分析治疗进一步促进了精神分析治疗模型的"柔软化"和"温暖化"。此外，弗洛伊德本人可能不会承认人们以他的名义提出的一些限制。当然，他自己的技术比多年来已成为"标准"或"经典"的技术包含了更多的灵活性和真实的人际互动（Lohser & Newton，1996）。

尽管如此，旧模型和意象仍以重要的方式影响着治疗实践。即使在那些认为自己不再坚持自己流派的人身上，甚至在那些完全不认为自己是精神分析治疗师的人身上，这种影响仍然存在。其原因在于，日常临床实践的许多方面与其说是明确的理论思考的产物，不如说是治疗师或督导师的态度和实践的结合。

治疗互动中的很多特征，尤其是关系结构和情感特点方面的特征，在很大程度上都是由一代一代心理治疗师传承下来的，而且常常是以缺乏反思性审视的模式被传承的。治疗师处理来访者问题的方式、是否及如何提供建议或意见、在进行自我表露时应该表露多少，以及影响和塑造关系基调的工作的其他各个方面在很大程度上是基于治疗师的内在感觉——治疗师感觉什么是"正确"的，而这种感觉在很大程度上源于治疗师在自己治疗中积累的经验。但治疗师的治疗师也可能会以一种类似的未被检验的方式受到他自己的治疗经验的影响。[1] 这引发了怀尔（Wile，1985）提出的"先例性的心理治疗（psychotherapy by precedent）"，它是一种心理治疗实践方式，其基础是曾经广泛且明确地存在于治疗界中的某些观念。即使治疗师在意识层面已经淘汰了这些观念，这些思想仍然隐性地存在着。

当然，这些左摇右摆的、未被承认且未经审查的影响并不是全部。事实上，心理治疗实践是由新想法塑造和改变的。今天的心理治疗实践与早期先驱者的实践有很大的不同。但是，在关于语调和情感输入的某些关键方面，在关于治疗过程和关系的某些方面，改变慢得多，也更有限，而这些将成为本书的主要焦点。

此外，那些影响远远超出了其最初理论取向的范围。如果我们追溯当代治疗师的治疗实践，探查治疗师的治疗师的治疗实践，以及治疗师的治疗师的治疗师的治疗实践，我们能很容易地找到一个来自弗洛伊德学派的"祖父母"或"曾祖父母"治疗师。在我们这个领域的早期历史中，精神分析思想的影响远比现在普遍，精神分析思想确实接近了事实上的统治地位。因此，即使治疗师根本不认为自己是弗洛伊德学派的，或者根本不认为自己是心理动力学派的，即使治疗师知道自己的治疗师也不是弗洛伊德学派的，他们每天与来访者互动的基调和结构，可能已经显示了

1　在塑造治疗师工作方式的另一套至关重要的一对一体验中也发生了同样的情况。我们展现出了我们的督导师的许多习惯和风格倾向，他们的习惯和风格倾向又来自他们的督导师。

早期精神分析思想的影响。

　　我们可以在客体关系治疗师、自体心理学治疗师或关系治疗师身上观察到这种现象，例如，他们明确地表示自己的理论与经典弗洛伊德理论有很大的不同，但其治疗实践可能不会大幅度地偏离经典弗洛伊德理论。然而，我们在认知行为治疗师中也能明显地看到这种现象，即使从表面上看，他们理论之间的差异非常明显。例如，有大量证据表明，当认知行为治疗师自己进入治疗时，他们倾向于寻找人本主义或心理动力学取向的治疗师（Norcross & Prochaska，1984；Pope & Tabachnick，1994；Geller，Norcross，& Orlinsky，2005）。约翰·C.诺克罗斯（John C. Norcross）在回顾几十年来关于该主题的研究时指出，"在不同的研究中，不到 1/10 的行为治疗师为自己选择行为主义疗法"（Norcross，2005）。最有可能的是，无论这些认知行为治疗师为自己选择的治疗方法是哪一种，很少有人认为自己是用精神分析模型的方式从事治疗实践；但是，我们要知道精神分析对他们的治疗产生的影响，并不在于其对明确的技术选择（因为其在技术上的影响可能是最小的）的影响，而在于其对较少成为注意焦点的工作维度的影响，例如，情感基调、关系的结构和对治疗同盟的管理。研究表明，即使不存在更大的影响，这些方面对结果的影响至少与显性技术的影响是一样的（Norcross，2002；Wampold，2001；Duncan et al.，2010）。[1]

克服焦虑

　　如果一个人试图建立一种更彻底地根植于有关焦虑的现代理解的治疗流派，那么关键问题就不是来访者在隐藏什么，而是他为什么如此害怕以及如何帮助他变得不那么害怕。因此，一个人的注意力自然会转向如何克服焦虑。大量证据表明，最

1　一些读者可能想知道，从当代治疗师追溯到他们的治疗师，到他们的治疗师的治疗师是否会导致我们陷入无限的退步。答案是不会，原因是现代心理治疗的历史具有强烈的不连续性。现代心理治疗基本上起源于 20 世纪初。我们今天所知道的职业在此之前几乎不存在，专业心理治疗师倾向于将自己的治疗作为他们训练的一部分。这里讨论的无意识的传播媒介是那个时代的产物。毋庸置疑，虽然弗洛伊德利用了他开始工作时仍"悬而未决"的想法（Ellenberger，1970；Whyte，1960），但是他的影响是如此强大、无处不在，以至于我们可以把他的思想作为一个起点来追踪他对现代心理治疗师的影响。正如我前面提到的，我们甚至可以追踪他对认知行为治疗师的影响。

有力的一种纠正就是暴露于自己曾经害怕并回避的场景中（Foa & Kozak，1986；
Foa，Huppert，& Cahill，2006；Deacon & Abramowitz，2004；Zinbarg，Barlow，
Brown，& Hertz，1992；Craske & Mytkowski，2006；Craske & Barlow，2008；
Moscovitch，Antony，& Swinson，2009；Barlow et al.，2007）。如果这个人在他
害怕的情况下可以直接获得安全体验，那么他康复的机会就会大大增加。

　　确切地说，关于来访者必须暴露于什么东西中以及治疗师如何引起暴露，不同
的治疗流派的做法是不同的。对于认知行为治疗师来说，对这一原则的最常见的应
用是使来访者暴露在外部刺激下，即让来访者处于诱发恐惧反应的刺激中，或者与
紊乱行为的激活密切相关的经历中，如惊恐发作或创伤后应激反应。在偏领悟取
向的治疗方法中，暴露媒介和目标可能更复杂、更间接（当然，这种复杂性和间
接性部分源自这样一个事实——这些治疗师在治疗时可能并没有想到"暴露"这个
概念）。

　　在以心理动力学为导向的治疗中，使来访者暴露于其先前回避的经历中的主要
手段是解释。人们通常从澄清意思或传达共情性理解的角度对解释进行讨论，解释
的这些功能当然具有相当重要的意义。但是，解释也可以让来访者接触到他一直回
避的经历，并且使他能够在一个安全且可控的环境中重新体验这些经历。事实上，
这可能是解释为治疗性改变做出贡献的最重要方式。这些被回避的经历在很大程度
上是"内在的"经历，即来访者自己的想法、愿望和感受，而他花费了大量精力来
回避它们。心理困难的心理动力学理解的核心是焦虑。正如暴露有助于人们克服对
外部刺激的恐惧一样，我们有充分的理由相信解释也是人们掌控与内在线索相关焦
虑的关键因素。当人们能够感受到他一直害怕感受到的情感，或者直接体验到他认
为是不可接受的、他极力避开的愿望或想法时，他就可以开始克服限制了他生活的
焦虑了。

　　解释有助于治疗师（和来访者）以多种方式接触这些被压抑的内在经历。通过
为被隐藏的想法或倾向命名，解释使其变得更加清晰，这有助于它更直接地揭示来
访者的体验。来访者是通过"不注意"他们正在做的事情或正在体验的感受来实现
对大多数冲突经历的回避的，而解释事实上会引起来访者对正在发生的事情的注

意，并含蓄地引导来访者的注意。这是解释的重要特征之一。[1]

解释也有助于暴露，"无法言说的"内容被表达出来了，这可以帮助来访者克服焦虑。它把必须被藏在黑暗的心灵密室里的东西公之于众。在这样做的过程中，它使以前被压抑的想法或感受看起来更易于接受。此外，通过解释为体验命名是对体验的一种刺激，会以某种方式唤起体验。也就是说，当治疗师说"你似乎对鲍勃很生气"时，这句话不仅澄清了来访者的感受，而且有助于来访者体验到一点愤怒。解释如果是不准确的，则不奏效（例如，治疗师误解了来访者对鲍勃的感受，或者时机不成熟）。但是，如果来访者准备好面对他对鲍勃的愤怒了，那么这种解释可以唤起并加强初期的感受，使其成为更完整的体验。毕竟，主要的疗效因子是来访者对这种感受的重新体验，而不是治疗师所说的话（请注意这个版本的心理动力学思想与实证学派治疗师的观点之间的趋同；Elliott，Lietaer，& Greenberg，2004；Greenberg & Pascual-Leone，2006）。

对于来访者觉得必须隐瞒的事，治疗师可以采用直接谈论的方式，这也传达了一种"是时候处理这种感受了"的信号，这会增加来访者这样做的勇气。实际上，仅仅通过将想法或感觉说出来，治疗师就可以为来访者做出不害怕这种想法或感受的示范。这种示范作用已在各种领域中被发现，为人们克服令人不安的恐惧做出了重大贡献（Bandura，1986，2004；Kunkel，Hummert，& Dennis，2006），我们几乎可以肯定，这也是使解释性疗法成功的一个因素。

通过提醒来访者留意并中断那些回避某些经历的防御性努力，解释也有助于促使来访者暴露于被回避的经历中。阻断防御在格式塔疗法中可能是最常见的方法，该方法曾被弗里茨·皮尔斯（Fritz Perls）使用。但是，阻断防御显然是所有解释性或偏领悟取向的疗法的关键特征。毕竟，防御性解释从来都不仅仅是"信息性的"，也未被正式地理解为中立的（Wachtel，1987）。这种解释通过提醒来访者留意防御活动来阻断防御，以防止防御悄无声息地溜走。结果是它们增加了来访者意识到其防御的想法、欲望或感受的可能性。认知行为治疗师在反应–阻止的标题下，在解

1　这并不是说解释总是指直接给被禁止的欲望或感受命名。在对被压抑的内容进行解释之前，治疗师常常会先让来访者留意到他对接近和探索某些主题的恐惧，以及他回避这些主题的各种典型方式。我将在后面的章节中进一步讨论这种"防御性解释"的临床原理、功能，以及某些陷阱。

决巴洛和他的同事（Ehrenreich，Buzzela，& Barlow，2007）所说的情绪驱动性行为时，强调了类似的过程。

有效的暴露与"纯粹的言语"

我们在进一步考虑暴露的概念，并且决定治疗师最好通过哪种言语和干预措施来实现它时，明确地认识构成暴露的确切因素（特别是构成有效暴露的因素）是有必要的。这是一个复杂的问题。减弱来访者在某个情境或刺激中的暴露程度的方法有很多。即使这些刺激在名义上仍存在，暴露程度也有可能减弱。确定如何使来访者更充分地接触他回避的经历是治疗实践艺术的重点。

即使在相对简单的案例中，如患有桥梁恐惧症的来访者驾车过桥（作为现实脱敏或灌注疗法的一部分），这种暴露也存在模糊性。来访者可以环顾四周，让自己尽可能多地留意和体验令他恐惧的暗示——电线的颜色和电线上的图案；透过桥栏杆看到的水的样子；汽车通过桥面接缝时的振动；海岸线的变化关系；等等。他也可以一直盯着前方。他是如此专注或如此恐惧，以至于他几乎看不到或留意不到任何东西。在这两种情况下，"暴露"的性质是完全不同的。

以心理动力学理论为指导的治疗需要更复杂的暴露，其模糊性也更大。如果治疗的重点是来访者自己的想法、感受和倾向，要确保来访者接触到的相关线索是完整的、重要的就特别困难了。对于来访者而言，仅仅听到治疗师的话（"我想知道你是否感觉到 X"或"你似乎感觉到 Y"）当然是不够的。治疗性努力的真正目标是这些话在来访者身上引发的体验。一个解释好或不好在很大程度上取决于它与来访者的体验产生多大的共鸣，以及它在多大程度上唤起和增强了这种体验。

此外，治疗师的言语本身并不足以实现有效的治疗过程，并且来访者的反应会受"纯粹的言语"的限制。简而言之，来访者可能会用言语代替体验并因此失去许多达成显著治疗效果的机会。他可能会自言自语，也可能会滔滔不绝地讲述经历，而这些都会直接干扰治疗师的表达。然而，来访者自己对此可能毫无察觉，因此，当他重述自己的经历时，他可能无法按照治疗师强调的方式来重述。来访者能凭其言语走多远？对此，即使是一个非常娴熟的治疗师也只能进行有限的把控。此外，治疗师不但很难有效地唤醒来访者的体验，而且很难评估来访者的体验是否曾出现。

来访者可以通过多种方式让一些欲望、感受或体验变得不那么强烈。精神分析取向的治疗师对防御机制的分类和描述大致与各种类型的体验弱化相契合。持各种信仰的治疗师都认识到，促进改变的不是意识，而是作为情感体验的一部分的意识（Samoilov & Goldfried，2000；Fosha et al.，2009；Greenberg，2008）。仅仅"知道"一个人对他爱的人感到生气，或者仅仅知道一个人一直渴望得到他不应该向往的东西是不够的——人们有必要感受到这种渴望，而不仅仅是在理智的层面上识别它。

当然，对于我在这里讨论的问题，人们经常从认知领悟和情感领悟之间差别的角度来讨论。但随着工作的进行，认知领悟和情感领悟往往难以区分。如果治疗师听来访者的录音带，来访者似乎在肯定某种解释，那么对于来访者何时真正体验到他现在说的感受，以及何时只是在"说一说"，他们不总是能达成共识。在很多情况下，来访者自己也不知道。很少有来访者会有意识地掩饰，但许多人会在自己没有意识到的情况下说一些治疗师希望他们说的话。因为治疗针对的是来访者在大部分时间里都没有体验过的感受，所以来访者不一定能够清楚地知道自己是真的感觉到了某种确定的感受，还是仅仅在猜测。情感领域固有的模糊性使有效暴露程度的不确定性几乎不可避免。

本书中讨论的许多措辞之间的细微差别都是治疗师为了促进有效暴露而精心设计的。从促进被压抑的内容暴露的角度而不是从促进领悟或其他一些认知因素的角度对治疗师讲的内容背后的治疗意义进行概念化，可以帮助治疗师从不同的角度看待他的治疗努力，也使他的努力更有可能促进有效的治疗性暴露。在某些情况下，有效暴露的目标是使言语尽可能生动、有画面感，能够促进多种感官形式的唤起。在其他情况下，促进有效暴露的关键在于治疗师识别并理解来访者回避和减弱这种暴露的动机。由于这种动机源自来访者的焦虑和低水平的自尊，因此在使用言语处理被压抑的想法或感受时，治疗师要采用不增加他的羞耻感或内疚感的方式，这会使他更有可能面对那些他原来不能承受的事。

掌控和获得安全体验

当然，仅仅是暴露还不够。毕竟，人们可能会暴露于知觉到的危险源中，并有一次糟糕的经历。人们会因此更容易相信危险的存在。关键是控制感和安全感。本书中许多治疗策略的目标都是带来这种体验。例如，治疗师必须留意来访者必需的人际关系和认知技能，这可以帮助来访者在生活中获得控制感，并了解这些技能是如何因焦虑和回避而受到损害的（第 14 章讨论了治疗师在这一维度上持之以恒或不持之以恒如何影响了治疗的成败）。

从这方面来看，强调循序渐进也有相当大的价值。治疗师允许来访者逐步地以自己的节奏接触令他不安的内容有助于他获得掌控体验。帮助来访者逐步地面对人际关系方面的挑战也是如此。

在促进来访者对以前被压抑的体验的掌控方面，也许最重要的是治疗师需要注意自我和自尊的维度。当某些想法和欲望进入意识层面时，最常受到威胁的是来访者的自我形象。因此，治疗师的言语不能仅仅局限于让来访者面对"真相"这一目标，关键是治疗师要让来访者保持尊严。所以，治疗师的任务不仅仅是让来访者"了解"他自己，还有就是让来访者在这种情况下更加能接纳自我。除非来访者开始把一直回避的经历和倾向融入他不断发展的自我意识中，否则治疗师无法实现治疗目标。如果来访者继续感受到这些经历的威胁或贬低，那么这种情况就不会发生。本书中描述的许多措辞旨在使来访者能够以一种不感到被贬低的方式面对先前回避的感受和想法。促进这一点的能力，就像识别那些想法和感受的能力一样，是真正有能力的心理治疗师的标志。

我们可能进一步发现，自我的"好"得到了维护，同时自我的一致性也得到了维护（Swann，Rentfrow，& Guinn，2003）。我们每天都会接收无数喧嚣的刺激，为了更好地应对刺激带来的困惑，我们必须在我们的体验中引入秩序。我们每天都会不停地接收各种信息，这些信息有的来自外部世界，有的来自内心深处，而在如何组织这些信息方面，存在多种可能。在某种程度上，我们必须把这些潜在的混乱信息梳理成有秩序的信息。秩序是所有安全感以及适应性努力的关键。然而，引入秩序的关键是把自己组织成一个一致的自我。

正如埃里克·H. 埃里克森（Erik H. Erikson）阐述的那样，我们必须发现多样性中的连续性，这种连续性使我们在每时每刻都是同一个人。我们必须不断地重新发现（并改释）这种连续性，以免体验到分裂或弥散，或者固着在过分僵化的身份结构中（Erikson，1963）。对于许多人来说，那些与不断变化的自我意识和身份认同相矛盾的经历可能是一种威胁，即使它们指向了他们以前没有留意到的关于自我的"好"事情。正如沙利文（Sullivan，1947，1953）、科胡特（Kohut，1971，1977，1985）、卡尔·R. 罗杰斯（Carl R. Rogers，1951，1959，1961）以不同的方式提到的，至关重要的是我们对自己的看法——我们认为世界是可预测的；即使我们感受到混乱的征兆，我们也可以应对。自我的连续性和稳定性是我们的适应性努力的关键。如果负面形象已经融入我们现实感的核心，我们将会努力维持自我的负面形象（Swann，2004；North & Swann，2009）。例如，来访者极力回避那些表明他们比他们认为的更聪明、更有道德感或更有吸引力的证据，这并不罕见。

沙利文在他的恶意转变（malevolent transformation）概念中捕捉到了这种倾向的一个重要方面（Sullivan，1953）。正如他指出的那样，如果一个人认为自己是可恶的或讨厌的，当他开始感受到爱或感到被别人爱时，他就会产生大量的焦虑。这会增加这样的风险——他可能会错误地过早放弃多年来他为避免失望或危险而精心设计的安全措施（这至少在一定程度上减轻了他的痛苦），从而承受更大的痛苦。有些来访者在怀揣希望的时刻会变得特别不舒服，他们担心自己会暴露于希望本身带来的越来越多的脆弱性中，因此他们会用敌意或怀疑（通常是无意识的）来把别人赶走。通过这种方式，他们至少可以重建一种保护机制，防止令人不快的意外发生。而这种保护机制正是他们表现出的愤世嫉俗提供的。

随着读者继续阅读本书，读者将会发现我们讨论的措辞和策略都旨在帮助来访者融入不断变化的自我的各种经历和特征中。无论这些经历和特征是"积极的"还是"消极的"，它们之前都是被回避的，因为它们似乎与来访者能够达到的一致性相悖。

第**6**章

循环心理动力学之三

领悟、治疗关系和外面的世界

如果来访者希望采取适当步骤达成他的治疗目标，他必须清楚这些目标是什么。在来访者的所有问题当中，焦虑是核心，这种焦虑让人不太可能把问题看清。对许多来访者来说，自欺欺人和自我隔离是心理困难的本质，它们几乎在所有心理障碍中都发挥着作用。无论治疗师的理论取向是什么，治疗师帮助来访者达成其干预目标的前提是准确地理解这些目标，并且这种理解不能被视为理所当然的。在一个顺畅的治疗过程中，来访者对他希望达成的治疗目标的看法有可能发生很大的变化。艾伦·E.卡兹丁（Alan E. Kazdin）指出，即使症状是治疗的焦点，"超过一半的来访者会在治疗过程中增加新的目标，或者改变他们的诉求"（Kazdin，2008）。在大多数情况下，来访者意识到，除了缓解症状、改善人际关系模式之外，了解自己的真实目标和感受是治疗的重要益处之一。

帮助来访者成为一个更加有活力的人是本书描述的治疗的核心目标。增进自我理解对于实现这个目标至关重要。如果一个人常常自欺欺人，远离自己的体验和欲望，那他将不能成为指导自己日常行为和选择的重要中枢，也不能成为治疗的真正的积极参与者（来访者的积极参与是循环心理动力学取向治疗的主要推动力）。

然而，在来访者追求领悟时，如果已有的规则和指导方针限制了治疗师以更多样的方式帮助来访者的能力，情况会变得复杂。这些规则和指导方针可能源自正在进行的研究，也可能源自自古以来就存在的、经过时间考验的人类互助方式。后者提供的安抚或疗愈常常涉及亲密的、稳定的、充满理解的关系带来的影响。现代研究也已经证实，该因素实际上是带来治疗性改变的重要因素之一（Norcross，2002，

2010）。在我们这个领域的历史中，对于那些主要通过提升领悟来寻求改变的发生的治疗师来说，一系列的规则在很大程度上限制了他们的临床实践。这些规则主要在"经典"精神分析技术（Lohser & Newton，1996）或精神分析自我心理学的范围内被使用，并且以两种不同但同样重要的方式阻碍了进步：（1）它们排除了人们通常为彼此提供心理安慰和帮助的一系列方法（例如，安慰、建议、分享有关如何应对类似挑战的故事、表达情感或信心等），它们在治疗过程中不重视甚至直接否定基于新的、有关情绪和行为改变研究的干预方法的意义或价值，因为它们认为这些方法在心理治疗中起反作用（Wachtel，1997）；（2）它们歪曲了治疗互动的本质和治疗关系本身，假定一定程度的"中立性"、匿名性和客观性，而这些假设与治疗互动中实际发生的事情几乎背道而驰（Wachtel，1982，1997，2008b；Aron，1996；Gill，1982，1994；Hoffman，1998；Renik，1993，1995，1996；Frank，1999；Stolorow & Atwood，1997）。

　　在本章中，我将概述循环心理动力学方法如何达成两个目标——一方面，为来访者提供全面和积极的帮助，以减轻他的痛苦并帮助他过上更充实、更富足、更有意义的生活；另一方面，深化来访者的自我理解，因为它既是疗效因子，也是治疗师在治疗工作中设定有意义的方向和目标的必要基础。在这样做的过程中，我将审视中立性、匿名性和自主性等观点，思考治疗关系和积极干预的作用（无论是它们本身的作用，还是它们在帮助来访者获得领悟方面的作用），提出对移情概念的修正性理解。讨论最后一个要素的目的是保留通过移情概念获得的重要理解，同时提供新的理解框架。这个框架既可以更真实地反映发生在治疗互动中的事，又方便治疗师创造性地运用更广泛的治疗干预。

领悟、矫正性情绪体验和咨访关系

　　亚历山大是较早对领悟做出论述的现代治疗师之一。他认为对领悟的传统认识是不够的，他强调这些传统认识需要辅以更广泛的治疗方法和概念化，并引入了治疗关系对治疗改变过程有重要贡献的观点（Alexander & French，1946；Alexander，1961，1963）。然而，在许多人看来，亚历山大提出的"矫正性情绪体验"的概念似乎暗示了一种不诚实，并且它与对来访者的充分尊重是不相容的（Wallerstein，1990）。我认为对亚历山大的著作的看法中的一部分是准确的，一部分源自选择性知觉现象，而后者在很大程度上源自精神分析政治。最重要的是，它们反映了一种不幸的想象失败。我们不难看出，无论亚历山大自己使用这个概念的具体基调是什么，这个观点已被广泛接纳——它是一种矫正性的情绪体验，而不仅仅是一种具有治疗性的"领悟"。它是对弗洛伊德关于如何实现治疗性改变论述的重要的、有价值的重新诠释（Wachtel，2008b）。

随着时间的推移，这种观点的精髓在精神分析文献中一次又一次地出现（通常是在一系列概念和术语中），但这些概念和术语努力地避免承认它们与亚历山大的这个概念有关，因为这个概念仍然在被不公正地批评、谩骂。例如，在约瑟夫·韦斯（Joseph Weiss）和哈罗德·桑普森（Harold Sampson）提出的"治疗师需要通过来访者的'测试'"的观点里，人们可能会发现他们提出的概念与亚历山大的主要观点类似（Weiss & Sampson，1986；Silberschatz，2005；Wachtel & DeMichele，1998）；在科胡特的著作中（Kohut，1984），治疗师某些经验的治疗效能可能与其带来的领悟无关；与此类似的还有在客体关系理论家的各种讨论中，治疗师被视为良好的、具有修复性的父母式角色（Fairbairn，1958；Winnicott，1965），在弗兰克（Frank，1999）关于新的关系体验的重要性的讨论中，在斯特恩和同事们（Stern，1998）关于会谈时刻的讨论中，在有关关系精神分析的各种著作中，治疗关系本身的重要性以及破除来访者和治疗师之间"设定"的努力都被强调了（Aron，1996，2003；Bass，2003；Mitchell，1993，1997；Stern，1997，2003，2004；Bromberg，1998a，2003；Hoffman，1998；Fosshage，2005）。这种关系本身作为一种重要的疗效因子在治疗工作中的作用现在已经被确认，并且被强调（Hick，Bien，& Segal，2008；Gilbert & Leahy，2007；Maroda，2009；Safran & Muran，2000；Kohlenberg & Tsai，1991；Kanter，Tsai，& Kohlenberg，2010；Kohlenberg & Tsai，1996；Lejuez，Hopko，Levine，Gholkar，& Collins，2005；Greenberg & Watson，2006b）。它还得到了大量对照研究的支持（Norcross，2002，2010；Wampold，2001；Duncan et al.，2010；Gelso，2010）。

亚历山大关于矫正性情绪体验作用的最初的核心观点是，领悟往往发生在改变之后，而不是改变之前，领悟也不会引发改变。如果一个人试图以不同的方式生活，那么一方面改变是由这个（改变的）事实引发的，另一方面，他还可以在审视自己的生活时获得新的视角。因此，改变促成了新的领悟，领悟是改变的产物，而不是改变的原因。

然而，这并不能使领悟成为一种副产品。首先，领悟有助于巩固和深化其他方式带来的改变。领悟和行为改变之间形成了双方互为因果的循环。如果我们过于排外或过于狭隘地强调领悟，那么该循环可能受到干扰。如果治疗师以促进领悟的名义，避免指导来访者做出新行为，进而限制了来访者产生新的视角，那么协同作用就会中断。来访者可能会抗拒这种治疗，但这并不是源于来访者固有的对立性或不依从性。来访者在避免治疗中的错误。但是，治疗师可能会认为这是阻抗。

在精神分析作家中，英国分析家彼得·洛马斯（Peter Lomas）一直对只有解释才能产生有意义的心理改变的观点不满，他强调治疗关系本身的影响。在洛马斯看来，虽然心理治疗师"越来越意识到治疗室里有两个人，而且他们彼此之间有强烈的情感，治疗师不能仅仅做一台做解释的机器"，但是"很少有人试图承认依赖于解释范式的理论已经没有意义了"（Lomas，1987）。洛马斯认为："只有当治疗师说的话与来访者和治疗师的相处经验相一致时，它们才会被来访者接受。如果事实是这样，治疗师就不能置身事外，或者只坚持这一点——作为一名专业的助人者，他所要做的就是做出'正确'的解释。他必须以一种有疗愈作用的方式行事。"

洛马斯指出，"解释不是孤立的、离散的只言片语，而是被呈现给来访者的整体信息"，这一信息不仅包括解释的内容，还包括给出解释的方式以及作为其背景的关系的质量。

在思考具有疗愈作用的各种关系时，洛马斯承认了解释的治疗价值，但将其置于一个更大的情境中，他认为解释只是治疗性改变的众多原因之一。

> 除了解释之外，一个人对另一个人实施治疗时可以使用的方法还有许多种。这些方法包括理解、倾听、分享、批评、安慰、刺激、感动（和允许自己被感动）、鼓励、挑衅、容忍；也许最重要的是，尽可能真实地应对。

自洛马斯的书出版以来，精神分析著作出现了实质性的爆发，这些著作已经表达并进一步发展了类似的观点。特别是关系精神分析观点的出现（Aron，1996；Mitchell，1988，1993，1997；Mitchell & Aron，1999；Hoffman，1998；Stern，1997；Bromberg，1998a；Frank，1999）营造了一种思想氛围——曾经被认为激进的洛马斯思想现在在精神分析主流中占有了一席之地；他曾一直质疑的思维和工作方式也仍具有影响力。这种关系的转变对本书所描述的整合的工作方式的精神分析维度具有重要影响（Wachtel，2008b）。

理解治疗关系本身作为一种潜在的矫正性体验的影响（治疗师如果输入了错误的信息，可能会在不知不觉中维持来访者的困难，这是另一种体验）是本书中的许多表述的基础。过分强调来访者对自己的"了解"可能会导致我们不能详细地思考治疗师说的话及说话方式对情绪的影响。如果治疗师过于关注自己想表达的观点，而没有对自己表达观点的方式进行足够的调整，那么解决问题的困难和实际的困难之间的关键区别就变得模糊了。

移情、解释和程序性学习

在心理动力学实践模式中，关系一直是焦点。通常来说，我们有特定的处理这种关系的方法，即将重点放在移情和对移情的解释上。然而，这常常会掩盖治疗室中实际事件的直接影响，并且会营造一种氛围，即实际发生的事情不会产生治疗效果（但它们本来有可能产生治疗效果）。精神分析师思考了如何恰当地参与和运用治疗关系，其结果是他们倾向于限制他们自己的行为，以免他们自己输入的元素让移情受到污染。默顿·M. 吉尔（Merton M. Gill）特别清楚地阐述了这个观点："最清晰的移情出现在治疗师的行为稳定不变的时候（Gill，1954）。因为在这些情况下，移情涉及的任何变化都不能被归因于外部情况，也不能被归因于人际关系中的一些变化因素，而接受精神分析的人必须自己承担责任。"

在后期的有影响力的著作中，吉尔对移情现象和如何最好地解决移情的理解发生了很大的变化，他成了他在这里表达的观点的尖锐批评者。他明确地改变了他的早期立场，毫不含糊地指出"未受污染的'移情'这个概念是一个神话"（Gill，1984）。他补充说：

> "因为分析是在人际情境中发生的，所以不存在非互动的东西。沉默也是一种行为。人们也不能坚持认为，沉默在现实中是中立的，因此更有利于分析。它的本意可能是中立的，但它也可能被视为从残忍的不人道，到温柔的关心之间的任何事情。我们不能说这些中的任何一种态度必然是扭曲的。"

吉尔在一条评论（它与循环心理动力学观点更充分地产生了共鸣）中也说道：

> "个体看待世界的方式不仅受到他的内部心理模式支配，而且是他对世界的真实评估。此外，这两种决定因素相互影响。内部心理模式不仅决定了人们会有选择地留意那些符合他们内部心理模式的外部世界的某些方面，而且决定了个体会以某种方式行动，这种行动增强了他得到某种回应的可能性，而他得到的这种回应会证实他提出的观点。这种外部确认对于维护这些模式是必不可少的。后者常常被精神分析理论家忽视。他们常常假定人们在没有外部世界作为参考的情况下，仅用内部压力来维持内部心理模式。"（Gill，1982）

近年来，越来越多有影响力的精神分析作家开始质疑长期以来主导精神分析思想的中立性、匿名性和非互动性观点。例如，越来越多的精神分析思想家已经认识到关系作为改变的来源带来的直接影响，并且他们更明确地表明解释本身是一种互动的形式，解释实际上是治疗效果的一部分，对人的体验的深刻、准确的解释能创造一种特定的关系体验。在许多情况下，这种体验与来访者体验到的成长不同（Frank，1999；Stolorow，Brandchat，& Atwood，2000；Mitchell，1997；Hoffman，1998）。现在越发清晰的是，改变和心理成长不仅来自自我理解，还来自被他人理解。

与此相关的是，在认知和情感神经科学的研究结果里，一些治疗师重新审视了传统的领悟和解释概念及其对治疗实践的影响（Fonagy，1999；Stern et al.，1998；Lyons-Ruth，1999）。这些作者强调了内隐知识或程序性知识与外显知识或陈述性知识之间的区别。他们指出，精神分析治疗中许多传统做法和假设的基础是通过聚焦于本质上具有陈述性或外显性的见解来促进改变。也就是说，我们预期来访者会用言语表达曾经无法进入言语领域的想法、感受或记忆。这些作者认为，发生在心理治疗中的许多新的学习过程在本质上更具有程序性或内隐性。斯特恩等人认为这（新的学习过程）需要"更多的东西"而不只是解释，需要来访者重新构建情绪和行动图式，他们称其为"内隐关系认知"。这个领域的变化需要的不是解释，而是改变"共享内隐关系"框架下的互动的主体间性过程（Stern et al.，1998）。

依据程序性知识和陈述性知识之间的区别，依据发展心理学和认知心理学中的依恋研究和相关工作，莫里斯·N. 伊格（Morris N. Eagle）认为心理治疗的重点主要集中在"早期的适应不良的认知–情感图式"或"早期的过度学习和非语言表征（程序性知识和'规则'）"（Eagle，2003）。他指出，这种表征"不容易完全转化为反思性（符号化）知识，并且不易于被解释和领悟改变，它需要非解释性的、强烈的互动性情绪体验来改变"。伊格认为这些非语言、非解释性影响包括感到被另一方理解的体验、韦斯和桑普森描述的"治疗师需要通过来访者的'测试'"以及非常明确的矫正性情绪体验。

读者可能会注意到，我们的想法背后有几种研究路线的汇聚做支撑，即我们对以下两种观点区别的讨论。在前一章中我谈到了两种观点，一种是认知疗法和CBT中的理性主义观点，一种是建构主义和接纳导向的观点。在认知行为领域，有些观点过于强调语言，过于依赖外显的或陈述性的加工，而更新的观点反映了一种更全面的方法，即将情感和程序性学习整合到整个过程中。

解释和互动

本书的核心目标之一是将下面两种观点结合起来。在传统上，治疗师看重准确的解释以及将来访者体验中尚未被明确表达的东西清晰化（Stern，1997）；而现在的理解则认为，每个解释行为也是一种关系行为，是一种独特的、有影响力的互动。这种互动传达了治疗师对来访者的看法和感受，以及治疗师愿意和能够做些什么来帮助他。尽管我提出了一些关于过度依赖言语或陈述性治疗方法的问题，但是本书仍然集中在治疗师的言语上，因为这些言语对于治疗关系的形成和发展至关重要，而且我们不应该用非此即彼的术语来理解领悟与关系、治疗师的理解的准确性与他的言语和立场对治疗关系的影响。

与此相关的是，循环心理动力学中的移情概念一方面强调内部过程与历史之间的相互影响，另一方面强调个体在同一时间碰到的人和事。（有意识的和无意识的）心理过程的影响并不会被抹去，因为它将个体的独特印记留在了每一种感觉、每一种思想和每一种行为上。因此，每一件实际发生的事都或多或少地建立在过去的经验基础之上。治疗师如果不能认识到这个基础，就无法认识这个人。

我们的体验总是有一些现实基础，我们的体验也总是明显地反映了知觉过程的主动建构的特点。我们的思想、我们的观念、我们的联想、我们的行为始终是"内部"影响、"外部"影响和过程的共同产物。它们在每种情况下都反映了我们组织、建构和应对生活事件的特殊方式。一系列特定的行为反应仅仅来自"内部"影响的想法是一个神化的观点。我们如果超越这种看法，就会认识到虽然所有体验中都存在"内部"影响，但"内部"影响无法替代"外部"影响。在任何时刻，它们都是同时存在的，是结合在一起的。如果我们这样看待事实，我们对事实的理解就是丰富的，而不是过度简化的。实际上，只有我们的言语才能将我们的体验分为"内部"和"外部"。在现实中，它们是一个单一事件流的一部分，是彼此的一部分。只有治疗师联系"外部"事件，他才能展开"内部"过程，"内部"过程也才具有意义，而这些事件也必须经过"内部"过程的积极的解释和建构才具有心理意义。

移情和图式

我们可以从另一个方向进一步阐明上面的问题。通过运用皮亚杰的图式、同化和顺应的概念对移情进行审视，我们会对移情反应以及它们为治疗过程的进步所呈现的可能性有相当清晰的认识。正如皮亚杰描述的那样，在理解世界并对世界采取行动时，我们的心理结构总是具有两种对立但互补的倾向。同化是我们对不熟悉的事物变得熟悉的过程，它使我们能够以同一种方式处理新的情况，这种方式使我们能够运用我们之前在与世界的相遇中学到的东西。当我们将新体验融入我们现有的图式时，新体验与我们已经可以做的事和我们可以理解的体验汇合在一起。我们不是作为一个白板，而是作为一个有经验的个体处理我们遇到的新挑战和可能发生的事，进而应对世界的。

然而，任何新的情况都不会与我们曾经遇到过的情况相同。所有这些都需要我们针对它们的差异进行一些调整，针对变化进行适应。通常情况下，就像我们在街上遇到某个人的时候会敷衍地说"你好吗"一样，我们需要做出的适应很小。我们将这种体验融入我们之前的"表达问候"模式中，然后运行一个看起来基本上已经形成的程序。但是，即使是在这种情况下，我们也需要一定水平的适应。我们声音的响度必须与街道上的噪声水平相匹配（它也受到此时此人有多渴望被某个人听到和注意到的影响）；我们讲的话必须与对方的言论有关，我们必须与对方有目光接触；我们必须注意我们是否将撞到某个人或踏进人行道上的洞。换句话说，即使是最简单的行为，即使是我们最熟悉的"我们再来一次"的情况，也要求我们做一些事情，这些事情是所有细节的总和中从未出现过的事情。这一次永远不会与另一次完全一样。就更复杂的行为而言，例如，参与对话、讲课或参加网球比赛，各种场合之间的差异肯定很大、很重要。

没有一种行为或经历是全新的，是不受之前的模式影响的。没有哪两种行为或经历是完全一样的。正如皮亚杰所说的，同化和顺应是永恒不变的。尽管它们之间的平衡可能出现较大的变化，但是任何一方都不会完全消失。正如皮亚杰学派的学者约翰·弗拉维尔（John Flavell）所说的，虽然分别和按顺序描述同化和顺应非常有必要，但是当它们在生活认知中运作时，它们应该被看作同时发生的、不可分离的。适应是一个整体事件，同化和顺应仅仅是这个整体现实的具象表达。就像消化食物一样，对现实的认知整合既意味着对结构的同化，也意味着对结构的顺应。为了同化事件，我们必须同时顺应它，反之亦然。两者之间的平衡一定会发生变化，不管是在一个阶段内，还是在从一个阶段向另外一个阶段转变的过程中。一些认知行为表现出更多的同化成分；其他的认知行为似乎非常偏重顺应。然而，"纯粹的"同化和"纯粹的"顺应在精神生活中是不存在的（Alexander，1963）。

从这个角度来看，移情反应最好被理解为图式的产物，其中同化占主导地位。当我们将来访者的反应描述为移情反应时，我们基本上在说他只能最低限度地顺应治疗师不同于父母的特定品质，而把与治疗师相处的经验融入他与生命早期的人物相处的经验模式的意愿会掩盖许多细微（甚至不是那么细微）的差别。但是，如果我们根据皮亚杰的理论来思考移情，这就提醒我们移情反应不纯粹是同化，肯定也有一定程度的顺应。

有关移情的许多说法似乎都没有认识到这一点。它们将移情反应描述为彻底的、不可改变的同化。在这个过程中，它们实际上使治疗师的行为、治疗师的情感、治疗师的特质消失了。基于这种说法，移情似乎与实际发生的事情无关，顺应根本没有发生，移情完全来自内部。

在某种程度上，几乎所有的治疗师都认识到，移情反应不是凭空出现的。人们通常认为，存在一些悬挂移情的"衣架"或"挂钩"，这些"衣架"或"挂钩"指的是一些真实的特征和行为，它们为来访者的感知提供了基础。然而，人们在承认这种移情体验的现实基础时往往相当敷衍。虽然人们在口头上承认这些现实基础的存在，但是事实上，现实基础被当作了外壳，在人们寻找构成探索的焦点的真正内核时，它被抛弃了。

图式视角指向的内容就像我在本章和本书的不同方面讨论的关系观点一样，即不管来访者对治疗师的反应多么特殊，不管早期的经验对当下情况的影响有多大，来访者都是在用自己的方式体验当下的情况。当人们描述移情时，有些修辞有效地隐藏了治疗师的作用，比如，"浮现"或"逐渐明朗"（Wachtel，1982），治疗师的实际行为和特质在引发来访者的（移情）体验方面的作用被模糊了，这限制了治疗师（和来访者）对发生的事情的理解，也妨碍了他们对来访者体验世界的方式做最有效的阐释（Gill，1982，1984；Hoffman，1998）。

对治疗师（包括类似治疗师的角色）在治疗过程中作用的描述不但不会妨碍我们对来访者内部过程的理解，而且会进一步帮助我们阐明内部过程并提供更大的特异性。当我们开始考虑正在发生的事件在引起移情反应中的作用，而不是忽略或否定它时，我们对我们心理倾向的了解会更多。来访者认识到，他倾向于认为他人是有敌意的、具有诱惑性的或疏离的。这对他来说是一个有偏差的理解。这种心理倾向来自他的过去。如果他也明白何时这种倾向最容易被唤起，或者其他人的哪些行为或特征会引起这种特定的倾向，那么他的理解就会更加精确、更加有区分度。此外，人们之所以认为某个人具有诱惑性是由于移情，因此，当其他人真的具有诱惑性（或怀有敌意、只是表面上体贴等）时，这并不总是很容易辨别。对来访者的移情倾向有了更加精确的理解后，治疗师可以帮助他解决人际交往中模糊不清的问题。[1]

此处描述的有关移情的差异化观点和情境特异化观点还有一个关键优势。在它阐明了来访者特别容易扭曲的时间和地点（通过过多的同化和选择）之后，人们可以理解他在哪里扭曲得更少。这样一来，人们不仅看到了来访者的缺点和异常之处，也看到了来访者的优势。通过将特殊的感受与特定的事件和情境联系起来，一个人会更清楚地意识到来访者在哪里没有出现移情反应，来访者的哪些功能是相对完整的，是与现实相协调的。

显而易见，这种对优势的关注是本书的核心主题。同时，本书也会检视治疗师不知不觉地贬损来访者的各种方式，比如，治疗师对来访者进行病理化的解释和评价，或者治疗师的思维方式和说话方式与来访者完全不同。正如吉尔指出的那样，这些问题与来访者的移情反应如何被概念化有关。正如他所说的：

> "氛围的变化（当人们考虑到治疗师对移情的影响时）体现在从来访者被
> 冤枉、被误导到他的观点被给予初步尊重的转变。换句话说，他的理性能力
> 得到了尊重，而不再被贬低。正是在这种氛围中，当来访者的观点得到承认
> 后，来访者可能更愿意探索他在自己的体验中的作用。"（Gill，1984）

本书的重点是审视治疗师如何用语言表达他想说的内容。在这种情境下，我们可能会注意到，如果治疗师试图向来访者证明来访者有关治疗师的体验在很大程度上来自他的过去（治疗师也相信这一点），并且相应地轻视他们之间已经发生的事情，那么治疗师就不太可能关注自己说的某些细节。将治疗师对移情体验的贡献变得几乎不可见（Hoffman，1998）的观点是本书核心目标的重大障碍。治疗师在移情中的作用促使治疗师仔细地斟酌他向来访者发表言论时使用的措辞。正如吉尔所说的，"试图否认治疗师的真实影响只能导致其保持隐蔽，并且在不被理解的情况

1　更准确地说，一个人需要确定感受在多大程度上是由需要驱动的、是移情性的，以及在大多大程度上是由他人的行为和意图造成。正如前面的讨论所指出的，移情反应几乎从不反映对他人完全的、彻底的误解。相反，它是感知的极端选择性，是高度个性化的，是对正在发生的事情的有倾向性的建构，这使移情反应成为一种扭曲。

下发挥其作用"（Gill，1982）。

来访者日常生活的改变：将治疗视为催化剂

尽管上述所有想法突出了治疗关系的重要性，并且指出了它在治疗性改变中发挥作用的方式，但是我认为现代精神分析师在某些重要方面高估了治疗关系的重要性。换句话说，当代治疗师强调移情分析以及关系本身的变化，这给治疗造成了很大的负担。如果我们把这种关系视为催化剂，动员和引导来访者在生活中采取行动，那么变化将会更具有可迁移性和持久性。我认为这种做法更精准，并且可能帮助治疗师形成具有最佳效果的治疗策略。

可以肯定的是，来访者和治疗师的关系中出现的矫正性体验具有巨大的价值。它允许来访者重新学习、重新组织假设和经验。这些假设和经验是生动的，它们有额外的优势——它们发生在治疗师的眼前。这为治疗师提供了一个独特且有利的观察点，治疗师从中可以评估正在发生的变化，以及促进和阻碍这些变化的过程。

因此，与治疗师相处的经验不但具有强大的功能，而且还是进一步治疗工作的宝贵数据来源。要了解来访者在世界上运作的微妙之处，以及他在别人身上引起的情绪反应，我们几乎没有比这更好的方法了。但是，如果这种理解没有与基于对来访者日常生活事件的理解相结合，那么它就非常不完整。我们特别需要注意的是治疗师对来访者的感受与来访者生活中的其他重要他人对来访者的反应之间的一致性。治疗师可以借此获得最有价值的领悟，即了解来访者产生困扰的原因。正是在寻找这些共鸣的过程中，在持续不断地将注意力从会谈外转移到会谈中的过程中，治疗师能够最有效地深入理解那些重要他人可能会有什么样的反应和体验。

尽管治疗关系是治疗性改变的关键，但是治疗关系为改变过程提供动力的能力是有限的。识别这些限制可以帮助治疗师研究出更全面、更有效的方法。我们可能会提醒自己，来访者在治疗中耗费的时间在其生活中占据很小的比例。可以肯定的是，花费在治疗师面前的时间不太可能是来访者思考他们之间发生的事情的唯一一段时间（事实上，如果治疗如此封闭，治疗根本不可能成功；不关注来访者是否会在治疗室以外思考会谈的治疗师不太可能成为好的治疗师）。重点仍然是来访者在治疗关系的背景之外有丰富的生活，来访者和生命中的重要他人之间发生的事情可能会对改变将要继续保持、持续弱化，还是中断产生至关重要的影响。[1]

特别值得关注的是，来访者在离开治疗室后与其他人之间发生的事情，可能会破坏治疗期间的良好的工作。例如，在愤怒表达方面受到严重抑制的来访者开始在会谈中表达愤怒情绪。一直在努力促进这种表达的治疗师很可能对这种情况感到高兴。来访者体验到的治疗师的反应与其他人在其他环境中的反应完全不同。在这里，治疗师很可能接纳来访者的愤怒，甚至在某些方面欢迎来访者表达愤怒。[2]

有了这些经历之后，来访者可以开始更多地了解他的感受（除了愤怒以外，还有依赖、焦虑、喜爱，或者任何情感）。他会知道表达感受可能并不像他一直担心的那样危险，感受的表达不应该被压抑。他曾很害怕表达感受。这是一种矫正性情绪体验。这是治疗性改变过程的一个核心特征。但是，当来访者走出治疗室，把学到的东西应用到外面的世界时，这种新的能力很快就会被削弱。除非治疗师非常注意来访者如何表达感受以及来访者在治疗室外可能遇到的困难和歧视，否则其他人可能不会像治疗师那样接纳他的反应。

在与来访者的互动中，来访者生活中的其他人会有不同的标准和意图。与治疗师相比，他们的关注点不会仅仅集中于理解他、促进他的成长和促进他的自我意识的发展。即使是那些对他有好感的人，也会比他的治疗师期待更平衡的给予和接纳。当来访者和他的老板或妻子谈话时，来访者如果像自己在治疗室时那样自由且开放地表达，可能会被认为过于强势且没有分寸，或者过于软弱且模棱两可。这两种情况都不能产生好的沟通效果。

即使是优秀的治疗师在某种程度上也会忽略来访者对被压抑的感受的初次表达

---

1   对这一事实的认识让治疗师关注来访者生命中的"角色"以及来访者参与的系统（家庭和其他系统）。谈论系统维度并不是本书的重点，我在其他地方讨论了循环心理动力学观点与家庭系统方法的相似之处（Wachtel E.F. & Wachtel P.L.，1986；Wachtel P.L.，1997）。

2   显然，这只在一定程度上是正确的。在会谈中，并不是任何形式的愤怒都是受欢迎和被接纳的。但是，会谈中对负面情绪的接纳阈限与其他环境有很大的不同，治疗师对互动的个人意义的理解也大不相同。

的充分性和恰当性。[1] 就扩展自我意识的空间而言，这一点是最重要的。之后，我们有时间进行微调。这并不意味着微调是无关紧要的。实际上，这通常是至关重要的。如果一个来访者在一生中的大部分时间里都在压抑和掩饰自己的某些感受，那么他就会被剥夺塑造其他表达方式的机会，而这些新的表达方式正是那些更容易表达这种感觉的人所使用的。愤怒、爱或依赖的表达具有正常的发展顺序。适合 5 岁的人的有效表达方式不适合 10 岁的人，适合 10 岁的人的表达方式不适合 20 岁的人。学习以与年龄和情境相匹配的方式表达自己的感受是一个终生的过程。反复试验、寻求反馈和逐渐提高标准通常是有用的。

来访者因不愿表达某种感受而导致治疗过程不顺畅的时刻很可能也是来访者开始克服一些抑制的时候。最初的表达都会显示出过去的生活的影响，来访者没有别人都有的、成千上万次的塑造（学习）经验。他的表达不够优雅、微妙，或者缺乏一些其他维度，而这些维度是他们能够在生活中恰当地表达自己的核心。结果是，当他把在治疗中学到的东西迁移到生活中时，他将再次认识到表达这种感受终归是危险的。[2]

有时这样的事情会发生——来访者学会了区分在什么时候去表达和体验是安全的。在治疗师那里体验和表达是安全的，但在他生活中其他人那里，情况不是这样。这种学习不一定是有意识的。如果治疗师过于专注于治疗关系本身，他很可能不会了解到这一点。他看到的是来访者似乎正在进步：来访者越来越能够表达曾经受到压抑的感情，而且他在关系中越来越开放。如果治疗师没有仔细地留意来访者在治疗室外的世界的交往情况，治疗师将不会注意到这个有益的过程没有有效地延续到他的日常生活中。也许这就是为什么治疗师有时相信他们所做的事情很有效，而他们所做的事情的效果与系统研究揭示的更温和的效果不一致：治疗师用自己的

1　在这里，我必须说明，治疗师的忍耐具有限度的，并且应该有限度。如果来访者表达自己的方式很不恰当，那么治疗师必须采取某种方式解决这个问题，即使这确实代表了来访者迈出了更加开放的一步。解决问题的关键在于确定某种特定的表达是否恰当。治疗背景下的阈限与来访者生活中的阈限是完全不同的。事实上，在我讨论的范围内，与治疗师相处的经验和关系正好是有治疗效果的。

2　该想法指出了治疗师努力帮助来访者发展生活中的重要技能的重要性，而这些技能曾受到来访者的焦虑和随之而来的回避的影响。我在其他地方讨论了如何在处理无意识动机、冲突和幻想的治疗情境中使用技能维度的信息（Wachtel, 1997）。

眼睛看到了很大的改善，但并没有那么一张照片清楚地显示来访者在 95% 或更多的醒着的时间里是如何度过的。

这可能就是为什么我们中的一些人会注意到我们的朋友和熟人有时会对他们的治疗师赞不绝口，而我们却发现他们生活中的问题似乎并不比以前少。来访者的体验不一定是扭曲的。他与治疗师的关系可能非常好。但是，没有被充分留意到的是，这种良好的关系对改变或加强他的其他关系没有太大帮助。

此外，来访者与治疗师的关系常常受到很多限制的影响，来访者生活中的重要他人可能对来访者正在努力争取的改变感到矛盾。治疗师并不是来访者世界中唯一的重要人物。父母、配偶、朋友、老板、同事、孩子、老师都可以对来访者的生活和内部的冲突状态产生强烈的情感影响。除非治疗师仔细关注他们的角色以及来访者如何与他们互动，否则即使治疗关系良好，治疗也可能停滞不前（Wachtel & Wachtel，1986）。

作为治疗师了解来访者情感生活的媒介，治疗关系具有无与伦比的即时性，同时治疗关系本身也是改变的强大来源。上述讨论的重点绝不是贬低治疗关系的重要性。关键在于，期望仅仅用关系完成这项工作，会给一段极具潜在价值的经历带来不公平的负担。要充分实现治疗师与来访者之间关系的治疗潜力，治疗师必须发展技能，确保来访者的日常生活站在治疗这一边，而不是相反的一边。生活本身比治疗更有力量。当来访者的生活被作为对抗神经症之战的盟友时，当填满来访者生活的日常互动开始成为改变的源泉时，改变过程很可能会成功。当治疗关系促成这样的状态时，治疗才真正具有治疗效果。

措辞和更大的改变情境

正如前面几章中的讨论表明的那样，指导我工作的观点基于多进程的改变观。在心理治疗中有许多因素会促进来访者的进步，但当一个因素被视为优势因素时，治疗效果可能会受到限制。从这个意义上来说，前面的理论中提到的想法不仅指出了本书其余部分遵循的临床建议的基础，而且指出了它们的局限性。治疗师与来访者沟通的方式绝不是衡量治疗师技能熟练与否的唯一标准。成功的心理治疗涉及的过程和步骤的范围是相当大的。

尽管如此，我仍然选择将重点放在治疗技术这个特定的维度上，原因有以下几个。第一，虽然这里探讨的措辞和内涵问题只是心理治疗的一个方面，但是这些问题至关重要。它们通常是影响改变或治疗的方向的决定性因素。第二，无论是从文献还是从学生和专题研讨会中经验丰富的治疗师的言论来看，这项工作往往被忽视了。即使是在面对面的督导中（虽然那里应该传达给治疗师治疗实践方法），这项工作也常常被忽视。

可以肯定的是，治疗师在与来访者交流时传达的元信息并不仅仅体现在词汇上。时间、语调、变调和肢体语言都在整体上对治疗师所说的内容有很大的影响，因此，进一步研究这些方面是很有必要的。但是，我们的言语是我们最能控制的，并且我们更有能力留意并反思我们的言语而不是我们的语气。在下文中，我们明显能看到的是，我们将根据用途对不同的话语进行审视和评论。尽管有许多重要贡献反映了治疗方法的发展（London，1964），但是心理治疗在很大程度上仍然是谈话疗法。对于那些牢记前面几章提供的理论原则的读者来说，这些原则在本书涉及的不同类型的言语中以不同方式明确地表现出来。无论关注的焦点是暴露、生活技能的进一步发展、安全感、日常生活中的行动，还是促进性关系的体验，这些关注都是通过言语来传达的。最终，我们的言语是我们参与治疗过程的主要媒介。它们一定不能是我们事后想出来的。

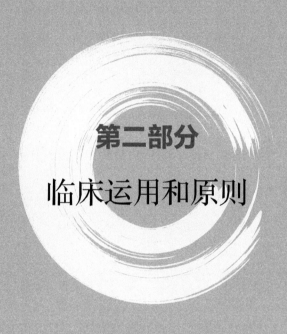

第二部分

临床运用和原则

第7章

指责性言语和促进性言语

治疗性对话中的批评和允许

我们习惯将治疗师的言语视为中立的——它们既不表示赞同，也不表示反对，只传达事实。治疗师这个群体可能是"事实将使你自由"这一古老说法的最忠实的支持者。但是，治疗师的大多数言语传达的内容远远不是简单的"事实"。事实总是多方面的，任何特定的言语捕捉的必定是某个部分或某个视角的事实。关于正在发生的事情，往往有很多解释，这些解释都是真实的。黑泽明的经典电影《罗生门》[1]很好地捕捉到了心理治疗工作的认识论基础，它认为阴影掩盖了单一现实，或者过度试图重现来访者的童年时期"真正"发生的事情的做法掩盖了单一事实，而柏拉图式的观点并不能做到这一点（Spence，1982）。由于各种原因，治疗师寻求的事实往往是某种特定类型的事实，即来访者多年来一直对自己隐瞒的、阴暗的、隐藏得很深的事实。莱斯顿·海文斯是少数几个明确关注语言在心理治疗中的使用的作家之一，他这样说道："在当前的许多心理治疗工作的解释性氛围中，来访者握紧拳头，坐等下一个领悟。它很少是好消息。"（Havens，1986）

海文斯的描述可能有点夸张，但它指出了一个确实已经渗透到临床业务中的问题。人们很容易认为令人不愉快的事实更加"深刻"，治疗工作必然造成伤害。正如我们将看到的那样，治疗师本能的预感并不总是合理的。事实上，人们常常认为令人不愉快的事实是使他们陷入困难的核心因素（即使这种信念被置于意识之外）

1　《罗生门》因其从几个不同角色的角度讲述故事而闻名。每一个角色都为我们提供了"同一个"事件的不同图景，从而挑战了单一现实的观念。

（Wile，1984，1985）。

现在，治疗师必须经常帮助他们的来访者面对那些令人不舒服的事实，以及由于某个原因而被否认或被回避的事实。人们认为，没有一个好的治疗师会承诺一个玫瑰园。但并不是所有"事实"都具有同等的治疗效果。在来访者建构事实时，他特定的组织、分类、对已经发生的事情赋予情感意义的方式通常才是他陷入困境的原因。此外，治疗师对事实的新的、不同的、通常具有更少指责意味的建构为治愈开辟了新的可能。

允许和制止

这里描述的沟通策略并没有放弃发现事实；但是，它们试图超越"发现单一真理"的天真说法，转而提出，事实有助于来访者看到他生命中新的可能并改变已经成为其烦恼根源的生活模式。这项努力的关键是对治疗师的言语承载的多重意义的欣赏。那些有关来访者尚未完全认识到的感受或意图的言语很可能被来访者视为允许或制止。通过仔细分析，我们可以看出治疗师传达的要么是来访者害怕的、回避的事情比他想象的更容易被接纳，要么是来访者"被抓到"在做（或想）他不应该做（或想）的事情（如下所述，他被抓到在回避对某些东西的思考。根据治疗的潜在规则，这是"糟糕的"）。

可以肯定的是，来访者对治疗师及治疗师的态度的体验几乎不会是客观的。来访者对治疗师的移情会极大地影响来访者感知到的批评或接纳。但是，将所有这些感知归因于移情是一个很大的错误。治疗师的言语带给来访者的感受存在很大差异，很大一部分差异在于言语本身。向来访者传达特定焦点信息的方法有很多种（见第 1 章），并且它们之间的差异是至关重要的。

好的解释倾向于以允许为导向。它们解决了来访者否认或掩盖的经历的某个方面，同时传达了这样的信息——更多地接纳这种经历是正确的。它们扩展了来访者的权利意识——有关他精神生活的冲突方面的权利意识。它们以种种方式向来访者指出他一直害怕承认的、有关自己的某些事情，也指出这种焦虑不再是必要的。

然而，如果我们仔细研究如何用言语进行解释，我们会发现它们包含隐藏的制止。例如，我几年前在督导小组中了解到的治疗工作。[1]

来访者是一个痛苦且害羞的年轻女子，她在令人不舒服的沉默中坐了很长时间，偶尔补充说，她就是没有什么可说的。最后，治疗师对她说："我认为你沉默是因为你在试图隐藏很多愤怒。"我们在小组中就本章中的问题讨论了几个星期，治疗师自己在小组讨论中也提出了这个问题——这是否是最佳的解释方式。她回忆起当时自己对自己说的话不满意。出于各种原因，她当时觉得需要有人来打破僵局，但她想不起其他的话。在课堂讨论中，她补充说，她感觉她说的内容基本上是准确的，但她对自己的表达方式感到不满意（包括我在内的所有小组成员都同意后者[2]）。

在这个小组中，人们提出了向来访者传达解释性信息的许多替代方式。有趣的是，人们提出的前几种方式在本质上并没有太大的不同——他们都忽略了含蓄的指责词"隐藏"，并且在某种程度上，他们采用了相同的语气。有的人通过将"隐藏"这个词改为"阻止你自己"来使言语变得不那么尖锐。人们的建议有以下几种。

- 我觉得你对我很生气，无聊是一种掩饰。你沉默的背后是巨大的愤怒。
- 我觉得你真的很生气。你正在否认自己有多生气。
- 我觉得你很生气，但你似乎觉得你不应该生气。
- 我想知道，你保持沉默是不是因为你感觉到愤怒，因此，你觉得最好什么也不要说？

读者可以很容易地看出前两种替代用语与原始用语保持着相同的不确定的语气。我们保留了后两种替代用语。

后两种陈述包含重大的改进——它们带来了更明确的含义，即生气是被允许的。它们没有强调来访者在隐藏或否认什么，而是强调了来访者的恐惧，并且它们传达

1　读者会发现，在本书中，许多有问题的言语的例子都来自我督导其他治疗师的经历。大家不应该从中得出我没有犯过这样的错误的结论。我们这个领域的某些作者以写作为职业，这些作品似乎将督导的模范功能与受督者的不那么令人满意的工作区分开来了。我认为这种恶劣的比较既具有破坏性，又是不准确的。为什么我列举其他人不好的例子？原因很简单，也不讨人喜欢：相对于治疗师这个角色，当我们获得督导或教学提供的安全和距离时，我们更容易看到别人的错误而不是自己的错误。

2　在第 1 章中讨论反移情时，我提到，在我看来似乎很少有迹象表明治疗师的反应是出于对来访者的强烈的个人反应。实际上，她似乎非常喜欢这位来访者并且对来访者的困境产生了强烈的共情。

了恐惧是不必要的信息。我相信治疗师这样说话可以帮助来访者得到他需要的东西，对他的自尊心的损害也小得多；这样的话允许来访者在不产生防御性反应的情况下接受这些话。

换句话说，原来的表达以及前两个替代用语的问题并不是它们是错误的——整个治疗师小组都认为这些观察结果是准确的。相反，问题在于它们所体现的特定的准确性——它们都包含规范性和描述性元素。也就是说，治疗师表达她观察到的内容的特定方式也将传达一些信息，我称之为元信息。最有可能的是，治疗师要么特意指出来访者的一些错误做法——例如，来访者有某种不切实际或反社会的欲望或幻想，或者在试图向自己或他人隐瞒真实的想法或感受，要么向来访者指出他的感受实际上是可以被接纳的，而问题在于他过分害怕这些感受。换句话说，他们在传达批评或允许。

现在显然很少有治疗师打算用言语批评他们的来访者，事实上，许多治疗师对传达允许的言语也不舒服，他们将其视为"支持"、操控，或者对来访者的自主权的侵犯。"我将向谁传达允许？"一些治疗师问道，"不应该由我来允许某些事情。"

我理解这种观点背后的意图，并且我以我自己的方式对一些重要的方面表示赞同。但是，在仔细地研究治疗师说的话的实际含义后，我们发现，真正的中立是不存在的（Wachtel，1987），关注元信息（当我们传达我们对来访者经历的理解时，它随之出现）并对其负责是必要的。

在绝大多数的临床情况中，治疗师非常明确地避免使用更容易被视为批评的表达形式是有用的。初学者经常用我们刚刚提到的言语："你在试图隐藏……""你在逃避……""你在否认……""你真的非常……"等。事实上，在上述研讨会上，当学生们开始寻找替代方案时，他们发现自己尴尬地笑着，不知道如何开口，因为他们很容易想到指责的话，即使他们正在努力地避免这样做。

我们可能希望经验丰富的治疗师少使用那些充满不确定性的措辞。一方面，有效的治疗师都能讲出我推荐的表达方式。人们如果没有相当好的咨询能力，很久以前就改行去做别的工作了。另一方面，这些例子也可能以另一种方式唤起人们的熟悉感。据我所知，没有哪位治疗师能坚定地说，他的治疗中完全没有那些不那么有帮助的言语。该小组的成员们在找出更好版本的言语方面存在困难，不仅仅是因为他们缺乏经验。当我就这些问题面向经验丰富的治疗师开设工作坊时，他们也意识到他们的工作中存在"坏"例子。尽管我多年来一直在围绕这些问题进行讲授，但我发现这些措辞有时仍然存在。这些都是我们不想要但控制不住的行为，类似"抽搐"或"痉挛"。

对付"抽搐"的主要治疗方法是坚定地掌握一套替代性表达方式，尤其是那种元信息传达的含义是允许来访者重新看待曾经被回避的感受的言语构建方式。在治疗工作中，具有相当广泛的适用性的措辞有以下几种。

- 当你感觉到性欲时，你似乎对自己很苛刻（而不是"你避免承认性欲"）。
- 当你希望得到照顾时，我感觉你似乎会产生可怕的事情会发生的预感（而不是"你正在防御依赖感"）。
- 我感觉到你对你的母亲很生气，但你觉得这种感觉很可怕（而不是"你对母亲的愤怒比你意识到的多"）。
- 我觉得你对苏珊很挑剔，因为你担心如果你太靠近她，你会变得"软弱"，这样她会觉得你不够有"男人味"，也许这种谨慎并不是必需的（而不是"你回避与苏珊的亲密感，以切断所有柔软的感受"）。

进一步审视治疗师言语的指责含义：丹尼尔·怀尔的贡献

某些治疗师言语包含批评和指责，这些言语的反治疗效果一直是丹尼尔·怀尔（Daniel Wile）特别关注的问题（Wile，1984，1985）。怀尔认为，在极端情况下，通常治疗师的角色规则会导致一种以"抑制、沉默、不参与、独白、不回答问题、不提出问题和谨慎"为特征的治疗（Wile，1985）。

在怀尔看来，这种状况不仅仅源自技术方面的问题，还源自有关干预措施的形式和性质的理论问题，这些理论塑造治疗师的立场、影响他的选择。根据怀尔的观点，当来访者主要被概念化为满足于婴儿式冲动、存在发育缺陷、试图操纵或抵抗治疗的形象时，治疗师很容易表达具有指责性或贬低性的观点。

为了证明自己的观点，怀尔通过审视著名精神分析师发表的案例报告阐述了他的立场。例如，他引用了奥托·科恩伯格（Otto Kernberg）的一个案例（Kernberg，1977），在案例中来访者对科恩伯格越来越生气，科恩伯格认为来访者不愿意倾听，并且试图控制治疗。

科恩伯格把愤怒看作来访者的精神病理性反应，而怀尔认为这是来访者对科恩伯格对她的看法和对她说话的方式的一种反应，是可以理解的。通过仔细观察科恩伯格在来访者生气之前所做的解释，怀尔对发生的事情给出了另一种理解。

> 科恩伯格一直告诉她，她是受虐狂，是幼稚的，是充满防御性的，并且她想和她的父亲发生性关系。虽然这可能是精神分析师的普遍用语，但是这些陈述看起来很奇怪，并且对许多人来说是具有指责性的。她发展出了"不倾听的能力"，而且越来越倾向于认为科恩伯格对她的理解是"非常不全面的、不完美的、随意的"——这不难理解。（Wile，1982）

科恩伯格报告说，来访者表达了"希望转向另一个更温暖、更善解人意的治疗师"的强烈愿望，并且她后来坚持说，除了一些明确地反映她此刻的感受的话，以及一些安慰，治疗师没有再对她说过什么。科恩伯格把来访者的这种行为视为"一种全能控制"，并且想把这种行为解释给她听。但是，他没有这样做，因为来访者明确表示不想听这样的话。最终，在治疗的这一刻，科恩伯格对她说了一些不同寻常的话，例如，他理解她非常害怕他可能在试图控制她。令他惊讶的是，这些关于她是如何理解治疗师的共情性言语让来访者感觉好多了。

怀尔指出，在科恩伯格对个案的理解中，上述状况主要与来访者对他的看法的防御性分裂以及她退行到生命的第二年或第三年的心理状态有关。怀尔的理解与此完全不同：

> "科恩伯格将来访者的行为归因于她的精神病理过程。她已经转变为'早期的分离–个体化状态，（她的反应）是对移情引发的俄狄浦斯情结的退行性逃避'。我的解释是不同的。我看到她终于找到了一种与一个一直批评她的男人（科恩伯格）建立某种关系的方法。来访者报告说，她认为科恩伯格的解释是'苛刻的''具有攻击性的'，我也这么觉得。她的解决方案是要求他停

止做出这样的解释。"（Wile，1982）

怀尔认为，来访者的问题"不是她希望全面控制，而是她无法控制。她感觉自己失去了对生活、关系和治疗的控制"。因此，要进行有治疗性的解释，治疗师需要做的并不是告诉她，她是如何被操纵的、如何变得幼稚的，而是说出她被攻击和控制的感觉以及那些感觉背后的无力感。一般来说，怀尔认为来访者的反应主要是无力感和自我贬低的感觉，而不是自我逃避式的幼稚或反社会倾向，无力感和自我贬低的感觉才是心理困难的根源。

怀尔认为科恩伯格的方法属于较极端的指责，因此，请允许我们在更大的放大倍数下观察出现在许多治疗师的工作中的以较温和的形式表现出来的指责倾向。相比之下，海因茨·科胡特强调对来访者需求背后的痛苦的共情性理解，他把经典精神分析理论里的驱力概念当作"解体的产物"（Kohut，1977）而不是人们动机的主要来源。他的观点和怀尔的观点（以及本书中的观点）有一些重要的相似性。怀尔通过科胡特的方法看到的问题更为微妙。在审视科胡特的工作时，怀尔扩展并澄清了他对治疗性对话和反治疗性对话的分析。

他先指出并进一步研究了科胡特自己对指责性和贬低性表述的批评，特别是科胡特对著名的 Z 先生案例（Kohut，1979）的讨论。在科胡特的分析中，Z 先生曾两次以来访者的身份出现，Z 先生第一次出现时，科胡特仍在根据经典的精神分析模型从事治疗实践。Z 先生第二次出现时，科胡特已经大幅度地修改了他的方法。[1]科胡特在他第一次对 Z 先生进行治疗时讨论了这些问题，以此来说明他对精神分析治疗和理论的修改。

> 在讨论他对 Z 先生的第一次治疗时，科胡特说，在分析的第一年，最引人注目的主题是退行性的、对母亲的移情，它与来访者的自恋有关，与他不切实际、令人迷惑的浮夸和他的需求有关。他希望恢复对精神分析情境的独

1　科胡特的传记的作者查尔斯·斯特罗齐尔（Charles Strozier）曾认为有关 Z 先生的描述是科胡特自传，Z 先生不是科胡特治疗的来访者（而是他自己）。无论这个猜想是否正确，科胡特明确表示案例描述代表了他的思考方式和工作方式的变化以及这些变化的临床意义。怀尔的评论正是基于有关科胡特不断发展的临床方法的公开表述（Strozier，2001）。

家控制，希望自己被母亲钦佩和照顾，希望母亲全身心地关注自己（Kohut，1979）。

怀尔指出，科胡特描述了来访者是如何"带着强烈的阻抗反对这些解释"的，以及来访者是如何怀着对科胡特的愤怒大发雷霆的，来访者的愤怒通常是对科胡特的解释的回应，即科胡特对"他的自恋需求和他有关权利的傲慢感"的解释（Kohut，1979）。怀尔在研究科恩伯格的工作时形成了自己的观点，他提出 Z 先生的"自恋狂热"可以通过完全不同的方式得到解释：

> "科胡特暗示 Z 先生有傲慢的'特权感'，有自恋需求，有退行性的、对母亲的移情。他像一个被宠坏的孩子一样，怀有不切实际的、浮夸的、具有欺骗性的期望，并且试图控制精神分析的过程，以使治疗师充当钦佩他、溺爱他的母亲。在普通的社交对话中，他做出的这种陈述将立即被视为一种指责。Z 先生正在遭受批评。正如人们在被批评时常做的那样，他变得生气且充满防御性。"（Wile，1982）

有趣的是，Z 先生本人将他在第一次分析中的所有收获都归功于科胡特在某次言语表达中引入了一种解释——"当然，一个人在没有得到他认为他应得的东西时会感到受伤"。后来，科胡特本人也认同了 Z 先生的这种看法。[1] 怀尔表示，这样的声明对于 Z 先生来说是一种解脱，因为在 Z 先生的描述中，他一直被看作一个不同于他人的、有缺陷的、病态的、感受失之偏颇的人（Wile，1982）。他认为在科胡特眼中他也是这样的。

怀尔把科胡特后来强调共情看作进步，也把科胡特隐晦地承认标准精神分析技术中存在指责的一面看作明显的进步。但是，即使在科胡特后来的工作中，怀尔仍然发现了明显的指责倾向。这一倾向很重要，因为科胡特被视为提倡一种"更仁

1　　海文斯（Havens，1986）将注意力集中在类似的言语上，因为它能起到治疗作用。他指出，在许多情况下，像"难怪你被吓坏了"这样的措辞有助于治疗师向来访者传达一种自己的感受很自然的（因而也是可接受的）感觉，而不会让来访者觉得自己的感觉是具有威胁性的、不可接受，甚至可能会证明他是缺乏人性的。

慈、更温和的精神分析"。正如怀尔所说：

> "科胡特用'发展停滞'的概念代替了古典精神分析的驱力－防御心理
> 学。现在，自恋的个体被视为固着在自体发展的早期阶段的个体。问题在于，
> 尽管这些人被描述为发育迟缓的或不成熟的，但是由此产生的解释仍然带有
> 贬义。"（Wile，1982）

事实上，这种贬低的语气很明显。怀尔说，许多不同流派的治疗师将来访者视
为"有依赖性的、控制欲强的、自恋的、有敌意的、有自虐倾向的、不诚实的、不
负责任的"，"他们有病态的嫉妒或竞争意识，沉迷于游戏，拒绝放弃他们的婴儿式
的满足感和成长"（Wile，1982）。怀尔认为，根据这个参考框架做出的解释"具有
内在的贬低性"。

怀尔批评的一些表述多年来一直在被改进，在我看来，他的提醒得到了很好的
采纳，并提醒我们注意治疗工作的一个关键方面——我们如何与来访者交谈显然不
仅仅是技术层面的问题，还与我们如何看待来访者有重要的关联。虽然在咨询过程
中，我们有可能向来访者传达一些观察结果，包括一些"天生包含贬义"的表述，
但是我们可以通过既能促进探索又能维护来访者自尊的方式来传达这些观察。有
时，实现促进探索和维护来访者自尊这一目标是非常必要的，原因是，作为使人们
陷入困境的恶性循环的一部分，来访者确实开始表现出控制、依赖、自虐等行为，
即使他们并非"天生"如此。

米切尔（Mitchell，1988）在他许多精神分析著作中的对"发展倾向"和"婴
儿隐喻"的批判中有效地讨论了这些行为，认为精神分析构想倾向于将当前的经历
重新塑造为对早期和"原始的"发展状态的没有伪装的重复。米切尔重新定义了传
统的精神分析构想，其方式与怀尔提出的概念化非常相似，也与指导本书中的临床
工作的概念化非常相似——"接受精神分析的人体验到的匮乏感常常能被有效地理
解。这不是婴儿期的固着或发展停滞，而是一种恰当的成年人欲望和强烈的焦虑的
复杂混合物"（Mitchell，1988）。反过来，他认为焦虑可能导致欲望以"专横的、
苛刻的方式"被体验和表达出来。

因此，当治疗中的来访者允许自己关注并"觊觎"另一个人的东西时，他们体验到的新的欲望如同一个无底洞，它极其强大强烈、贪婪、苛刻。我们看到，似乎是早期的没有得到满足的发展需求在成年人环境中不恰当地表现出来了。但这些需求已经停滞了几十年，并且随着时间的推移似乎变得更饥饿、贪婪（Mitchell，1988）。[1]

探索来访者的功能和性格中那些令人恐惧、令人不安的特征至关重要。如果我们不这样做，来访者可能会觉得治疗师正在回避关于他的真正事实，进而发现他的恐惧得到了讽刺性的证实——对于他的治疗师来说，真正的事实太可怕了。然而，治疗师在谈论来访者的行为和体验中的那些有问题的特征时，让来访者意识到这些观察结果仅仅是部分事实同样重要。通过更完整的图像，来访者可以看到有关其性格的不那么苛刻的看法。要做到这一点，治疗师要针对恶性循环进行解释，针对冲突进行阐述。这很重要。在接下来的内容中，我将详细地说明治疗师如何做到这一点。

意义维度和"无罪辩解"

洛伊丝·索耶（Lois Shawver）对怀尔有关指责性解释的讨论做了有趣的补充，她将分析集中在治疗师言语的意义维度和她所说的"无罪辩解"的治疗价值上（Shawver，1983）。索耶认为，一种有关治疗过程的概念使人们认为治疗师的工作就是以中立的方式揭示来访者心中的秘密，这妨碍了人们对治疗师言语的意义维度的充分理解。索耶认为这个概念导致人们认为治疗师的主要任务是诊断，治疗师关注的是"假设的指称准确性"，而不是创造性地利用意义维度。

尽管这样的描述似乎更适合旧的精神分析实践模型——在更新的精神分析实践模型中，关系（以及沟通）与指称准确性都受到了关注，但是我们将看到旧模型的影响在那些认为自己遵循基本关系模型的治疗师中仍然很大（比人们想象的大）（Wachtel，2008b）。

1　从循环心理动力学角度来看，在主观上具有威胁性的欲望似乎具有苛刻、贪婪和专横的特点，这进一步维持或加剧了引起这些欲望的焦虑，从而为整个循环一次又一次的重复拉开了序幕。

可以肯定的是，所有具有说服力的治疗专家都有可能注意到沟通中的意义维度，许多治疗师认识到他们传达的不是"实际"发生的、关于来访者的事情的简单真相，而是来访者的生活故事的一个不同的版本，一个使他能够以不同的方式重建他的生活的版本（Schafer，1992；Spence，1982；Hoffman，1998；White & Epston，1990；White，2007；Angus & McLeod，2004；OHanlon & Weiner-Davis，2003）。但是，对于许多治疗师而言，对治疗性言语的意义维度的明确讨论显然排在对指称（或诊断）维度的讨论之后。

相比之下，索耶将意义置于治疗过程的中心。她认为，我们的解释从不简单地"由事实决定"。现实本质上就是模棱两可的，尤其是主观或人际现实。治疗师的任务不仅仅包括准确地衡量来访者的环境和心理构成，还包括传达给来访者一种了解自己的方式，以便他能够体验变化。特别重要的是，治疗师应该意识到，当他的解释具有不必要的批判性或对抗性时，他要学会通过替代方式来传达相同的指称信息，并且这种方式应该具有更少的批判性。索耶认为以"无罪辩解"的方式构建解释可以使来访者更容易承担责任，并且这样做不会对他们的自尊造成不必要的损害。

为了说明这一点，她讨论了一个案例，在这个案例中，一个年轻人与其母亲围绕清理房间的问题产生了纠缠。来访者告诉治疗师，她母亲的要求是不合理的，她（来访者）已经做了太多事情，她母亲是一个糟糕的家庭主妇，等等。索耶对比了两种不同的方式，让来访者注意到她不只是一个被动的受害者（这将成为探索治疗的下一个任务），她还通过不打扫房间主动地参与制造了她和母亲之间的紧张关系。

在面质版本中，治疗师说："我认为你非常努力地避免正视这个事实——你的房间很凌乱是你的错。如果你把一半的精力用来打扫房间，它将是一尘不染的。"（Shawver，1983）

我认为大多数读者会认为这样的话是有问题的，是具有批评性的。事实上，在这种情况下，索耶可能不幸地选择了她的"坏"例子，因为这句话显然不具有治疗性，以至于治疗师很容易否认它："我永远不会对我的来访者说那样的话。"[1] 然而，

1　可以肯定的是，有时治疗师需要面质性言语。但我们应该清楚，这样的表述可能很少能帮助别人对自己产生良好的感觉，并且很可能被大多数治疗师视为错误。

在漫长的一天结束时，在沮丧的时刻，我们都不难想象，自己可能会说出与此接近的、令人不安的话。事实上，我们只要稍微"清理"一下（比如，划掉"这是你的错"），这些话就可以被看作治疗师"实话实说"的一个例子。

索耶的另一种表达与上述表达形成了强烈的对比："*我认为你真的很想让你的母亲高兴，很想让房间保持干净，很想把功课做好，但你真的觉得自己没办法做到所有令她高兴的事，因此，你只是放弃了尝试。*"（Shawver，1983）索耶指出这个版本在某些方面也具有批评性（它指出来访者不再"尝试"做正确的事情，并且她主动地创造了她面临的情况）。但是，索耶指出，它也是"无罪辩解"，它提供了一种环境，在这种环境中"责任感和对生活的控制感能够成长"。[1]

索耶指出，许多治疗师担心"无罪辩解"会产生相反的效果，比如，来访者自满或否认，或者来访者的责任感下降。她同意这一点——如果无罪辩解只是把责任外部化并鼓励来访者不再担心，那么这种情况就会出现。比如，治疗师说："你的母亲太严格、行为太不一致，不要试图达到她的要求；这会让你发疯。"这样的话只是简单地结束了对话，却没有促进进一步的探索，治疗师这样说话更可能是因为治疗师没有找到以非指责的方式谈论这个话题的方法，而不是因为对那个方向的过度关注。当一个人知道如何以非指责的方式谈论困难的问题时，他就不太可能回避或掩盖问题。

入口短语：让别人知道你的意思

在治疗师努力使来访者听到有关冲突区域的信息的过程中，有时语言框架的微小的改变，或者某种特定短语（它能提供某种切入点）就能将来访者的阻抗变成更深刻的领悟和自我接纳。下面的例子说明了什么样的话能被称为"入口短语"。"入口短语"是一种被用于引导来访者进入他鲜为人知的体验的表达方式。虽然这里引用的例子是具体的，但是读者应该清楚这里的每种语言形式都具有更广泛的适用性。

---

1 考虑到后来的讨论，我们可能会注意到这句话不仅是"无罪辩解"，还具有共情性，它是一种理解和尊重来访者的体验和观点的陈述方式。如果治疗师采用这种方式，来访者更容易敞开心扉并接受这句话，尽管它也包含了不同意见和质疑。

"至少"

第一个例子是来访者爱丽丝，她似乎在与其他人的交往中反复扮演受害者的角色，她在某种意义上造就了这个角色并将其作为她身份的一部分。这种状况给治疗师制造了一个困境。怀尔认为来访者在寻求受害者身份，甚至在受害者身份中获得满足，这是他提出的具有较大贬低性的概念化之一；然而，它有时也是来访者困难的真正的重要方面，治疗师如果要帮助来访者，必须解决这个问题。

爱丽丝在自己被剥削、虐待或伤害的关系中发现了规律。当她在治疗中谈到这些体验时，她并没有那么多的愤怒或抱怨，而是表现得好像这只是她的命运。事实上，她在展示受害者身份时有一种微妙的愉悦感。人们很难不得出这样的结论：她把这些事情讲出来时，心里有一种快慰的感觉。从某些方面来说，受害者是她身份的一部分，而且她觉得受害者的身份是有价值的，是由她培养出来的。

这里的挑战是如何向来访者指出这一点，而不让其被体验为一种指责。治疗师采取了一种强调对来访者体验的共情性理解的方法，这种方式可以使来访者直接面对并审视这种体验——"我想把注意力集中于人们对你不好是如何让你感觉好像这是你能得到的最好的待遇上。作为一个受委屈的人，如果你不能拥有你想要的东西，至少你会觉得你应该得到同情。"

这样的信息在与其他话相关联时是最有用的，因为这些话强调了这种保护自己免受痛苦的方式的结果。因此，人们在另一个场合可能会对来访者这样说，"我希望你能得到比你现在更好的对待。但是，鉴于你的生活经历，我理解你会持怀疑态度；我很容易明白为什么你希望至少能够感受到一点点安慰。这种安慰来自于你知道这不是你的错，而是源于他们是不公平的。但有问题的是这将成为一个自证预言。人们感受到了你对他们的低期望或者你的愤恨，如果他们对此做出回应，那么这似乎证明你对他们中的大部分人不抱有期待是正确的"。

"更多"

"至少"是一个可以为材料提供切入点的短语，它可以通过来访者的心灵铁幕，很多"更多"这一短语的变式也能通过来访者的心灵铁幕。

一个我称之为理查德的来访者在希望与他的妻子戴安娜更亲密时遇到了相当大

的困难。他会尽量减少他对亲密关系的渴望并降低对他们建立的相当疏远的平衡关系的不满。虽然那些会谈充满了暗示，治疗师暗示他这是一个重要的问题，而且是他抑郁情绪的主要原因，但这个话题似乎太危险了，以至于他不敢承认。

有一次，理查德开始讲述戴安娜最近向他透露了她过去的事情。似乎这次透露（一个小事件）触动了他，他认为这种很有限的透露本质上也是一种缺失的迹象（他好像觉得"这是我们有限的亲密关系中的一次小小的透露"）。他对这一事件的感受的初步审视导致了他的回避，很明显的是他再一次表现得犹豫，他在犹豫是否要继续下去。我最后说了一些话让事情变得明朗——"你已经留意到你和戴安娜的*亲密对你有多大的意义，这也激起了你还想要更多的愿望*"。

这种措辞方式强调了理查德经历的压力的积极作用而不是消极作用。同时，虽然这显然是治疗师为达成治疗目的为来访者量身定制的体验，但它也是准确而真实的。即使她与他分享的是相当微不足道的信息，但这确实代表了他们之间亲密关系的加强，而且这也让他注意到他们之间的亲密关系对他来说比他认为的重要得多。

这种认识像大多数其他有关这种感觉的暗示一样，可能会被他忽视，因为如果他让自己意识到他们之间的亲密程度远远达不到他想要的，也达不到他认为一个"健康而正常"的人应该拥有的程度，那么理查德就无法应对他体验到的失望感和羞耻感。因此，他的困难和失望将由于他为自己有这样的困难感到羞耻而继续存在，他采取行动来改变这种情况的可能性也将大大降低。

我们可以这样说，这在他心中激起了这样一种感觉——"我们的亲密关系是由这一点组成的，这是多么可悲啊！"虽然治疗师对理查德体验的这方面的表达是准确的，但这是没有治疗作用的。最有可能的是，它导致他进一步陷入回避和否认。而新的表达方式从积极的一面反映了同样的问题，这种表达方式不仅更加微妙，而且激起更少的对抗性和羞耻感。此外，它还准确地说出了来访者品尝到了一点亲密感，并且渴望更多的亲密感。它表达了获得更多亲密关系的愿望，它不是基于过去的失败，而是基于未来的可能性。[1]

---

1   第 9 章更充分地讨论了治疗价值和借助优势的重要性。

从头到尾通过问题来解释

我们将在第 8 章关注询问的过程，当然我们对有关来访者的问题也会有很大的兴趣。但在我们进行讨论之前，我们可能会注意到治疗师有时在治疗过程中提出问题主要是为了让对方弄明白，而不是为了询问（治疗师并不是完全没有这个目的）。下面两个例子说明了如何使用问题来向来访者传达意思。如果治疗师直接说出来，来访者可能会觉得这个想法过于具有威胁性。第一个例子当中有问题的维度涉及来访者明显想要失败的需求。那个治疗师是我的受督者，她对来访者的这种倾向感到非常震惊，但当我们一起工作的时候，她意识到了指责性解释的问题，她对她说过的话感到不舒服（"你很努力地让自己失败"）。她来接受督导，与我讨论如何以指责较少的方式将这个意思传达给来访者。

当然，很多方法可以帮助我们实现这一目标。然而，有两种方法似乎特别适合这位来访者的心理，使用这两种方法的形式都是提问。第一种方法是让提问更具陈述性，问题只是其中的一部分——**"实际上获得成功似乎会让你产生一些潜在的不舒服。即使你在很多场合接近成功，并且显然有能力成功，但你不知道为什么总有一些事情碰巧破坏了成功。你有没有想过你可能想避免成功，如果有这种可能性的话，成功可能有什么可怕的地方呢？"** 在这个例子中，将问题加到陈述性语句中可以软化和扩展问题。来访者的好奇心会参与治疗过程，并且来访者作为合作者被邀请与治疗师一起探索该问题。因此，来访者因被告知她故意失败而感受到的指责意味大大减弱了。根据那些可能会令人不舒服的事情来构建语言，而不是简单地说明她正在回避的东西会产生类似的非指责的意思。

我们还可能注意到这个问题的结构在某种程度上假定来访者接受了之前的陈述。当然，她可以随口说她不认为她在避免成功，但整个语言的构建方式鼓励来访者对此事展开探索。"你觉得这是为什么"这种提问暗示它就是这样。实际上，治疗师问这个问题意味着来访者已经意识到了一些东西，而这些东西只有在她回答这个问题时才会真正变得清晰。[1]

1　一些治疗师可能担心自己将尚未出现的清晰感觉或理解归因于来访者。第 11 章将详细讨论这些问题以及这种"归因"言语带来的独特治疗机会。

谈论来访者的追求失败的需求的另一种方法是利用她有点异想天开的幽默感。这种方法也是以问题的形式处理问题，在这个例子中治疗师可以使用两个相关的问题——"如果你不小心，你觉得做什么可能会让你有获得成功的风险""你怎么做才能从麻烦中脱身，以确保那样的情况不会发生"。

与她似乎努力让自己失败的直接陈述形成鲜明对比的是，这一系列问题传递了"如果你不小心，你就会成功"的信息（它们与直接陈述在逻辑上等同但在内涵上不同）。具体来说，它有几个功能。

首先，这是一种包含支持而非批评的语言；它包含了治疗师对来访者的能力充满信心的重要信息，有人可能会说成功是她的自然状态。此外，这样的方式没有提供平淡的保证，而是向她指出她做了什么（如果她能那样做的话，那将带来成功），并向她指出她做了什么扰乱了通往成功的道路。

其次，它含蓄地说出了成功在某种程度上对她构成了威胁。"如果你不小心"意味着来访者对危险的觉知，"从麻烦中脱身"意味着一种解脱感。当然，人们也希望跟进这一询问线索，更直接地查明危险是什么、为什么她可能害怕成功；但这一系列的问题和吸引她的荒谬的幽默感旨在激发她的兴趣，将她引入话题，而如果治疗师直接用陈述性语言指出她避免成功，那么这可能会被视为攻击并引发阻抗。

另一种使用问题来表达意思的方法在来访者梅的情况中得到了说明，她在很多方面都符合早期精神分析文献中提到的经典歇斯底里来访者的情况。在梅发生车祸后不久，她就出现了定义模糊的"腿部问题"，这个问题没有明显的医学基础，但却让她走不了几米。她的治疗师认为这种症状很可能与她面临的一些挑战有关，认为她通过症状来回避这些挑战。车祸发生前不久，她面临着一些艰难的职业改变问题以及其他"我将如何生活"的问题。

她的治疗师希望与她一起谈这个问题，即症状是回避这些挑战和冲突的一种方式，但他没有找到一种不让她感到被指责的方法。他认为他曾想过的表达方式会引发巨大的愤怒和伤害。我建议他通过提问的方式解决这个问题，并告诉她一些事情，比如，"当你变得更好时，你将不得不处理一些棘手的问题，因此我们现在也可以开始研究它们。一旦你再次走路，你将面临的挑战是什么？"这种陈述问题的方式并不挑战症状"现实"。这句话的要点不是她已经产生了回避某些事情的症状，而是她最终必须处理这些事情。此外，它传达了症状会好转的假设。因此，它具有强烈的暗示性，但暗示与探索并不是完全不相容。[1]

对问题的使用也有助于治疗师以最小化阻抗的方式传达意思。梅可能做过各种各样的事情，包括在会谈开始进入某个点的时候错过会谈、迟到，以及否认治疗或治疗师对她有帮助，以避免让治疗对她产生影响。她的治疗师努力以各种方式解释这些行为的回避性质，却遇到了各种各样的怀疑。我建议他采用以下表达让她对她的回避进行审视——"你知道，治疗不可避免地需要人们思考令他们感到不舒服的事情。所以每个人都必须用某种方法来驱散那些令他不舒服的东西。你觉得你的方式是什么？"

这种表达方式可能在几个方面促成了梅对它的回应（梅回应说："我猜这就是为什么我会错过这么多会谈而且经常来得很晚。这是我保证自己安全的方法。"这令她的治疗师和我都感到惊讶。此外，借着治疗师的指导，她对此进行了进一步富有成效的研究，她研究了她可能会回避的事情）。这种表达的一个关键特征是它将梅的回应"正常化"。它们不代表她不听话或她是一个坏女孩。相反，它们是人们对这种情况的正常反应，它们是每个人以某种方式做的事情的一部分。这种表达使她的回避反应变得有意义、合情合理。它们不是不合作或不成熟的迹象；它们是一种可以理解的反应。最后，问题的形式更能吸引她。它以这样一种期待得到回应的方式发出了一个邀请；在这种情况下，如果来访者没有回应，那似乎很奇怪。此外，提出问题的方式表达了治疗师对梅的独特性的兴趣（"你是怎么做的？"），并激发了她自己的好奇心。

上述讨论与治疗中的询问相关。让我们接下来对一般的询问过程及其与我们通常标注为解释或干预的更具陈述性的言语的关系进行明确的考察。

1　有关暗示在治疗工作中的作用及其与探索性心理治疗的关系，请参见第 11 章。

第 **8** 章

探索，而非审问

作为治疗师，我们经常在尝试帮助来访者探索他一直努力不去看的事情。虽然我们的目标是一种合作性探索的姿态，是站在来访者一边与他一起对抗神经症，但是这种互动有时会在不知不觉间产生对抗性。

在某种程度上，对抗性维度是弗洛伊德在提出阻抗概念时留意到的。虽然他拼命地想在与来访者合作的同时战胜来访者的神经症，但是来访者仍然有动力以对治疗有害的方式抵御治疗师的努力。这不是因为来访者容易变得消极，或者容易被误导。这是因为治疗师揭示的是让他感到焦虑的事情。尽管就来访者的长远利益而言，接受治疗带来的澄清和矫正性体验是有益的，但是通过回避焦虑获得的短期收益对他的选择有很大的影响（这种影响常常未被承认）。

在很大程度上，治疗师的任务（和专长）在于巧妙地处理阻抗，以及找到一种帮助来访者面对自己和生活中的那些导致他陷入困境的东西的方法。但是，来访者的阻抗不是引发对抗的唯一因素，如果治疗师能认识到这一点，那么他最有可能完成这项任务。恰当的询问方式有时同样有帮助。

除了解释，治疗师还习惯将针对来访者的体验和生活方式的询问视为中立的。正如我将在本章中展示的，询问或"探索"中也有元信息。很少有言语是"纯粹"的询问；询问通常是包含目的的。

实际上，在以领悟为导向的治疗方法中，人们无法真正区分询问阶段和干预阶段。在很大程度上，询问就是干预：治疗被视为一个逐步深入地询问来访者的体验、加深来访者的自我理解的过程。在这种治疗方法中，治疗师在询问过程中进行的概念化和讨论实际上包含了很多自己的观点。

我们可以将探索性心理治疗中的询问过程理解为一种辩论过程，因为治疗师的任务是改变来访者的想法。使用认知疗法的治疗师非常明确地这样做了（事实上，在我看来有时候他们做得过于明显）。动力学治疗师也会这样做，但经常是以一种更含蓄的方式。

与解释一样，探索或询问也可以以促进性的方式或非促进性的方式出现。与治疗师的其他言语一样，以询问形式出现的评论有指责（或"无罪辩解"）的含义。治疗中的询问艺术是一种温柔地、循序渐进地引导来访者进入他一直害怕面对的领域的艺术。治疗师在这样做时，其询问方式会产生至关重要的影响。

温柔地询问的艺术

温柔地询问的艺术指以给来访者带来最低水平的被指责感和最小的伤害的方式询问令来访者感到困扰的体验和动机，并且探究令他感到羞愧的、他试图隐藏的自我意识特征或整个生活结构。有效的询问更有可能使来访者将治疗师的言语当作邀请——治疗师邀请他展开探索，而不是将其作为一种信号——自己需要隐藏起来，以避开挑战。

海文斯（Havens，1986）提供了一个有用的例子，阐述了更可能增加阻抗的询问方式和更可能让人产生治疗性共鸣的询问方式之间的区别。他比较了两种说法——"你为什么不打电话"和"你肯定有一些很好的理由才没有打电话"。他认为前者带有评判的意味，反映了过分的好奇心，而后者充满了对来访者的共情——治疗师"与来访者站在了一起，并且以一种探索的方式扩展共情"。海文斯建议，要实现类似的效果，治疗师也可以说"要理解你为什么没有打电话并不难"。

我们将在本章中探讨各种打开那些来访者觉得需要保持关闭的"门"的方法。本章中的例子之间存在很大的差异，但它们有一个共同之处——治疗师试图引入某个话题，而这个话题很容易被来访者视为是治疗师强加在他身上的，因此来访者以避开治疗师的入侵的方式做出了强烈的回应。如何在来访者不关上"门"的情况下开启某个话题是治疗师需要面对的一个挑战。

探索冲突

要以不会造成不必要的阻抗或不会降低来访者的自尊水平的方式进行询问，治疗师要清楚地记住这一点——来访者经常处在冲突中。通常，治疗师面临的主要挑战是如何找到进入冲突体验的方法，以及接触到表面单一的态度之下的复杂性。这种态度（以极高的代价）保护来访者免受他冲突的鲜为人知的一面的伤害，找到防御铠甲中潜在的微小缝隙是形成有效的询问的关键。

将唯一的例外作为开口的楔子

例如，约瑟夫的案例。约瑟夫是一名对自己的胡须有着强迫性痴迷的来访者。一连好几个小时，约瑟夫都在想着他的胡子。他应该刮胡子吗？他应该让它长得更长吗？他蓄着胡子好看吗？女人会不会觉得有胡子的他更加潇洒？他们会认为他冷酷而具有攻击性吗？胡子会让他看起来更老吗？这（看起来更老）是好事还是坏事？显而易见的是，这些重复出现的、让人时时忧心的、似乎无法得到解决的想法源自强迫性思维。

从众多迹象来看，约瑟夫的治疗师似乎很清楚这种痴迷的一个核心动力是约瑟夫对父亲的强烈的冲突情绪。约瑟夫的外显态度是清楚的：他爱并钦佩他的父亲，并经常说他希望有一天能将他父亲的价值观传给自己的孩子。但有许多迹象表明，约瑟夫确实把父亲高度专制的、家长式的价值观视为局限的、过时的，并且明显显示出对父亲既轻蔑又过于尊敬的态度。读者肯定不会因得知约瑟夫的父亲也有胡子感到惊讶，而且约瑟夫家里的所有人都很难描述没有胡子的父亲。

在试图探索约瑟夫对父亲的复杂情感时，约瑟夫的治疗师撞上了一堵墙。他想揭开这个问题的面纱，却感到非常困难，事实上他越是想问，约瑟夫越是给他宽泛甚至夸张的线索来证明自己的说法的正确性，约瑟夫的否认也越激烈。最后，我向治疗师建议，在回应约瑟夫关于想将父亲的价值观和品质传授给自己儿子的仪式性陈述时，他可以问以下问题——"**在你爸爸的观点中，如果只有一点你不想传授给儿子，你将不会传授什么？**"

这个问题似乎是一个很好的打破僵局的备用提问，原因有很多。首先，它以来访者的有意识思考为前提。也就是说，"只有一点"的概念在其表面意义上符合这样的意识前提，即关于他父亲的几乎所有事物都是有价值且值得传授的。与此同时，这个问题（起初只是以非常有限的方式）开启了冲突话题，这意味着他父亲的一些做法是令人钦佩的，而有些做法（至少有一部分）可能不是令人钦佩的。这种询问方式（至少最初）不会挑战来访者信念的基本结构。它主要在来访者的信念系统内运作，在防御结构中寻找漏洞。治疗师正在积极参与以寻找合适的切入点——这个切入点使约瑟夫有机会探索他对父亲的保留意见，而不需要首先明确承认任何不确定的东西，因为这些不确定的东西到目前为止是他的身份认同和稳定感的必不可少的因素。

我可以理解，一些治疗师可能会将这样一个问题视作"伎俩"。然而，我暗示了这一点——实际上来访者发现自己很难找到一种自我尊重的方式来探索这个问题，而这样的询问搭建了合作探索问题的媒介。如果来访者确实将问题视为操纵性的，或者实际上不想谈论这个，来访者很容易找到一种不回应的方法。但是对于许多来访者来说，这样的询问提供了一条他们急需抓住的生命线，使他们能够把自己从神经质性否认的流沙中拉出来。

谁更想要

另一个案例中也存在问题，虽然其中的问题与之前的截然不同，但是僵局的解决同样在于一种与询问密切相关的模式。来访者玛格丽特正在讨论她和她丈夫努力通过体外受精受孕的事。有迹象表明丈夫感到生气，气他的妻子不是"天生生育力强"，所以他不得不经历一个涉及大量"麻烦"的过程。有迹象表明她也感到生气，她希望她的丈夫不那么在乎自己生育孩子，并且愿意接受收养。她承认，她发现这个过程令她不快，也让她感到害怕。她否认在这个问题上她和丈夫存在冲突，这对她很重要。事实上，最好的情况是他们形成了统一的战线，都希望有一个孩子，并且愿意为了实现这一目标承受他们必须面对的一切。

在对玛格丽特的治疗中，某些禁忌似乎妨碍了我们对一些重要问题的探索（这些禁忌围绕着玛格丽特和她丈夫的态度而存在）。这种探索似乎有助于治疗师帮助玛格丽特解决许多困难，而这些困难似乎与她良好的分析能力产生了奇怪的不一致。最后，为了揭开这个话题面纱的一角，我对她说："**对大多数夫妻来说，即使两个人都想要某些东西，但其中一个人更想要。你是哪一个？**"

在我们开始讨论体外受精引发的冲突和关系紧张时，这个问题对讨论更有帮助。我认为至关重要的是，这个问题并不意味着他们中的任何一个人不想要婴儿或不想做这个手术，而意味着有个人更想要［当然，在逻辑上（虽然他们没有说出来），这表示另一个人没那么想要］。一旦来访者能够确定谁更想要，治疗师就可以问："导致您（或他）更想要的因素是什么？"然后，这可能引发进一步的询问——是什么让另一方不那么想要，其他人的保留意见是什么，等等。这样一来，最初似乎无法谈论的主题成了来访者在无意中谈论起来的主题。

它在什么时候更少，在什么时候更多

在询问那些声称"一直"感到焦虑的来访者的焦虑来源时，一种令人惊讶的有效策略背后隐藏着一些思考。对于某些这类来访者来说，让他们看看是什么让他们焦虑是非常困难的，让他们看到他们的焦虑至少部分地与进行中的生活事件或他们的想法或感受相关也是非常困难的。如果有人问这样的来访者，是否有感到不那么焦虑的时候，他会遇到一个坚决的否定——"我总是很焦虑"。但如果有人问来访者有没有一些更加焦虑的时候，我们通常会发现这个在逻辑上与之前的问题等同的问题引发了有用且有启发性的回应。来访者似乎担心他在某些情况下感到不那么焦虑的想法会导致他的恐惧被忽视或最小化。[1] 但是，如果有人承认了他最认同的情绪，如果他确信治疗师并没有试图降低他的焦虑或否认他的体验，那么他就可以开始以更加分化的方式探索他的体验。同样，在这里，治疗师需要理解来访者的参考框架，并朝着需要的方向迈出一步，同时将一只脚安放在来访者仍然需要的地方。这样一来，治疗师就可以开启对问题的询问。治疗师试图对来访者的防御进行正面攻击则会导致问题无法得到解决。

---

1 在考虑来访者的忧虑感的一个可能的来源方面，这可能确实是一个有用的线索。治疗师在帮助来访者注意到他的焦虑水平至少有一些变化之后，说一些话可能是有用的，例如，"我想知道你是否一直在害怕如果你承认你有时感到不那么焦虑，我会不太注意你的感受，或者不认真对待你的焦虑？"治疗师说完上面的话后可以说些这样的话，如"我想知道你的这种感觉是从哪里来的"（探索当下感受是如何开始和维持的），并且讨论坚信焦虑永远不会改变的观点如何阻碍双方理解它及它如何妨碍了双方对焦虑背后的原因做些什么。

将保护性否认作为探索的媒介：暂时站在防御这一边

一般来说，心理治疗的目的是帮助来访者逐渐放弃那些掩盖和扭曲他对自己和他人的看法的防御。然而，有时候站在治疗师的角度短暂地支持来访者的防御比更直接地解释防御能更有效地促使来访者努力进行自我探索。人们必须将这种方法与人们通常所描述的"支持疗法"区分开。后者的目的是通过支持他的防御来使来访者感到不那么痛苦，它不鼓励探索更多冲突的体验。相比之下，这里描述的方法的目的是通过考虑来访者的焦虑和脆弱性来促进探索。认识到来访者处于冲突之中后，治疗师只会部分地、暂时地站在防御这边，把它作为帮助来访者重新适应体验和倾向的努力的一部分，而这些体验和倾向是来访者曾感到自己无法在意识层面接受的东西。

例如，请考虑下面的例子，这是一位受督者向我报告的一个案例。来访者艾琳患有厌食症，且症状与典型病例有所不同。她并不觉得自己的瘦使自己看起来更好，而且似乎真的为自己瘦弱的外表感到难过。此外，她大部分时间都觉得自己饿得不舒服，她在吃东西的时候也会在某种程度上享受食物。治疗师偶尔会暗示艾琳的饮食失调背后隐藏着恐惧、幻想和愿望，但在努力探索来访者的困难时，他很少能得到来访者的合作。

艾琳确实偶尔提到对"控制"的担忧，但当她的治疗师试图了解她试图控制的是什么或事情如果失控会是什么样子时，他并没有成功。她一直说，"我不知道"，或者"我想不到任何东西"。我建议治疗师反问来访者："你最不希望发生什么事？"

这种询问方式与治疗师提出的问题有着微妙的不同。它允许治疗师通过公开支持被否认的信息来进行询问。它不是让来访者立即去探索一个矛盾的愿望（这种愿望很可能与她对失去控制的恐惧有关），而是让她承认她不希望发生的事情的部分。这种方式让她打开了一条受保护的探究之路，而这条路本来会使她因感到暴露得太多而无法探究。

这种"受保护的探究"方式使来访者的相关信息得以呈现，因为这种询问结构创造了一种安全的氛围。我们可以将这种方法视为治疗师使用防御来突破防御。限制来访者在探索过程中暴露的内容可以让探索过程本身得以进行并且实际上得以深化。治疗师的目标是接近而不是回避来访者体验中更为矛盾的方面——但以一种对来访者的焦虑和暂时受到保护的需要保持敏感的方式。

在不同的背景下，本·W. 费瑟（Ben W. Feather）和约翰·M. 罗兹（John M. Rhoads）提出了类似的想法，即他们可以通过询问诸如"你能想象发生的最糟糕的事情是什么"这样的问题来接触到来访者原本没有准备好面对的材料，而不必探究与恐惧密切相关的愿望。他们报告说他们的来访者（由于各种原因，这些来访者往往心理意识水平偏弱）通常会在一开始回应自己"变得崩溃""失去控制"或"完全瘫痪"。治疗师然后会跟随这些回应，询问他们如何变得崩溃、失去控制等，治疗师将这些幻想仅仅视为其对不希望发生的事情的恐惧，而不去暗示它也可能涉及欲望。作为对下一个阶段的探索的回应，来访者会报告自己的幻想，这些幻想通常以实施一些暴力或社会禁忌行为的形式存在。例如，治疗师报告说："在 30 例演讲恐惧症案件中，近一半的来访者幻想此类暴力行为，如将讲台踢开、大声辱骂听众，或者对观众进行身体攻击；其余的则通过幻想脱衣、小便、自慰等表达自己。五个年轻人幻想他们的裤子滑落。"

他们报告说，其他来访者即使按照这些指示也无法想象他们会如何失去控制，但是（与本章所述的一些策略相对应）如果被问到"**其他有同样的问题的人**"可能的行动，他们就能做到这些。

基于费瑟和罗兹在报告中描述的工作中的特定关注点和目标，即使到了结束工作时，他们也没有试图消除其来访者的防御性否认。他们正在治疗的来访者正在体验各种异常持久的、令人痛苦的症状，在标准精神分析治疗和标准行为治疗中，这些症状都是治疗师难以处理的。他们针对这些来访者的颇具创造性的、令人惊叹的工作（见 1972 年费瑟和罗兹的原始报告）让来访者的症状产生了显著的改善。根据来访者之前的治疗史，我们可以认为他们不会倾向于强迫来访者承认先前未被承认的欲望。他们指出，来访者对这些幻想的常见反应是"迅速向治疗师（或他自己）保证他不会真的做这样的事情"。费瑟和罗兹从未质疑来访者的这些陈述，他们确实一直在尝试加强来访者对幻想与行为之间差异的认识。

为了来访者的福祉，这些受过精神分析训练的临床医生可以把他们通常的治疗定义放在一边，这令人印象深刻。另外，治疗工作的成功表明治疗师并不总是需要通过按顺序完成全面的领悟来使治疗获益显著和持久。然而，他们采用的探究方法也适合作为过渡策略，帮助来访者开始间接地应对一系列问题。正如本章所述，这个方法能让来访者逐渐得到帮助，进而更充分地触碰以前难以企及的、不被接纳的欲望和体验。

治疗工作中的外化

另一种绕过来访者自我防御的方法是帮助来访者处理那些他认为很难面对的事情，即利用来访者体验到的责任外化倾向来达到治疗目的。外化是一种常见的防御性策略，一般来说，它可以使人们对自己的体验不那么清楚，也会导致人们不能有效地应对他们生活中的挑战。然而，在某些方面，它是治疗师温柔地进入某些区域的暂时的手段，这些区域是来访者需要探索但可能颇具防御性的区域。[1]

我把这个方法用在了一个我称之为吉妮的来访者身上。吉妮有过好几次这样的体验——男友突然离开她。他们甚至没有和她谈过他们的不满，但是她会在一天早上醒来时，在桌子或枕头上找到一张纸条。我的受督者，即治疗师，似乎很清楚这些男人离开和他们采取这种离开方式的原因，即吉妮倾向于对恼人的事件做出过度反应。治疗师猜测这些男人只是不想面对极端的情绪风暴——如果这些男人真的试图谈论关系中的困难，他们就要面对这种情绪风暴。

从技术的角度来看，这里发生了一件有趣的事情，即她的治疗师也经历过她的男朋友遭遇过的困境。他（治疗师）担心如果和她一起讨论她和她男朋友之间发生的事情，这会导致她在治疗中以她特有的夸张方式表现出心烦意乱。他意识到自己像离开她的那些男人一样，也在犹豫是否要面对这些。

此外，他认为这种犹豫不决是他必须处理的事情，从原则上来说，他也认为如

1　我在其他地方进一步讨论了暂时支持来访者的外化，以帮助她开始探索她以前无法面对的体验和感受的治疗价值（Wachtel，2011）。

果她在会谈中出现夸张的反应，这可能是一个探讨这种倾向本身的机会。[1]由于他之前与吉妮相处的经历，他也觉得她的不安将会变得很混乱，她实际上并不能从中学到任何东西——她既不会听他说的话，也不会以连贯的、对治疗有利的方式将它与经历的其他方面结合在一起。

然后他问到，如何才能以一种可能被听到的、有治疗效果的方式探索这一重要模式？他感觉自己需要小心翼翼地对待她。我觉得最终他将不得不直接处理这种移情和反移情影响，这将是治疗过程的关键因素。我建议他按照下面的方式对此模式进行询问："让我问问你关于你男朋友的事。你认为他们之所以这么做是因为他们觉得无法面对你吗？"

请注意，这句话里没有说她无法面对。从表面上看，这句话根本不是关于她的。这是关于男人的，是关于他们将如何看待这种情况的。从这个意义上讲，它可以被视为促进外化，将来访者和治疗师的注意力从吉妮自身的体验转向其他人的体验。然而，它也提供了开始谈论某个话题的机会，这个话题对吉妮来说是巨大痛苦的根源，并且她很难处理它。

在计划如何对这种模式进行询问时，我进一步向治疗师建议，如果吉妮确实承认（即使是暂时性地承认）那可能是她的男朋友对事情的看法以及他们那样做的原因，治疗师可以接着问她："可能是什么导致他们会这么想？"如果这样的话不起作用，治疗师可以用更尖锐的方式来跟进："如果他们直接对你说了什么，你认为他们害怕发生什么？"后一个版本仍然明确关注男人们害怕的内容，但它推动来访者多思考一下她做了什么导致他们这么想。

当然，我们希望她能开始意识到他们可能会害怕她感到非常不安，这能为治疗师与来访者探索她的这种行为开辟一条道路——它代表了什么，它是在哪里、是如何被习得的，是什么样的思想和情感上的假设导致她的反应像滚动的雪球一样，以及她用这种方式表达她的不安有什么后果。这种询问方式让她有可能更好地理解这

1　以下是反映行为主义治疗师和动力学治疗师的观点重叠的一个例子。在这里，行为主义的现实体验概念与动力学的移情概念类似。促使动力学治疗师强调对移情的探索的一个关键因素是，它提供了在生动的现实体验环境中进行治疗性学习的机会（Kantor, Tsai, & Kohlenberg, 2010; Kohlenberg & Tsai, 1995）。

两点：她的表达方式对于别人来说是夸张的，会导致别人退缩而不是认真对待她的抱怨，以及她的过度反应是如何增加她自己的不安感和脆弱感的。

要实现后者，治疗师还需要谨慎和微妙的措辞。这些话很容易被她理解为一种指责——治疗师指责她只是在装模作样，她其实并不像她看上去的那样心烦意乱。在面对这个问题时，人们可能会大胆地推测，比如，"我想问题的一部分是不是因为已经有很多次其他人没有意识到你有多难过或没有以有帮助的方式回应，所以你甚至不相信别人会注意到你的不安，除非你把音量提高？"

根据她对此的反应，我们可以进一步建议："我认为经常发生的事情是，你曾做了些什么，试图让他们注意到你的不安，但结果却事与愿违。常发生的事情是，他们感到你的不安有点夸张，然后他们就退缩了。之后你会感到非常沮丧，觉得自己被抛弃了，所以你更努力地去告诉他们你感觉多么糟糕，而对不安的又一次真诚的表达让他们感觉它可能不是真的，或者它对他们来说太难以应对了。"[1]

随着对这种模式的探索的进行，治疗师可以开始说出模式在治疗关系中是如何发挥作用的，以及他和吉妮的互动是如何复制了她生活中的关键互动。这里提供的策略不是这种方法的替代方案，而是一种补充。它为吉妮开辟了一个空间，让她开始审视正在发生的事情，而不仅仅是对其做出回应，因此它促进了必要的自我观察，使移情分析变得有效。如果治疗师过早关注移情，如果来访者没有得到帮助，没有达到她能够反思和体验的点，那么移情分析可能是无效的，它在这里只是一种理论上的必要步骤，而不是一种能满足来访者需求的敏感回应。[2]

来访者对外化的执着程度，以及外化在何种程度上掩盖了来访者对自己行为和经历的看法在不同的来访者之间存在着很大的差异。对于一些来访者来说，一个简单的问题——比如，"事情发生时你发挥了怎样的作用"或"是什么让事情这样发展下去的"——都可能很有用。而其他人需要更复杂或更间接的方法。将两者在一定程度上结合在一起的一种方法——开始探究来访者的责任，同时仍然（为防御性

1　当然，这是对困住她的恶性循环的解释，也是对反语的解释。

2　在一些精神分析取向的治疗师的观点中，与来访者相互作用的模式（例如，此处描述的模式）似乎与对移情的有效探索不相容。有关当前移情现象的研究方法背后的概念基础，以及有关此处所描述的策略如何与有意义的、彻底的移情分析兼容的进一步思考，请参见本书第 6 章。

很强的来访者）提供某种程度的暂时的安慰性外化——可能是问他，他在做事时是否有什么东西吸引着他，使他采取行动，进而导致整个循环继续下去。在这里，我们进行了有关来访者的积极作用的询问，但这种询问方式使来访者几乎无法察觉到这一点。这个问题看起来似乎是有关外化维持的（来访者的参与本身是另一个人的错），但询问的方向也开启了有关来访者自身发挥的作用的话题。

事实证明，这种方法对于丹来说是有用的，丹是一个防御性很强的人，他在会谈中无休止地谈论他父亲是如何对待他的，而几乎没有提到他自己的感受，也没有提到他父亲的行为激起了他的什么情绪。

询问丹的体验，或者说出他专注于他父亲的倾向如何让他远离自己的体验几乎没有作用。它们要么基本上被忽视，要么被视为批评（讨论这种模式同样没有效果）。进入他自己体验的唯一途径似乎在于他对父亲的关注，例如，"多年来你是如何适应（父亲的 X、Y 或 Z 行为）的？"这样的问题确实能让丹走向更多的自我探索。一段时间后，如果他至少暂时被这种自我审视吸引，那么这个过程可以延伸到**"这在你和你父亲的关系之外有什么表现吗"**之类的问题。这样治疗师就可以逐步积累关于他的生活和体验的具体细节，并为丹有兴趣进一步自我探索提供基础。[1]

因此，面对像吉妮和丹这样的来访者，治疗师会尝试逐步说出来访者防御的问题，但是以一种非指责的且接受来访者对他体验的建构的方式（即使治疗师正在努力修改那个建构）。从来访者的参照系来看，我们可以理解不具有适应性的行为也是有意义的。对一组特定的体验进行特定的解释似乎是开启来访者内心世界的唯一途径。从接受来访者最初的外化倾向开始，治疗师能够逐步帮助来访者更深入地了解自己的体验。

1　我们也可能会注意到，"多年来"这个词充当了一座桥梁，把丹对父亲所做事情的防御性执着与进入他当前生活的活生生的体验联系起来。它允许来访者在时间上体验到相当普遍和遥远的东西，之后体验可以通过一些问题变得更加聚焦，例如，"你现在是怎么体验它的"或者"你现在用什么方式做到这一点"。正如在上面的讨论中，目的首先是帮助他看到他是如何被外部原因困住的，其次是让他看看他是如何陷入其中的，以及他对此有何贡献，最后是帮助他理解它在当下的生活中的作用。

通过移情和移情认同进行探索

在不引起过度阻抗或损害来访者自尊的情况下，探究来访者可能的防御性特征的另一种方法来自心理分析文献偶尔涉及的移情视角。在大多数情况下，当来访者对治疗师的反应与他（来访者）对父亲或母亲的反应或看法相似时，这就会引发移情——"你认为我是剥夺者和讨厌的人（或者弱者、需要保护的人、自恋的人、极其完美的人等），正如你对你的父母的感觉那样"。

但是，移情的另一个方面（我称之为"移情认同"）对于进一步扩展我所说的"温柔地询问"非常有用，那就是检查来访者对治疗师的反应，这种反应就像过去他的重要他人对他的反应一样。因此，在这些情况下，存在一种角色调换。这不是将童年的感知或反应移情到新的客体上，而是调换童年的角色，把来访者变成其父母的角色，含蓄地将治疗师置于孩子的角色中，即来访者的角色中（Racker，1968；Searles，1965；Tansey & Burke，1989；Weiss & Sampson，1986；Mermelstein，2000；Silverman，2007）。

这里谈到的东西主要通过两种认同方式发挥作用。第一，来访者（至少是内隐地）认同父母，这种认同通常是安娜·弗洛伊德（Anna Freud）所说的对攻击者身份的认同（Freud，1936）。第二，治疗师反过来认同来访者（作为受害者）——他在移情的反向角色（与反移情不同）中体验到了来访者在面对父母时的感受。

这种观点的一个非常有价值的含义是，治疗师通过将那些"父母式的"行为视为来访者（通常是无意识地）在向治疗师展示他是如何被父母对待的来唤起来访者对他本人的各种行为的注意，否则治疗师很难用不带一点指责的口吻谈论这件事。

以我督导的来访者蒂娜为例，她总是挑衅、贬低和否定治疗师。她取消会谈，并且说这无关紧要；她告诉治疗师她很高兴与他交谈，但这没有多大帮助，并以各种方式暗示治疗师的努力对她来说根本不重要。根据我对这个案例的理解，我向治疗师建议从移情认同的角度对来访者说："我想也许你正试图生动地向我传达你父母是如何对待你的；你一遍又一遍地告诉我，我是多么不重要，我对你的影响微乎其微，你让我知道他们传达了类似的东西给你，你让我感受到了那种感觉。"这种方式使来访者的行为被直接说了出来，但来访者没有因此受到指责。事实上，来访者的这种做法被认为对治疗任务有积极的贡献，是来访者向治疗师传达重要信息的一种方式。

我们必须清楚的是，说话的语气是至关重要的。如果治疗师不是在认真地说，而是在挖苦，这种话就算不上温和的询问。此外，除非治疗师根据实质性临床证据确认父母确实以这种方式对待来访者，否则治疗师不应使用这种类型的移情认同解释。

然而，我要补充的是，言语中隐含的观点对于治疗师发现父母在来访者眼中是怎样的人是很有帮助的，也就是说，这个角度（以及治疗师被视为父母的更传统的角度）能让治疗师关注自己与来访者的体验，并从来访者的心理生活及塑造了其心理生活的互动中获得有价值的见解。除了帮助治疗师以不太带有指责意味的方式说出他们之间的某些困难事件之外，这种角度也可以帮助治疗师针对来访者经历中先前被忽视的复杂方面提出临床假设（Racker，1968）。

我们还有另一种询问看似出现阻抗的来访者的方法。蒂娜的治疗师告诉我，她认为蒂娜最有可能用这样的话来回应——"不，我的父母从不喜欢那样做。他们总是对我很好。如果有任何不对的地方，那就是他们永远不会对我说不。"

现在这名来访者的一个主要特点是，她过于有活力，不能以任何方式变得严肃或有反思性。事实上，治疗师怀疑这一特征部分地解释了这位年轻、漂亮的女性在与男人约会超过两次后在维持关系方面遇到的巨大困难。她对治疗师的态度中隐含的批评和轻蔑可能表现在她对男性的态度上，此外，她的治疗师也怀疑，她的活力也许最初是有吸引力的，但很快就会传达出不愿意或不能认真地对待任何人或让任何人变得对她很重要的信息，而这种信息会让男人很快就退缩。此外，她的活力最初传达的那种看似轻松、轻浮、急于讨好的形象可能也吸引了那些对即将到来的吹毛求疵忍无可忍的男人。

蒂娜的不反思让人很难提出或审视这些问题。探究蒂娜成长过程中的家庭氛围（以便看看她的家里是否有关于严肃感情的禁令或禁忌）的努力遇到了无礼的、轻蔑的拒绝（虽然它在表面上令人愉快）。

在蒂娜的治疗师告诉我她认为蒂娜对上述言语的反应代表什么时（她暗示蒂娜对治疗师的行为传达了她的父母对待她的一些方式），我建议她对蒂娜进行以下询问："你认为你的母亲总是'很好'，因为她很难承认有什么不对劲，她觉得有必要一直保持开朗和乐观的态度，是这样吗？"

在早期，这种外化的询问方式可以被视为促进来访者最终审视自己具有强迫性的活力风格的第一步，这种将活力风格描述为她成长的家庭伦理的风格的方式为探索打开了一扇门。它意味着这种风格不一定是个人失败，而是一种忠诚（或在她的家庭中成长）的几乎不可避免的后果（Wachtel，1991b）。

从技术的角度来看，治疗师可以通过多种方式解决上述问题。如果蒂娜承认了治疗师对她母亲的描述是事实，那么治疗师已经朝着探索家庭中这种倾向的方向迈出了一步。如果她似乎更有可能否认这一点，即她的母亲难以承认生活中更严重或更难的问题，那么治疗师就可以问（跟随蒂娜的说法——她的母亲在处理令人不安的问题时没有任何困难）："你能给我一个困扰她的事情的例子吗？"如果来访者这样做了，我们又可以在一些强迫性的活力背后开启一些真正的治疗工作。如果她不能举一个例子，这也提示了某种治疗意义——她被带进了更接近现实的情景，即对家庭中令人不快的话题的全然否认和强迫性回避。

由于其他元素，前面提到的移情认同范式的版本可能被掩盖了。把焦点定为移情认同的原因在于，蒂娜的风格是轻松、愉快的，但最终是不参与、不投入的，她不愿意分享深刻的情感，在她与治疗师的关系中，并非是治疗师被视作了她的母亲，而是她在"扮演"她的母亲，治疗师在"扮演"她。

治疗师沿着这条路线进入来访者的体验，更容易变得富有同理心且不那么生气。治疗师对来访者的愤怒往往源于挫折，源于他感到自己无力帮助对方。只要治疗师看到"门把手"，即使来访者的行为仍然令人生气，愤怒也会消退。作为治疗师，我们的优势在于理解。作为治疗师，我们经常能够容忍来访者的很多行为，却永远不会容忍其他人的类似行为。也许我们能从理解这些行为中得到安慰，甚至快乐（从而感到自己是能帮助他人的）。

按照刚才描述的询问思路，治疗师可以带着同理心以一种真诚的方式处理那些原本会让人感到受挫、会阻碍治疗工作的行为。移情认同的观点既阐明了指责带来的刺痛感，又从治疗师发现的令人抓狂的无礼且冷漠的模式中把指责的刺痛抽离了出来。综上所述，治疗师现在可以说的大概是：

"人们很难一直遵循这种隐含的规则——当有事情困扰你的时候，你不能说出来；当你感到沮丧或担心的时候，你还是得表现得若无其事、充满活力、毫不在意，然后你还必须承担其他人的体验带来的后果，例如，退缩的男人们。我相信对你母亲来说，做到这些也不容易，但是在你还是一个小女孩且非常容易受到影响的时候，她为你树立了榜样，这让你感到你也必须做到这一点。而现在你已经习惯了这样做，你几乎没有注意到你遵循着这条规则，而你遵循的规则实际上在某种程度上违背了你的本性，这使你的一个真实且重要的部分被困住了。我很惊讶这么多年你都做到了，我也不惊讶你现在觉得有点筋疲力尽。"

这句话是治疗师为了解释她在不同时间说过的几件不同的事情而合成的，它包含了许多不同的治疗元素和观点。这句话一边回顾了来访者为她的活力付出的代价（当有什么事困扰她时，她不能说；男人们选择退缩），一边同情地表示，这"肯定很难"。它还把来访者的行为模式归咎于某件不是她的错的事，暗示成长于这样的家庭的来访者变成这样几乎是不可避免的；然而，这样的陈述方式也没有责怪她的母亲，并指出那对她来说一定也很艰难。它以一种"题外话"的方式插入了一个重要的信息，即这种模式违背了来访者的意愿并把她的重要部分困住了。这是一种来访者很难挑战的方式，因为它将这种理解归咎于她已经认识到的东西——来访者对这种模式感到"疲惫"，她受够了维持这种模式，也受够了这种模式让她付出的高昂代价。来访者在治疗师介入之前已经靠自己意识到了这一切。第11章将更详细地讨论这样的"归因"言语，在这种言语中，在来访者有意识地、完全地获得领悟之前，治疗师基于对来访者的信任，提前让来访者获得领悟，或者假定来访者在某种程度上已经准备好并渴望改变有问题的模式。有的人可能会说，这种信任的功能有点像金融领域的信贷——治疗师在来访者还没能力偿还之前将"钱"借给他，这是一种对他的信任，治疗师相信他最终将有能力偿还"贷款"。这实际上为他提供了暂时的资源，最终使他能够证明之前治疗师给予的信任是一笔不错的投资。

在会谈中探究来访者的行为

我们习惯认为来访者的（与治疗师相关的）行为为开展治疗性学习提供了一个

特别有价值的机会（这是正确的）。但正是这种即时的关注使来访者隐隐地感到更加脆弱、易受攻击。因此，治疗师在关注这种行为时需要特别注意策略和非指责的交流方式，尤其是当来访者的行为令人讨厌或具有挑衅性时。但治疗师在试图不去指责或批评时，容易感到被困在一个角落里。

我将呈现一个我称之为马丁个案的棘手案例。马丁经常会在会谈开始或结束时"窥探"我的办公室。他会查看我桌子上的任何东西，问及放在桌上的各种文件。他的举动通常会让人感到受到了冒犯。我很清楚这种行为很重要，我需要加以询问，但我没有马上做，这一方面是因为我感觉到了马丁的脆弱，一方面是因为我对马丁的行为感到恼火，并且我认为在这种情况下询问是不会起到治疗效果的。我把询问这事暂时搁置了，希望等我找到合适的方式后再去询问。

在另一次讨论里这个机会来了，询问加深了讨论，并且使我更有效地处理了我刚才提到的"窥探"问题。马丁是一个回避型的人，言语总是非常模糊、抽象（我们在之前的会谈中讨论过他使用的诸如"我几乎是矛盾的"这样的句子。对矛盾心理暗含的经验的模糊性，马丁也必须用"几乎"来进一步掩饰。他现在已经能够笑对他的回避了）。在之前的会谈中，他发现他对妻子卡特琳娜和她的家人知之甚少。他们是从南美洲移民过来的，他不清楚他们为什么移民过来，不清楚他们在那里属于什么样的社会阶层，不清楚他们待在这里的感受如何，也不清楚他们是否认为自己已经安顿下来。在那次会谈中，他（与我）了解到这与他和妻子目前关系中的一些关键问题高度相关，并且他敏锐地意识到了自己为回避型风格付出的代价。

然而，在这里讨论的那次会谈中，他有点退缩，因为他那时刚刚意识到他在避免弄清楚妻子的感受。他说他曾经想过这件事，并且意识到卡特琳娜是一个非常内敛的人。毕竟，她曾对他说："我不想接受精神分析。我的过去就是这样，我真的不想深入研究它。"然而，马丁也不是彻底退回了原样。马丁已经开始控制他的回避倾向，不再像以前一样轻易避开有关她和他们间关系的复杂感觉。他继续思考，并且说："也许我在保护她，或者……我不知道……"

在那一刻，我插话："或许这就是你娶她的原因。她是那种你可以与之建立某种关系的人，在这种关系中，含糊是契约的一部分。"

当我说完时，我意识到无论这句话的准确程度如何，来访者都很容易将其知觉为一种对抗或攻击。我思考着如何以一种有治疗性的方式进一步表达我的意思。我认为最有用的处理方式是强调冲突的因素。我觉得，如果我同时谈到冲突的另一方——他希望自己能更清楚一些事，那么他可能更能抓住我试图传达的关于他的含糊和回避的信息。在这样做的过程中，我很快发现了一个机会，我终于可以在会谈中提到我一直想讨论的马丁的"窥探"行为。

最终我所讲的完整内容（包括可能准确但仍有缺陷的开头）如下："也许这就是你娶她的原因。卡特琳娜是那种你可以与之建立某种关系的人，在这种关系中含糊是契约的一部分。我提出这个问题是因为我想你现在对这个问题感到有些矛盾。你开始怀疑这是不是你真正想要的婚姻。我认为你想更清楚地了解自己，更清楚地了解别人，你想获得一些你从未有过的清晰的感觉。"[1]

当马丁对这一说法做出积极的回应时，他似乎更接近自己希望更清晰、更直接地了解问题的那一面了，我继续提到他在会谈开始和结束时的行为。我这样做有两个目的：一方面我觉得他会在面对和审视他的行为方面获得宝贵的学习经验；另一方面我认为这是一个机会，我可以用一种非指责的方式来处理一直困扰我的行为。对治疗师来说，对来访者感到恼怒或沮丧显然不是一种理想的状态。这是一个"消除隔阂"的机会，在某种程度上它将重塑他的行为。从下面的言语中我们可以清楚地看出，一个因素促进了两个目标：我们有机会将马丁的行为视为他的好奇心和求知欲的表现，而不是某种"不合适"的违背或侵犯行为。我对马丁说了以下内容："我想到一件事情，现在我能更好地理解你希望了解得更清楚的愿望了，我知道这已经存在了一段时间了，但我一直没有说，因为我不知道它是否意义重大，也不知道它是关于什么的。实际上，从你来到这里的第一天起，你就做了一些相当不寻常的事情。几乎在每次会谈开始前或者结束后，你都要看看我的桌子，问我一些问题，比如，'那张照片是谁的''那篇论文是关于什么的'。你读桌上的文件，你很好奇，你看每件事的方式一开始让我觉得有点不舒服。现在我想我更好地理解了它，我把它看作重要且积极的事情的一部分。我把它看作你驱除你生活中的迷雾的

1　最后这句话不仅谈到了冲突的另一方面，还涉及消极归因维度，它强调来访者希望感觉变得更强烈的一面——他想获得更大的清晰度的愿望。关于这种言语的进一步讨论，请参见第 11 章。

尝试，你在这迷雾中生活了很久，你环顾四周，想看看'我在和谁说话，这到底是怎么回事'。这是一种渴望，你想更多地了解我，你想克服模糊和神秘，我认为这是因为你的生活中有太多模糊且神秘的部分，有太多的东西没有被清晰地表达出来，没有被正视，没有以你的方式被表达出来。"

读者可能会注意到，我在这里并不是说他含糊不清或口齿不清。我将他无法清晰地表达自己的体验的情况与他在其他环境（如商业）中更强的能力进行了对比，我是在从积极的方面接近"消极"。

读者可能还会注意到这段话相当长。总体来说，我同意这个常识，即一个人的话最好简短。然而，我怀疑实际上治疗师在他们的日常实践中表达的内容比人们从有关治疗过程的记载中推测出的内容更长。在这一点上，我注意到雷克对弗洛伊德的技巧的评论很有趣。

> 弗洛伊德不断地解释，做出详细的、有时非常多的解释（他说的话和来访者几乎一样多）。这个会谈是一个直接的对话。那些将"经典技术"的概念与来访者的独白应该占主导地位、治疗师的解释应该简短的观点联系起来的人将得出这样的结论……在这方面，弗洛伊德并不是一个"古典精神分析师"（Racker，1968）。

无论如何，我都敏锐地意识到对本书中提出的一系列因素的关注有时可能使治疗师的言语比他们原来的长一些。在我看来，这种整体权衡是有利的，但肯定有言语过于冗长的时候。我刚才引用的例子确实可以说明这一点。虽然我认为言语包含适当的元素和适当的主旨，但它可能比它需要的长。也许这个信息应该被分次表达，而不是一下子被全部说出来。

然而，读者应该注意到，言语在被印成文字时"看起来"要比它们作为人与人交流的自发过程的一部分时长。在文字中，它看起来就像一个"对着来访者说话的段落"。在实际会谈中发生的是一个双向的交流过程。文字没有表达出来的是微妙的点头（表示"继续"），还有听众眼睛里的兴致盎然（如果来访者的眼神开始变得呆滞，治疗师显然不应该继续），以及双方共同建立话题、转换节奏时的大量的相互暗示（Beebe & Jaffe，2008）。

反问句

在处理嵌在治疗性询问中的元信息方面，存在一些含糊不清的地方，其中之一就是治疗师经常以一种准苏格拉底式的方式提出自己的观点。解释或暗示常以问题的形式出现，这样来访者或治疗师并不总能很容易地理清这样的言语或问题在治疗性对话中的作用。如果来访者注意到问题的反问性质，我认为治疗师应该承认这一点。如果治疗师披着含糊和中立的外衣拒绝承认自己参与了治疗中发生的事情，那可能会加剧来访者对自己的感觉的不信任，并加剧来访者不认同自己的感受和偏好的倾向（Wachtel，1987，2008b；Frank，1999；Aron，1996；Stolorow & Atwood，1997；Renik，1996）。但通常我们也可以诚实地说："是的，你是对的，我当然是想让你明白我的意思，而不是仅仅想问一个问题；但我也是在问一个问题。我对我认为的正在发生的事情有了一个大致的了解，但实际上，一起探索这个问题真的能帮助我更好地理解它。"

关于这种准问题和它如何能成为一个"真正的"问题的好例子来自于一个遭受极度苛刻的超我折磨的来访者。珍妮弗非常喜欢自我批评，坚持圣人般的标准。治疗师努力地指出她对自己的态度是多么苛刻，讨论她过高的标准，但似乎收效甚微。因此，当她批评她所做的事情时，我开始询问（作为一种信息）："是只有你不应该做这件事，还是如果别人这样做了，这仍会是一件可怕的事情？"或者，我可能会问"如果比尔、玛丽莲或露丝这样做了，你会有同样的感觉吗"。当然，我的目标之一是找到另一种途径帮助她了解她对自己的要求有多么严格；但我也真心想知道她的批评标准，以便更好地理解她对别人的评判标准。这无疑是反问，但这也是一个问题。

指责性询问

在其他情况下，治疗师的提问不是反问句，但无论如何它都是一种表达意思的手段。如果治疗师对符合来访者利益的潜在行为有相当清晰的看法，但治疗师的角色限制又使他将自己的活动限制在"探索"或"询问"中，这通常不是一个非常有利的情况（Wachtel，1997）。通常，这个问题的意图对治疗师来说至少有些模糊，这确实是结果不理想的原因之一。在我主持的一个案例研讨会上，我注意到了一个有趣的例子。

不久前，来访者威廉发现妻子乱放日记，他读了日记，证实了他对妻子有外遇的怀疑。在那之后的许多场合，日记也被找到了，威廉再次读了这本日记，他为自己的行为感到羞愧，并对日记的内容感到不安。很多迹象表明实际上威廉的妻子有意让他读这本日记，因而他们两个人进行了一种适得其反的、隐秘的、不为人知的交流。此外，也有迹象表明他的妻子希望威廉把事情公开，这样他们就能谈论他们之间发生的事情了（他们之前曾一起接受过伴侣治疗，但由于种种原因他们目前并没有接受伴侣治疗，尽管有迹象表明这对他们俩来说可能是最好的选择）。

威廉的治疗师认为，对威廉来说重要的是找到一种方式与妻子讨论他读过这本日记和日记的内容，与妻子讨论他感觉到她实际上想让他读这本日记。然而，由于对治疗过程的了解，治疗师觉得在提供这方面的直接建议时受到了限制，因为治疗过程需要他不去提供建议，而只进行"询问"。因此，他向威廉提出了一个问题："是什么让你和她谈论日记变得困难？"

乍一看，这个问题无关痛痒。毕竟，这是一个"询问"，它鼓励威廉更密切地审视他的体验以及他的动机和担忧。然而，这个问题传达了一个微妙且不确定的元信息：正如它所说的那样，它似乎暗示着与他的妻子谈论已经发生的事情本应该是容易的，是他的主观困难感挡了路。

我相信，更有帮助的是这样的话，例如，"我感觉你在谈这件事上有点困难"。这句话表达的内涵与治疗师的问题所表达的内容有很大的不同。这个句子也包含一个暗示，即说出这个想法可能是一个好主意，但治疗师通过这句话承认了来访者对和妻子谈这件事的焦虑（尤其是考虑到他不得不承认自己在阅读日记时做了一些令他感到羞耻的事情）是可以理解的，是一种必然。虽然与妻子谈这件事可能是必要的，但这绝不是一件容易的事。治疗师问的问题可能会被视为一个与本章前面讨论过的"为什么你不打电话"类似的问题，它再一次向我们强调了我们必须关注治疗过程各个方面的内涵和元信息。询问不是一个受保护的领域，治疗师在询问时也需要考虑这些问题。

第 **9** 章

借助来访者的优势

我们帮助人们改变的努力源于对问题根源的理解。指导治疗工作的理论往往是病理或失调理论。在我们这个领域的历史上，以个人优势为中心的理论相对较少。随着积极心理学运动的发展，这种情况已经开始发生改变（Linley & Joseph，2004；Lopez & Snyder，2009；Peterson & Seligman，2004）。

马斯洛较早就开始聚焦于病理学之外的问题（即使他的做法也存在问题）（Maslow，1962）。马斯洛挑战了将人格研究扎根于病理学研究的普遍趋势，转而选择将工作重点放在对健康个体的研究上。马斯洛认为，对健康和"人类潜能"的研究将揭示这个领域的大多数工作者因以病理为中心而无法看到的可能性。

将优势功能视为值得关注的焦点，以及以积极而非消极的方式构建人格理论仍然是一个引人注目且颇具吸引力的选择。然而，马斯洛自己的工作中却存在个人主义偏见，这种偏见与深入理解健康的人类功能特有的相互依赖性并不相符［我在其他地方呈现了对马斯洛研究人类潜能的方法的批判（Wachtel，1983）］。

马斯洛和其他为人类潜能运动做出贡献的人对某些实践产生了相当大的影响，可以说，这些实践是心理治疗的近亲——例如，各种各样的"成长团体""相遇"，以及来自各个中心的其他团体，如加利福尼亚州的伊莎兰学院。然而，它们对心理治疗实践本身的影响相对较小。在这方面，值得注意的例外是罗杰斯，他是心理治疗领域和人类潜能运动领域的领军人物。然而，罗杰斯在心理治疗领域的有影响力的工作（Rogers，1942，1951，1961）在他参与人类潜能运动前就开始了。

与心理治疗领域的大多数领军人物相比，罗杰斯更像是在来访者的优势上建构理论。在很大程度上，他的治疗建立在"珍视"来访者、尊重来访者的人性和积极地看待他的体验（而不是质疑或诊断它）的基础上。事实上，人们可以看到罗杰斯的积极取向与我之前讨论过的怀尔的观点之间存在一些相似的地方，它也与本书的观点一致。然而，我认为罗杰斯倡导的肯定来访者的取向似乎限制了治疗师对问题的深入探索，这些问题中的焦虑和冲突导致了防御和随之而来的扭曲或自欺欺人[1]；它还限制了主动干预的种类，我认为主动干预常常是对努力理解的有用补充。

在本章中，我想探讨一种不同的观点，即如何将治疗努力指向肯定和借助来访者的优势。我们应该清楚的是，这种对积极方面的关注绝不意味着忽视困难、弱点、压抑，或者自我挫败、自我限制的性格特征，因为它们很可能在为什么来访者进入治疗的问题中发挥核心作用。只有治疗师清醒地面对来访者的生活现实，深刻且持久的改变才能产生。但这确实意味着大多数心理治疗的整体愿景过于片面地集中于消极方面。有效的心理治疗工作必须能同样清晰地看到来访者的优势。正是基于这些优势，改变才得以发生。如果治疗师没有清楚地看到优势，改变将变得极不可能。

借助变化：治疗是一个改变的过程

治疗是一个改变的过程。当它正常工作时，治疗师对来访者的任何描述都是对处于过渡状态的人的描述。通常，我们必须克服的一个主要问题是来访者倾向于以静态的方式看待自己，而治疗师的一个重要任务是帮助来访者将自己视为可变的（ Frank & Frank，1993；Duncan et al.，2010 ）。

治疗师的言语可以促进或阻碍来访者对改变的可能性的感知。当治疗师以不同的方式表达相同的信息时，来访者有可能产生"被困住"的感觉，也有可能有机会想象各种不同的未来。

请思考以下例子：一名受督者对经常保持沉默的来访者说，"你似乎在交谈方面

1　我们可以肯定的是，罗杰斯的方法本身就是一种深入研究个人体验的方式。在许多情况下，以来访者为中心的治疗师的共情立场（留意来访者的描述并与之产生共鸣）可以让来访者越来越能够将自己的体验表达出来，可以帮助来访者澄清并聚焦于以前不曾注意到的体验。事实上，在一些从业者的工作中，罗杰斯探索体验的方法很难与心理动力取向的临床医生的解释立场区分开来。

存在困难"。他的言语在本质上是准确的，但我在督导会议上提出了一个问题——在我看来，这种表达方式会让来访者形成"我是一个在交谈方面存在困难的人"的自我归因，并且这种思维方式的静态性可能会令其感到沮丧。

我建议他在将来说类似这样的话——"*你在有些时候比其他时候更健谈*"。这可能更有用。对来访者而言，这句话说的是相同的行为，但是它考虑了来访者在那一刻的沉默，留意到了沉默不是一个孤立的、绝对的情况，而是模式的一部分，并且含蓄地邀请来访者反思该模式。这句话的优点是它识别出了来访者确实很健谈的时刻。来访者的固定特质指他必须简单地接受的有关"我是什么样的人"的描述，而这句话传达的意思是不爱说话不是来访者的固定特质。他有时有能力交谈，这也是他的一部分。此外，这句话鼓励来访者（和治疗师）尝试理解为什么他在有些时候难以交谈，而在其他时候更健谈，以便他们剖析他何时（或在与谁交谈时）更健谈，以及何时（或在与谁交谈时）存在交谈方面的困难。

原则上，大多数治疗师都对这些问题感兴趣。但是，当我们将来访者视为沉默的来访者，或者现实检验能力不好的来访者（而不是在某些情况下现实检验能力受损的来访者）时，或者当我们认为他们是有诱惑性的、有敌意的、不自信的或有自虐倾向的人的时候，我们很容易忘记来访者的这些品质的表现形式的变化，并且容易停止寻找引发变化的原因。此外，如果这种静态表征不仅进入了治疗师的思维，还通过治疗者的措辞方式被传达给来访者，治疗师在探索这些体验与正在发生的生活事件的相关性时，甚至在探索改变过程本身时会遇到更多的阻碍。

治疗师在沟通时要注意，治疗师对问题模式和行为的聚焦意味着他不仅要关注来访者"是什么样的"，还要帮助来访者将其视为他对某些特定情境的可理解的反应 [1]，以便治疗师将他的信息以一种最小化阻抗和扭曲的方式传达给来访者。

例如，在里克的案例中，工作的核心部分是帮助他认识到父亲不爱他并帮助他

---

[1] 重要的是我们要清楚，这里的"情境"并不一定指"客观"的情境。更有可能的是来访者以一种非常特殊的方式对这种情境做出反应，而其他人会对它做出不同的反应。我关注情境对人的意义。我们必须明确的是，反应不是在真空中发生的，来访者的体验不仅受过去的经历和性格的影响，还受当前环境的影响；如果一个人的表述中没有包含该情境，这就可能造成不必要的治疗僵局（Hoffman, 1998; Orange, Atwood, & Stolorow, 1997; Wachtel, 2008b）。

接受这种感觉——父亲不爱他带给他的感觉。许多迹象表明里克感受到了这一点，并且这对他自身的感受和其生活的其他方面都产生了重大影响。但是，他在很大程度上通过模糊这个问题、谈论其他话题、在讨论他的父亲时关注把他和父亲联系到一起的信托基金和令人期待的遗产的深奥细节来让自己不去意识到这一点。直到治疗师简单地修改了谈论这一点的方法，他才变得不再抵触这一点。我们并不是在简单地说，他在谈到父亲时变得含糊和不专注，而是在说，当他谈到父亲对他的感觉时，他没有像往常那样清晰地看待事情。他直言在其他情况下自己完全有能力表达清楚，这使他能够承认他在谈到这个话题时确实变得含糊了。实际上，这似乎也引发了他的好奇心。他好奇为什么自己在思考他父亲对他的感觉时竟然表现得如此不同，而在其他情境下他不会如此。

借助优势

下面的案例提供的不同视角说明了如何借助来访者功能的变化来让治疗变得有效。一位具有整合兴趣的行为治疗师对我讲述了他的一个案例。案例中的来访者很难开放自己，也很难直截了当地表达，或者说，她很不善于表达。治疗师想对来访者说一些解释性的话，但根据他对来访者的了解，他担心来访者会把这些话视为批评并感到生气和不安，也担心她会因此停止参加治疗。他对这个个案感到非常悲观。

我建议他利用这种模式中的变化来谈这个问题。我建议他等到来访者表现出比平常更高水平的开放性时与来访者谈论这种开放性，并对是什么使她在这个场合能舒服地表达自己表示好奇。这样一来，治疗师就能以更恰当的方式谈论这个问题了，这种方式给治疗带来的威胁和挑战更少。它使来访者能够反思如何使自己变得更开放，同时没有给她贴上"封闭"的标签，也没有指向她的不足之处。

治疗师可以通过这番讨论来尝试抓住更有可能得到来访者的接纳的时机。当治疗师表明他注意到了她的积极变化时，来访者更可能听进去他说的话，并且不会变得充满防御性。这样的讨论传达了希望——它表明她可以变得更开放，并且治疗师可以剖析她何时无法与人沟通，或者为何有时（甚至经常）无法与人沟通。来访者需要有更大的勇气和信心才能面对这方面的话。当人们感到更有力量而不是怕得想藏起来的时候，人们通常能够更好地应对困难的问题。然而，这往往正是治疗师提醒人们留意这些问题的时候。在我建议的版本中，治疗师一方面可以谈论一个棘手的问题，另一方面不必在来访者情绪低落时打击她。[1]

针对一个学生治疗师的督导工作刚好一直聚焦于如何借助优势，在督导工作中，我以不同的方式说明了如何借助优势。来访者吉尔有时候看起来很狡猾，经常让她的治疗师忙得团团转。来访者打电话给治疗师说，她感到非常沮丧，想将治疗时间从周四调到本周更早的时间。由于改变治疗时间会给治疗师带来很多不便，治疗师试图评估来访者心烦意乱的程度以及是否真的存在紧急情况。治疗师认为不存在真正的紧急情况，这只是来访者试图让她跳出治疗师角色、让她做她没有为其他来访者做过的事情的又一个例子。因此，治疗师通过电话说："我知道你感到心烦意乱，但我们将在周四谈论它。"

随着周四的到来，治疗师感觉很焦虑。她预计吉尔会说她冷漠、不够敏感。她曾听说一些来访者会通过表演来证明自己（来访者）多么需要多做治疗，以使治疗师感到内疚。来访者在会谈开始时谈到，她打电话的原因是她因婚姻中的压力感到沮丧和不安。她感到自己快要与丈夫发生激烈的争吵了。之后，她说："事实证明，那天晚上我没有和他争吵，但我们第二天争吵了。"

这个来访者的一个核心问题是她倾向于在生活中以完全被动且无助的形象来表现和看待自己。对治疗师来说，"帮帮我"的电话似乎只是这种情况的又一个例子。她在当次会谈中描述到，她起初略过了她那晚没有和丈夫吵架的事实。她第二天与他吵架了——这显示更符合她的故事的寓意。然而，她的治疗师并没有在一开始询问这次争吵。相反，她问道："是什么原因让你在周一晚上没有和他吵架？"

当然，这不总是正确的焦点。事实上，如果来访者倾向于将困难和冲突最小化，这种做法可能会适得其反。但吉尔绝不是擅长大事化小的人。她的整个关系风格（以及自我体验的风格）是不断地关注事情进展得如何不顺利、事态如何失控。

---

1 具有讽刺意味的是我给予建议的治疗师是行为主义治疗师，因为该建议与行为主义里的塑造概念非常相似。因此，该例子还说明了反移情现象及其带来的纠缠和盲点对所有取向的治疗师都有同等的影响。

因此，在这种情况下，治疗师想打断那种熟悉的、适应不良的模式。我在督导时与治疗师讨论了本章重点讨论的一些问题后，提醒了她借助来访者优势的重要性。之后，她没有再去关注吉尔与丈夫的争吵，而是引导吉尔留意自己至少在一段时间内控制自己和不立即发作的能力。

为了回答治疗师的问题，吉尔说："与你交谈就能帮到我。"这在某种意义上是一种过渡反应。吉尔没有在一开始将她延迟发作的能力归咎于任何她自己的想法。对她来说，最重要的是思考她身处的依赖关系中的其他人。然而，与此同时，她认识到她能够控制自己，即使在治疗师不在的时候，她也能控制自己。从某种意义上说，她从她的治疗师那里借来了延迟发作的力量。但是，从另一种意义上说，她已经在自己身上找到了力量。治疗师选择说什么话、对什么内容提问，以及她随后引发的探索使吉尔更清楚地意识到她必须建立的能力。从一个小而重要的方面来说，它有助于她发现和发展一个替代性的、更具适应性的生活策略。

在另一个案例中，来访者安娜心烦意乱，因为她的情人似乎对和她上床提不起兴趣了。她找情人的部分原因是她的丈夫不和她上床。她对这一事态的变化感到非常羞耻（没有双关语意），这毫不奇怪。

安娜的治疗师也是我的受督者，他想和我讨论他如何巧妙地询问出安娜所做的那些让男人丧失兴趣的事情。他感觉安娜非常脆弱，希望能避免进一步损害她的自尊心。我建议他现在不从这个角度处理问题。当然，在某些时候，了解她做了什么让男人丧失兴趣的事是很重要的。但鉴于她目前处于脆弱状态，我更倾向于从她的优势角度谈论同一类问题，以便为她的自尊创造一个更坚实的基础。即使在追问关系重大的问题时，治疗师也要这样做。因此，我建议他提一些问题，比如，"*你觉得你当初是如何让鲍勃和你发生关系的？*"

我们推测来访者生活中的这些事件遵循了某种模式（这一点后来已被证实）。事实上，她对她的丈夫和她的情人（以及她生活中的其他男人）做的事是一样的，帮助她理解这些事情显然很重要。发现这种模式虽然重要，但远远不够。如果发现模式的过程会让来访者感到沮丧，那就会适得其反。治疗师的目标是寻找突破模式的线索，并且在来访者现有的技能范围内寻找这些线索。治疗师通过审视她是如何实现自己的目标的来使自己处于一个更好的位置，在这个位置上治疗师能够更好地帮来访者看到她是如何失败的。更重要的是，安娜也处于一个能够更好地审视自己冲突的位置，这样她就可以清楚地看到这不是简单的男人对她不感兴趣的问题。

留意正确方向上的小步骤

玛莎的情况可以说明这个想法。她是一位成功的律师，但在职业生涯和日常社交中，她经常在与男人相处方面出现困难。一开始，玛莎几乎完全将这些困难归因于男性无法应对聪明且有成就的女性。她的治疗师是一位聪明且有成就的女性，能够向玛莎传递她对女性面临的真正问题的理解。但是，她希望激发玛莎的兴趣，促使她审视她的问题是否还涉及其他因素。

在会谈的早期，这种做法让人感到相当挫败。玛莎对男女关系的认识停留在意识形态层面，她的治疗师认为这主要是由于防御（尽管她的立场中包含事实的成分）。治疗师几番询问玛莎参加治疗的目的是什么。如果她的问题完全是男性无法容忍优秀的女性造成的，那么这与玛莎的个人困难无关——玛莎即使遇到困难，也能尽可能有效地对付她遇到的那些人。那么治疗可以给她什么帮助？

玛莎的治疗师认为，玛莎对男人的愤怒是导致她和他们相处困难的原因之一。玛莎在面对男人时表现得很轻蔑，似乎能把她遇到的男人最坏的一面激发出来。在她成长的家庭中，她的母亲以一种消极的、自我贬损的方式夸张地表现出"女性化"。玛莎的父亲似乎对她母亲很粗暴，几乎不关注她的需要，只指望有人来伺候他。玛莎不希望成为像母亲那样的人。玛莎对自己发誓，永远不让男人这样对待她。

玛莎的个人经历及其对她生活的影响与一种基于众多有效观察的关于男女关系的意识形态结合了起来，这使玛莎用一种防御性的方式坚定地坚持了一个令人沮丧的过程，这给她的治疗师带来了实质性的挑战。然而，这种困难被夸大了——看似不可调和的意识形态之墙让治疗师觉得她说的任何话玛莎都无法理解。过滤掉玛莎的沮丧后，治疗师只能听到她说的话的这样一面——玛莎对她的人生观颇为坚持，她正是带着这样的人生观开始接受治疗的。为了打破僵局，我建议她仔细倾听，看看是否有任何迹象表明玛莎正在被她说服，或者她能在某些新的方向上支持玛莎产生轻微的倾斜。我还说，只要她留意到玛莎在什么地方成功地改变了她的做法，哪怕只是改变了一点点，她就更有可能使玛莎最终听到她对那些尚未改变的模式的看法。

治疗师第一次运用这个方法是在玛莎描述她和一个叫比尔的男人的第一次约会时，这个男人是一个朋友介绍给她的。在会谈的早些时候，玛莎曾明确表示她预计他会对她有所防御，因为她是一名律师，而他"只是一名挣的比她少的足病医生"。在双方讨论付账的问题时，玛莎留意到他本来想付账，但她说："我生活得很好。我为什么不付我的那一份呢？"

根据我们之前的讨论，治疗师对她说："我留意到你没有告诉他你的收入比他多，只是说你过得很好。我认为留意到这一点很重要，因为这是你清楚地、直接地沟通但没有威胁到他或显得过度好胜的一个例子。"

这种方式使治疗师能够指出玛莎与男性的交流方式的问题，包括她挑战和激怒他们的方式，而且这种方式是建立在她拥有更有效地沟通的能力的基础上的。

同一个案例的后期的相关例子说明了这里的观点如何被应用于观察生命中其他人的行为及来访者自己的行为。玛莎已经开始更频繁地与比尔约会，她的治疗师开始关注这种植根于上述问题的模式：玛莎可以在比尔感到脆弱的时候给比尔提供支持，但很少向比尔寻求任何形式的支持。她绝对是独立的、自给自足的，而且她显然不愿意以任何方式向比尔寻求支持。寻求支持就等于告诉比尔他对她很重要，就像她对他很重要一样，而她不希望比尔因此重新思考他们的关系。事实上，在剖析这一个问题的过程中，这一点开始变得清晰——玛莎的过分独立和对他人的不需要是她与男人的相处不成功的主要原因之一。

当治疗师第一次向玛莎提到这些时，她反复说男人们只想要头脑简单、没有能力的女人，如果她只是为了取悦他们而那样做，她就死定了。治疗师试图向她指出这种看法本身就是一种讽刺——这种二分法思维让她认为除了头脑简单和无能（她认为她的母亲就是那样）之外，她唯一的选择就是独立、不屈不挠。她试图帮助玛莎看到这种想法使她无法感到满足，甚至无法承认自己希望被关怀、被照顾，这也使她交往的所有男人都感觉不到她对他们的需要。

有迹象表明，玛莎开始让自己听治疗师的这些话，但进展缓慢。玛莎倾向于从二分法的另一个方面来解决这个问题，她经常说这样的话："我为什么要搞砸一切只是为了让他感觉好一点？"治疗师以一种和她以前的做法稍有不同的方式询问玛莎是否有过能向比尔寻求帮助的时刻，这使她的情况有了更大的进展。有一次，她开始谈论她母亲去世时比尔如何抱住她并安慰她。当她谈到这一点时，她的眼睛湿润了，她开始满怀真情地详细讲述比尔的沉着、敏感和善解人意。然后，她突然停下来生硬而严厉地说："男人总是那样，他们喜欢你软弱的时候。"接着，她开始连篇累牍地漫骂，把自己带离了她刚才描述的经历。

她的治疗师在督导会议上报告了她当时的想法，一开始她想解释玛莎改变话题的防御性质，但她最终决定不这样做，因为她想到的所有谈论这个话题的方式似乎都会引发争论，或者为意识形态的烟幕进一步提供燃料。相反，考虑到我们讨论过的处理玛莎问题的一般策略，她只是说："*让我们回到你的母亲去世时比尔抱着你并对你的感受保持敏感的时刻。我想更多地了解这一点。*"因为玛莎很难停留在这个话题上，所以治疗师没有揭玛莎的伤疤，只是轻轻地将她带回到了她一直回避的经历中。

来访者的自我批判性

由于各种原因，某些来访者似乎会竭尽全力让治疗师难以看到治疗的进展。他们的防御风格可能会让他们无情地否定自己，而治疗师往往容易陷入消极情绪循环。当这些来访者开始朝着改变的方向迈出真正有用的一步时，情况尤其如此。

对于治疗师来说，最令他们困惑甚至害怕的是，在经过一些实实在在的、相当大的进步之后，来访者开始提到一些"更深层"的抱怨和体验，而这些抱怨和体验表明先前的进展是暂时的、肤浅的。显然，治疗师必须警惕这样一种可能性：事实上，更深层的担忧正在浮现，治疗师必须把注意力放在这些尚未完全显现的更严重的问题上。但是，真实的情况往往是这样的——来访者倾向于表现出比实际情况更受伤的样子，而这正是他困难的核心所在。在这样的情况下，治疗师选择跟随新材料得出"病得更重"的结论可能会导致前功尽弃，并证实来访者认为的自己被深深伤到的感觉。尽管心理治疗师对这一系列事件感到沮丧和懊恼，但他仍设法清楚地记住了前一阶段的重要进展，他发现他现在到达的"更深的层次"实际上是来访者对变化前景带来的威胁的防御性撤退，因为任何长期行为模式和自我体验模式的改变都是有威胁性的，即使这种模式已经成为巨大痛苦的来源。有时候，在这种情况下，治疗师需要的仅仅是通过言语把来访者带回先前取得的进展上——例如，"*我知道最近你出现了一些新的、可怕的感觉，但我仍然为你有能力向人们说出你的真实感受而感到惊讶*"。与此同时，探索新出现的材料的可怕之处、探索什么样的恐惧和预期导致来访者放弃已经取得的进展都是很有用的。但是，除非治疗师小心翼翼地不让这种进步本身脱离焦点，不被那些令人感兴趣的"更深层的"材料诱惑，不远离那些不那么令人兴奋但往往在治疗上更重要的步骤，坚持让来访者在日常生活的某些方面做出改变，否则治疗可能会出现严重的倒退，来访者的自我表现会暗示早期的进步是肤浅的、暂时的，它可能成为某种自证预言。

韦斯和桑普森（Weiss & Sampson，1986）以及乔治·西伯尔查茨（George Silberschatz）的书中涉及大量关于来访者对治疗师摆出"测试"姿势的案例，并介绍了治疗师通过此类测试对治疗成功的重要性。从他们的角度来看，无论治疗师是否意识到这些测试的存在，这些测试都会出现。如果治疗师成功地避免被卷入源于来访者的父母的模式（由于自那时起其他人未能对来访者的测试做出不同的反应，该模式得以维持），如果治疗师从治疗角度而非根据"控制 - 掌控理论"操作，他们就能通过测试。实际上，我们可以以某种类似的方式构思我刚才描述的内容。从后见之明的角度来看，很多时候，当我设法将注意力集中在来访者之前的进展上时，那些新的、看似更意味着退行的材料的出现在本质上是一种含蓄的测试，它在测试我对来访者真正不同的生活方式是否有真诚的兴趣（甚至是否能真诚地容忍）。因此，这些互动是工作中的关键选择点。因为这样的测试和这样的选择点通常没有大张旗鼓地出现，也没有信号，所以不幸的是，来访者的恐惧往往得到了证实（治疗师"未通过"测试），而双方甚至没有意识到这样的事件已经发生。

换句话说，尽管来访者神经质的生活方式让人痛苦，但是它们仍然是来访者获得大部分安全感或满足感的途径（它们也是这些满足感如此有限的原因）。来访者也觉得这是他从他人那里获得某种程度的接纳和温暖的唯一途径，来访者喜欢且有能力掌握这种创造接触感或联系感的唯一方式，无论这种联系感多么有限或多么令人不满意。因此，这些神经质的生活方式——既是致命的敌人，又是熟悉的老友——不能被轻易放弃。从神经症的角度来看，来访者一旦放弃神经质的互动方式，就不确定治疗师是否会继续保持对自己的兴趣并与自己保持联系，因为来访者的扭曲的生活经验告诉他，这是唯一的保持联系的方法。[1]

如果治疗工作的目的在于改变来访者生活方式的基础层面（如果它是密集的、"深入的"，或者集中于人格的治疗），那么这种测试很有可能出现在治疗中的一个或多个点。如果治疗师不警惕这种可能性，如果治疗师对其不具有适应性的功能模式感兴趣，或者治疗师明显想背离来访者已经采取的积极步骤，那么来访者的无意识悲观情绪可能会被证实。

安尼塔·唐泽（Anita Tenzer）在迄今为止我们提出的考虑因素中加入了认知视角，以一种有趣的方式指出了皮亚杰的实验结果与心理治疗的改变过程之间的一些相似之处。正如她所提到的那样，皮亚杰的研究对象经常会经历这样一个阶段，在这个阶段他们能够改变自己的行为以成功地应对他们正在解决的问题，但他们无法概念化或表达这些已经发生的变化。"他们非常固执，坚持说他们做了某件事，而实际上他们在做其他事情……此外，他们常常在此时能发现某个东西，但在下一次又找不到了"（Tenzer，1984）。同样地，她认为在心理治疗中，来访者的变化常常在来访者没有意识到的情况下发生；它们对治疗师来说可能是显而易见的，但对来访者来说不是。

从精神分析和皮亚杰理论的观点来看，唐泽认为来访者可能会努力抗拒他留意到的积极的改变，他这样做不仅仅是出于情感原因，还出于认知原因，认知有"沿着熟悉的维度组织信息，并且贬低与先前期待不相符的东西"的倾向（Tenzer，1984；Swann，2004；North & Swann，2009）。对于来访者来说，尽管努力保持旧的看待事物的方式是治疗性改变的潜在障碍，但是唐泽认为这种努力并不涉及与"阻抗"这一术语相关的关键含义。她认为克服阻抗是所有人"获取知识的过程的不可或缺的部分。从这个意义上讲，阻抗不必被视为一个形容顽固不化的来访者的

1　回想一下第 3 章中关于人们在发展过程中的学习的讨论，他们自己的某些体验或某些方面是他们的核心依恋对象很难容忍或很难产生共鸣的。

贬义词。相反，它是在不断变化的世界中保持连续性的一种方式"。

如果没有这样的认知陀螺仪为我们的适应性努力提供方向，我们就会不断面临被每次的新刺激拉离轨道的危险。但是，在我们的世界观中，这种适应性保守主义可能会让我们付出代价。来访者的原有行为模式以及感知这些模式的原有方式看起来像是现实本身——即使它们不那么令人满意，人们也不会轻易放弃。正如唐泽所说，皮亚杰思想在认知疗法和分析中都出现过。

> "领悟"的转瞬即逝的特征可以被部分归因于对"看到"那些与先前"看世界"的方式不相符的东西的阻抗。新的形象或印象、不同的格式塔很可能消失，除非人们在不同的背景或配置下巩固它、反复尝试"回顾"它……如果矛盾和不一致能够成为收获领悟和改变的有效工具，那么我们就必须留意它。

为了确保来访者身上的改变不会开始消失，治疗师会对矛盾和不一致多加留意。唐泽在描述皮亚杰实验中的实验者与实验对象之间的互动时，暗示了这一点。

> 有一刻，孩子能"看见"；但下一刻，孩子领悟到的东西似乎消失了。伪必要性，即不可能存在的东西，压倒了相互矛盾的知觉和本体感受的证据。与此同时，似乎有一盏灯在被试的控制范围之外忽明忽暗地闪烁着，但它有时又在他的掌控之中，令人不安……他们逐渐接受了相互矛盾的证据。无论如何，这需要孩子和实验者共同努力，这样孩子才能抓住这些意识到认知差距的时刻，并留住它们。

治疗师也必须积极地与来访者合作帮助他抓住治疗工作中出现的令人难以捉摸的变化，并帮助他留意并认同它们（Wachtel，2008b）。唐泽所说的"伪必要性"是指刻板地认为世界（或自我）是一种特定的方式，一种引导和组织知觉、阻止个体注意到不同的方式。我们必须积极地面对"伪必要性"这种反治疗力量。如果我们不希望走向正确方向上的脚步退回去，我们就必须予以强调。

寻找感觉

当来访者声称根本没有任何感觉时，找到并借助来访者拥有的所有资源是最重要的，也是最具挑战性的。人们经常遇到出现这种情况的患有强迫症的来访者和患有精神分裂症的来访者，并且发现来访者很少以沮丧或绝望的语气表达自己的感觉。[1]

我发现有效处理这种情况的方法是向来访者说出一些这样的话，比如，"*我想你大概知道自己应该有的感受，但因为你没有感觉到那种感受，所以你认为自己什么都没感觉到*"。之后，根据个案的确切性质（即我认为来访者正在经历的事情），我可能会说"*冷漠是一种感觉。这并不代表你没有任何感觉。你感到自己漠不关心。事实上，你感受到很多冷漠*"。

一些来访者强调说他们感受到的东西（虽然那不是他们认为他们应该感受到的感觉）使他们能够避免在之前的治疗中产生的沮丧和冲突，因为那时他们感觉到治疗师在批评他们时有所隐瞒，或者告诉他们，他们不够有人性（一名来访者说，当他的前一个治疗师不停指出他如何逃避自己的感受时，他感到自己"像一只冷血、有鳞片的爬行动物""我不知道该怎么做，不知道如何才能使他满意。我只是觉得自己越来越糟糕，越来越没有价值，越来越没有人性"）。

在一个例子中，一名来访者自述他的父亲去世了，他对此没有任何感觉。他觉得我们应该谈谈他父亲的死，但他不知道如何谈，因为尽管他父亲去世了，但他感觉不到什么。根据会谈中的线索和我已经知道的关于他的线索，我暗示他，他对死亡没有感觉是不真实的。他仅仅是在此刻没有感到悲伤。相反，他对父亲的离去感到宽慰，感到一种"我不在乎"的感觉。来访者紧张地笑着说："是的，那是对的！但这是一种感觉吗？"他开始反思也许他不"正常"，但他毕竟是一个"真实的人"。他开始产生各种有意义且充满情感的联想，有趣的是他在会谈的后期确实直接体验到了悲伤和失落的感觉。在我看来，如果我把注意力集中在他回避情绪的防御模式上（无论我的解释多么"准确"），他会更难以触碰到死亡在他身上激起的

---

[1]　"无感觉"声明与绝望状态暗示的情感之间的矛盾将很快得到解决。这确实是处理这种情况的核心。

各种感受。[1]

这个主题的一个有趣的变体来自一个经常沉默的来访者。有一次，他说："我只是没有什么可说的。我担心我说的任何内容都会很无聊。"治疗师对此言论的回应是："你知道实际上你现在所说的（担心自己是无聊的）是最不无聊的事情。你正在和我分享你此刻的感觉。"治疗师再一次发现了来访者眼中的无价值经历中的一些真实而有价值的内容，它们有助于扭转来访者陷入的神经症循环。从本质上讲，治疗师通过帮助来访者表达他感受到的无聊感觉来让他看到这个神经症循环，而实际上他正在超越这个循环。治疗师随时准备发现来访者采取的步骤并给予鼓励，为进一步改变播下种子。

留意积极的进展而不只是防御

如果治疗师按照经常被引用的临床经验法则，在来访者出现防御性冲动之前对防御进行解释，那么重点就会被放在消极方面——来访者人格中的弱点，以及阻抗、防御、回避，这是不利于治疗工作的（Fenichel，1941；Greenson，1967；Kernberg，1983）。上述法则很有道理。但如果它经常被应用，它最终可能会阻碍来访者的健康水平和自尊水平的提升，甚至可能妨碍对冲突的更深入的理解。

费尼切尔、威廉·赖希（Wilhelm Reich）和那个时代的其他治疗师对阻抗的关注是一个重大进步。它把对人格的更复杂的理解引入了精神分析实践，并指向更有效、更人性化的治疗。此外，它意味着仅仅"知道了"无意识的愿望或幻想不足以使来访者改变。如果治疗师没有谈论来访者的防御性努力，如果将某些想法排除在意识或真实的生活经验之外的感知和思考方式没有改变，那么任何改变都将是暂时的。来访者会认同治疗师的解释，但在下一次会谈前来访者就会忘记它。同样不利于临床进展的是，他回忆它的方式使它对他生活的后续影响消失。

1　我们可以将此处描述的回应来访者的方式与利博维茨等人（Liebowitz，Stone，& Turkat，1986）描述的方式进行对比——"我们以相反的方式应对患有强迫症的来访者可能会以敷衍和无感情的方式报告的内容。我们通常以相当戏剧性的方式表达（'你的意思是说你的父亲上周六去世了，你直到现在都没有想到这件事？'）"。虽然在某些情况下我们需要这种方法，但我认为这个方法总体来说既令人痛苦又适得其反。

"优先解释防御"是一种预防临床过程被破坏的策略。解释防御的目的不仅仅是让来访者意识到防御，而且是通过这种意识中断防御的运作、阻止其自动化的、自我协调的行动模式。只有治疗师为被防御的想法或同化倾向扫清道路，对该想法的解释对来访者来说才可能是有价值的。

例如，治疗师在与以强烈的强迫性防御为特征的来访者工作时，解释被回避的经验几乎没有临床价值。治疗师必须首先思考来访者是如何把所有的解释都简单地理解为一个想法，仅仅在逻辑上和认知上进行思考的，他们未将其体验为自己真正的想法。来访者以如此细心、谨慎的态度对所有事物进行极其全面的评估，一些来访者甚至坚持用"也许""可能"等词来表示对解释的认同，因为这些词使他们不必直接面对他们正在审视的内容带来的体验。要对来访者远离他们的完整体验的倾向进行解释并使来访者从中获益，我们需要谈论人格的运作本身。

上述有关防御的看法是有用的，认同和发现来访者的优势同样有用，认识到来访者在治疗方向上的进步是一种很好的补充。即使来访者表现出相当大的防御性，我们也有可能注意到他的防御明显低于以前的防御。如果治疗师不承认这一进展，那么关注防御的效果就不太可能提高有效同化被回避的材料的可能性，反而会使来访者失去信心。

没有人能一步从防御跳到开放，这个跨越幅度太大了。即使来访者正朝着正确的方向迈出重要的一步，敏锐的临床医生也有可能看到这种进展被理智地否认、限制了，或者变得模糊了。如果治疗师过于严格或机械地运用优先解释防御的临床准则，那治疗师很可能只关注来访者是如何继续避开他发现的东西的影响的（即使发现过程正在进行）。例如，治疗师也许会指出来访者的语调似乎与他表达的感受不一致；或者指出虽然他承认自己被妻子说的话伤到了，但他只说他"有点"受伤；或者指出他说的，他对他最好的朋友所做的事情感到"不太高兴"。对治疗师而言，这些话可能是正确的、有洞察力的。然而，他们也经常说错话。

评估应该把解释的重点放在哪里的一个有用的标准是改变的方向。从这个角度来看，无论是在对治疗工作的总体推进上，还是在最近发生的事件中，治疗师会问来访者前进的基本方向是什么。对来访者的回避发表评论的一种情况是来访者的回避成了工作的持续障碍，或者它似乎是一种倒退表现。在来访者的回避成为趋势之前留意它可能是有用的。如果来访者原本已经可以更公开、更真诚地谈论困难问题，之后又表现出之前严重妨碍治疗工作的防御，那么对此的解释也可能是恰当的。[1]

然而，在以下情况中对来访者的回避发表评论是另一回事。尽管此时防御持续存在，但来访者已经明显表现出表达力的增强和防御降低的趋势。例如，一个脆弱的、一直依赖虚张声势的来访者开始承认自己的恐惧或焦虑，但他用"有点担心"来表示这一点；或者一个来访者总是模糊自己对他人的影响，他现在说他"多少看到了"他的妻子是如何把他说的话当作批评的。在这些情况下，对防御表现进行评论可能会适得其反。对许多来访者来说，这样的解释有可能被理解为这样一种信息，即治疗师不认可他们试图超越长期以来的防御性沟通方式的努力，他们想变得更开放、更善于表达的努力已经失败，他们生活中的局限太强大，他们无法克服。这些评论非但没有促进治疗目标的实现，反而让人气馁，甚至给他们带来伤害。

《精神分析、行为疗法和关系世界》(*Psychoanalysis*, *Behavior Therapy*, *and the Relational World*) 中的一个例子进一步说明了这一点（Wachtel，1997）。一名受督者一直与一名青少年来访者一起工作，该来访者无法承认她在发生在她身上的任何事情中扮演的角色，并且倾向于对她的生活事件采取非常被动的立场。这种倾向以及伴随着她的一种自怨自怜的态度使她很难与男生成功地交往。然而，在一次令人感兴趣的会谈中，来访者报告说男孩们最近对她更好了。从各种迹象来看，治疗师很清楚男孩们的这种行为改变是对来访者的回应，他们在回应来访者在对待他们的行为方面做出的一些改变。然而，来访者以她特有的方式描述了男孩们态度的变化，好像她与促成这些事没有任何关系。

治疗师对来访者性格的这个方面非常警惕，她聚焦于来访者对其责任的持续防御性回避，甚至出于好意对来访者说："你说得好像这与你没有任何关系。"来访者回应道："不管我做什么，你都觉得我做得不够好。"尽管这是来访者的一个非常典

1　即使在这里，重要的仍是不要挑剔或显得无情。治疗师当然不应该指出每一次回避，但应指出来访者已经开始取得的明显进展存在被抵消的风险，或者应指出有问题的治疗趋势的开端。当治疗师看到防御性回避再次出现时，明确指出这种情况与治疗的整体进展方向的对比是有用的。有关后者的详细说明，请参见第 10 章和第 11 章。

型的反应，但这句话也暗示了治疗师的言语起了反作用。

在与我的受督者讨论如何说时，我建议她能够借助和鼓励来访者已经采取的步骤来向来访者传达她的观点，例如，"**嗯，我想你一定做了一些对的事情，因此才从男孩那里得到了回应。**"这句话就像治疗师前面所说的那样，关注她是否真的在做某件事。但它确实通过强调来访者采取的步骤做到了这一点，它没有强调防御。治疗师如果强调这种防御，就会最小化她在改变中的作用。

我自己几年前的一个案例也说明了类似的观点。来访者是一个非常喜欢自我贬低的女人，很难接受赞美或公开表达她做得很好。有一天她描述了自己的车在空无一人的高速公路上抛锚的经历。她读过一本关于女性修理汽车的书，因此她知道问题出在哪里。她显然很享受这种有能力的体验。她很高兴地在车上向她的同伴展示，并在会谈中告诉了我。这种能力的展示和从展示中获得的愉悦感对她来说是新鲜的，并且具有很大的治疗意义。

来访者在给我讲了这个故事后，得出了一个结论，即她只知道汽车出了什么问题，她并没有从这本书中学到其他任何东西，而且她相当无知。这与她的一般防御倾向一致，也与她对表达愉悦感或熟练度的焦虑一致。

我无法评估来访者的自我评价的真实程度，但在这个时间点，在这个背景下它显然是一种由焦虑引发的自动回避，至少她暂时退回到了她早期的体验和模式中。如果我严格遵守优先解释防御的原则，我可能会对她再次回避表达她的骄傲和成就进行评论，然后再对这种感觉本身进行评论。当然，我在某些时候（符合上面提供的指导原则）很可能会这么做。然而，在这种情况下，对在治疗的积极方向上取得的进展进行肯定似乎更为重要。相反，提醒来访者留意她的不足之处有可能打断正在出现的趋势，让来访者再次感到失败。在这种特殊情况下，这种解释会以一种特别讽刺的方式与防御合谋：我有关她正在防御的评论与她有关自己所知甚少的评论是平行的。在这两种情况下被传递的信息都是她看上去取得了一些成就，但更基本的事实是她确实做得不够。

因此，我没有就她的回避发表评论，而只是简单地说我看得出她享受在这个场合展示她的能力，我很高兴看到她现在允许自己享受这种乐趣。有关她享受这件事的表达方式本身就是一种隐含的解释，因为她并没有明显地享受乐趣。但这是针对新兴趋势的解释，而不是针对试图限制这种趋势的防御的解释。从某种意义上说，任何一种聚焦都可能是合理的。这两种选择都是准确的，也都是片面的，选择应基于哪一种描述更有可能促进治疗进展。[1]

在和另一位来访者伊丽莎白工作时，我确实有意地让她注意到她在贬低自己取得的进步（她将这一做法作为防御），但我这样做是为了肯定她所做的改变，并避免与她的自我贬低"勾结"。伊丽莎白是一位作家，其作品产量受到强烈的自我批评倾向的严重限制，而这种倾向阻碍了她完成或提交她所写的内容。有一次，她确实努力完成了一部作品，她预测没有人愿意看她的作品，但事实是她的作品得到了大量的赞扬。按照她惯有的方式，她之后断言那些赞美它的人并不真正知道如何判断，她说，他们的标准太低。

我想提醒伊丽莎白留意她是如何毁掉她的进步的，但我不想陷入我上面讨论过的陷阱。因此，我决定以下列方式提醒伊丽莎白留意她的防御。我对她说："*你认为你的反应中是否还有你过去不信任自己的倾向的残余？*"

我通过这种方式来提醒她，她在破坏自己的体验，这种提醒她的方式不会使她仅仅看到她做错了什么，不会进一步促进那种破坏。我把她的防御态度描述为"残余"，这样的言语意味着她已经改变，并且总体来说她正在远离原有的防御模式。我以这种特殊方式帮助来访者留意有问题的倾向，并帮助她保持自信和进步感。[2]

当然，这样的描述必须具有一定的真实性，否则它将是空洞的，并且将被视为治疗师其实没有触及来访者体验的证据。如果来访者没有明显的变化，假装有变化会产生相反的效果。但是，通常来说——尤其是在治疗进行了一段时间之后——形成刚刚描述的那种确实有一些共鸣的言语是有可能的。在这种情况下，这样的言语具有另一个优点，即为来访者的生活指明了一个大致的方向或模式——走向开放和远离防御。暗示一直是心理治疗过程中一个被误解的特征，它在促进改变方面的潜

1　对于有些贬低自己并且常表现出无能为力的来访者，当他们表现得比平时更能干时，只是简单的询问策略就会很有用："某些东西使你能够在某些场合更有能力。是什么使它成为可能？"通过关注在这些场合下什么使成功成为可能，治疗师可以创建一条防御较少的路径来探索在其他场合受到阻碍的事情，以及是什么使来访者经常处于无能为力状态［在进一步探讨这样一个问题时，"朝向"神经质趋势的概念以及与之相关的焦虑和冲突的概念往往是有帮助的（Horney，1945）］。

2　这个例子也是一般治疗性言语的一个例子，在第11章中有详细的讨论，我称之为归因言语。

在作用被大大低估了。关于暗示的作用的进一步讨论，以及它被许多治疗师鄙视的原因和这种鄙视何时不成立的详细探讨将出现在第 11 章中。

内容与防御性解释的交织

上述言语不应被理解为治疗师从不解释防御，或者从不提醒来访者留意使他无法实现自我理解的回避行为。相反，我的观点是治疗师必须牢记来访者活动的基本方向，思考正在观察的东西（无论它多么渺小或多么具有回避性）究竟是来访者对真实体验的更多接纳，还是他从以前获得的领悟或扩大的自我接纳中撤退了。仅通过横截面，我们不能充分理解来访者的沟通或表达方式的基本要点。有益的自我探索和恐惧性回避的混合在任何时刻都是存在的，它必须被理解为不断变化的心理状态的一部分，在这些心理状态中，防御或表达的程度会随着一系列影响而发生变化。治疗师在对来访者所说内容做有效的临床反应时需要考虑改变的方向，也需要明白自我探索和恐惧性回避相竞争的复杂产物在任何时刻都是存在的。要理解它，治疗师必须考虑之前发生的事，还要考虑这些事代表了来访者表达冲突性感受和愿望的倾向在增加还是减少。

在探索任何特定问题的早期阶段，来访者的防御操作将在其对自己和他人的体验中起主导作用，这是很有可能的。在那个阶段，治疗师的言语可以有效地提醒来访者注意这个维度。然而，如果治疗师的这些努力是成功的，那么防御和表达之间的平衡就会发生转变，治疗师要努力回应这种转变，并且含蓄或明确地承认来访者取得的进步是很重要的。例如，一位来访者一直否认她对儿子未能在母亲节或生日那天打电话感到受伤，现在她承认她感到有一点受伤，但仍在用"但另一方面"这样的话来回避这个问题，比如，"他有权独立"或"但我能理解，实际上我也有点忙"。治疗师并未讨论她的回避，而是说：*"我今天有点理解了他没有打电话时你感受到的伤害。谈论这件事并不容易，我很高兴你找到了谈论它的方式。"*

通常，治疗工作的特点是不断地前进和后退。在某些时候，来访者显然会前进；在其他时候，焦虑的再现可能导致他退回到先前已经攻克的防御阵地上，或者妥协（这种妥协在早期表现为来之不易的新进展，但现在反映了工作中的某种停滞）。[1] 如果这种停滞持续一段时间，治疗师可以暂时把焦点重新放在解释来访者的防御上——这通常是治疗早期的焦点。这种防御妨碍了来访者重新使用他自己体验的关键部分。这样做的目的是帮助来访者重获动力来克服焦虑和自我施加的限制。一旦他再次开始前进，治疗师就可以将工作重点放回到解释、认可和鼓励来访者采取的更充分的表达自我和理解自我的步骤上。他的注意力将转向新出现的体验或改变本身。

虽然相对焦点可能会改变，但防御性解释从未完全从治疗工作中消失。即使在工作的后期阶段，仍会有一些时刻，过去的恐惧和自我保护模式占上风，来访者的主要方向是退缩。治疗师应将焦点放在防御性解释上，还是对那些防御机制抵御的感受和倾向的鼓励上？这两者之间的平衡可能会随着治疗工作的进行而改变，但治疗师必须始终牢记过程的两个方面。何时解释"内容"、何时解释防御这一问题的答案在很大程度上取决于在最近的工作中来访者是否已经朝着充分表达冲突倾向的方向发展，是否一直停留在平稳期，没有向前移动，或者是否从之前获得的一定程度的开放度和清晰度中撤退了。

在实践中，治疗师通常不可能在防御性解释和内容性解释之间进行非常明显的区分。在治疗的整个过程中，这两者交织在一起；即使是同样的评论治疗师也常常可以从这两个角度来看。格林森在对精神分析技术中的这一维度进行探索时指出：

> "在分析内容之前分析阻抗这一规则不应被理解为我们只分析阻抗或先处理阻抗，也不应被理解为在阻抗得到解决之前我们完全避免分析内容。实际上，阻抗本身和内容之间并不总是存在明显的二分法…… 阻抗可以变成内

1　来访者回避或退缩的原因有很多。最重要的一点（大量研究证明的一点）是，在焦虑减弱之后的时间里，当个体暴露于可怕的情况时，焦虑水平通常会"自动恢复"。这将暂时改变开放表达倾向和防御倾向之间的平衡，并产生一种折中形式，它类似于早期工作中的治疗材料。如果治疗师正确处理这种情况，它的影响将只是暂时的，但如果治疗师不能正确理解这种现象，它可能会导致更严重的治疗进展停滞（Dollard & Miller, 1950；Wachtel, 1997；Wachtel, 1987）。

容，并且某些指定内容也会被当作阻抗。[1]"（Greenson，1967）

　　格林森还指出治疗师留意每一种阻抗或防御是不合适的。当阻抗很小或看起来是暂时性的时候，他建议治疗师等待来访者向前发展或在来访者保持沉默或犹豫时给一个简单的提示（"是吗""你在说什么"），以帮助来访者重新开始。他还说，"留意每一个小阻抗会让治疗师变得唠叨，还会将分析变成骚扰。开展分析工作的一个技巧是了解如何区分需要被分析的阻抗和不需要被分析的阻抗"（Greenson，1967）。

　　在本章中，我强调了关注来访者优势的重要性。针对病理化带来的诱惑——在治疗师的诊断中，来访者的病情越严重，治疗师的临床感知好像就越深刻、越敏锐，我们给出了必要的提醒。然而，来访者来找我们显然是因为他的生活中出现了一些不对劲的地方，把他包裹在温暖的善意和安慰中对他没有好处，因为善意和安慰并不能帮他解决制造麻烦的生活模式。治疗师的一项基本任务是立即迎接挑战——既要肯定来访者的优势和长处，又要促成必要的改变，以使这些优势充分发挥作用。我们现在转向这个主题。

1　　在后一种观点中，格林森的观点实际上是建立在威廉·赖希首次提出的观点的基础上（Reich，1949）。正如赖希指出的那样，阻抗常常会提供对治疗师来说有吸引力的内容，但这些内容对来访者或治疗过程几乎没有实质的影响。阿普菲尔鲍姆和吉尔（Apfelbaum & Gill，1989）认为关于什么是"内容"、什么是"防御"不存在某种固定的结构，这是一个在特定时刻哪一个与自我产生更多共鸣的问题。

第 **10** 章

给予肯定和促进改变

心理治疗师面临的主要挑战之一是在给予肯定和促进改变之间的两极冲突中寻求协调之道。一方面，治疗师必须能够与他的来访者共情，通过来访者的眼睛看世界，体会并理解他的观点。他必须理解来访者选择的生活方式的必要性和有效性。另一方面，治疗师需要清楚地记得，他是改变的推动者，来访者是因为自己出了问题而来找他的。他不能对来访者看待事物的方式表现得过于认同，以至于无法帮助他反思问题并超越它。驾驭这些棘手的、看起来截然不同的观点绝非易事。

这两种观点之间看似紧张的关系有时会导致治疗师掩盖矛盾，几乎完全认同这一极或另一极的观点。例如，一些治疗师试图在整个治疗过程中严格遵守基于共情的观点。他们的假设是，如果一个人全身心地体会来访者的观点和来访者的经历，那么必要的改变几乎会自动出现。

我认为对来访者经历的共情式沉浸确实是治疗取得进展的关键条件。有问题的模式和关系是他们在这个世界上能够获得的所有安全感的基础。人们在准备好放弃这些思维和关系模式之前，需要让真实的自己感受到被理解和被认可。然而，这还不够。有些观点认为，一旦治疗师能够真正理解对方，一切都会自动变好，这种观点显然使问题变得过于简单，并且会切断治疗过程。

有问题的生活模式背后的恐惧是如此强大，它们滋生的自我欺骗和合理化很容易被误认为现实。如果治疗师没有在某些方面担任替代性观点的发起人，如果他没有（温和但持久地）挑战来访者熟悉的假设（虽然这些假设不总令来访者舒适），改变将是缓慢且不稳定的，甚至可能不会发生。

此外，人们在生活中做出的选择是基于过去的。治疗师不仅要处理过去的幻想，而且要处理现在的幻想，以及这些幻想带来的累积性后果。来访者的生活风格建立在被扭曲的体验和被夸大的恐惧的基础之上，这使来访者难以用其他方式看待事物。除非治疗师愿意帮助来访者克服这些困难，帮助他在面对千载难逢的"不再那么做"的理由时开启新的模式，否则治疗师将面临一场吃力且艰难的斗争。

虽然对共情性理解的积极的，甚至具有挑战性的补充通常是必不可少的，但是维持整个共情联结同样是必要的（Norcross，2002，2010；Gelso，2010）。一些治疗师通过几乎完全将自己定义为变革推动者来回避压力，回避对来访者观点的共情式沉浸与（在重要的方面）努力推动改变之间的压力。如果治疗师不再留意来访者体验的微妙之处，治疗就会成为一种技术或各种技术的混合物，甚至成为一个操纵的舞台（这更糟糕）。

然而，无论我们的治疗取向是什么，我们大多数人都在努力调和治疗过程中的两极。有时候我们可能会向一边倾斜得太多，有时候又向另一边倾斜得太多。我们在尝试的过程中需要实现不过度简化任何一边的治疗。我在本章的关注点是心理治疗师工作中的这种必要的压力，以及我们与来访者沟通的方式、内容将如何以有助于治疗的方式调节这种压力。

问题的辩证方法

林内翰和她的同事提出的辩证行为疗法强调，给予肯定和促进改变之间的动态张力尤为重要（Linehan，1993；Linehan & Dexter-Mazza，2008）。林内翰特别关注被诊断为边缘型人格障碍的来访者，他们是会给治疗师带来特殊问题的人群。这些患有严重精神疾病且通常具有自杀风险的来访者会给治疗师带来很大压力，与他们一起工作的治疗师经常会体验到很大的不满，或者试图放弃治疗工作。林内翰指出，研究文献表明，被治疗师喜欢的患有边缘型人格障碍的来访者往往能收到更好的治疗效果，而她的治疗方法的一个重要辅助性目标是"创造一种理论，以增强治疗师对他们患有边缘型人格障碍的来访者的同情和喜爱"（Linehan & Wagner，1990）。

在实现这一目标时，她直接聚焦于接纳和促进改变之间的张力，并指出：（1）除非治疗师能够接纳来访者原本的样子，否则治疗师不会喜欢或同情来访者，也一定不能以对治疗有益的方式向来访者表达这种感受；（2）除非治疗师能看到一些发生改变的希望，否则治疗师不会喜欢和接纳来访者原本的样子。来访者目前的生活方式往往太混乱、太有破坏性、对人的要求过高，如果治疗师没有同时指向改变，那么对来访者原本的样子的接纳就不可能是真诚的。

根据林内翰的说法，造成来访者困难的核心原因是来访者反复体验到的无价值感，它进一步加剧了治疗师的困境。来访者生命中的重要他人由于其自身原因无法容忍来访者的任何负面情绪体验，因此常常不理会或轻视这些体验。因此，他们也剥夺了来访者学习应对这些体验的机会。来访者长大后无法给自己的情绪命名，无法控制或信任自己的情绪反应。似乎只有极端的情绪表现才能得到一些回应，但这些极端的情绪表现也加重了他的无价值感。其他人会退缩，或者感到被勒索，而来访者自己则会感到羞耻、受伤，并且再次试图阻止所有负面情绪体验，直到他再次崩溃或陷入危机。

从这个角度来看，治疗师的任务是帮助来访者接纳痛苦的情绪体验并学会应对它。但是，在教来访者处理这些感受的有效方法时，治疗师必须注意不要传达这样的信息：他尝试做的是让感受"消失"（见第 2 章）。显然，这只会简单地复制导致来访者一开始陷入困境的致病条件。因此，这种方法中的"辩证"的意思是真正的改变只能通过接纳来访者的无助和愤怒的体验来实现。但是，如果治疗师过度沉浸于令他看不到任何出路的体验中，治疗师就可能无法接纳来访者的体验。治疗师只有能够同时骑两匹马（接纳和改变），才能使旅程圆满结束。

DBT 处理这种辩证任务的一个重要方法是使用正念练习。正念练习在认知行为实践和心理动力学实践中的角色正在变得越来越重要。除了在 DBT 中得到应用之外，正念在海斯和他的同事（Hayes et al.，1999，2004，2006）提出的接纳承诺疗法中也很重要，它在认知行为领域也有一系列有影响力的应用方式（Dimidjian，Kleiber，& Segal，2010；Roemer & Orsillo，2002；Orsillo & Roemer，2005；Segal，Williams，& Teasdale，2002；Lau & Segal，2007）。在进一步说明（名义上）不同的治疗取向之间的趋同之处时，我们可能留意到使用正念练习已成为许多现代心理动力疗法的重要特征（Wallin，2007；Muran，Eubanks-Carter，& Safran，2010）。

DBT 对辩证思维的重视与辩证思维在心理动力学领域的影响之间也存在趋同之处（Swenson，1989；Selby & Joiner，2009；Bailey，Mooney-Reh，Parker，& Temelkovski，2009）。越来越多的心理动力学思想家在他们的理论中强调辩证思维，最突出的人物是埃尔文·Z. 霍夫曼（Irwin Z. Hoffman），他提出了一个彻底的辩证建构主义版本的精神分析理论（Hoffman，1994，1998）。霍夫曼对辩证思维的关注并不直接聚焦于接纳和改变的辩证性。相反，他运用辩证思维对过度依赖二分法的精神分析构想进行了批评。

精神分析中的许多概念都反映了二元思维——幻想与现实、重复与新体验、自我表达与对他人的回应、技术与人际关系、解释与付诸行动、个人与社会、心理内部与人际（关系）、建构与发现，甚至治疗师与来访者。在某种意义上，这些概念构成了一系列相互排斥的对立面。但是，当我们以辩证的方式思考每一组对立面时，我们面临的挑战是我们不仅要认识到它们明显相互对立的特征，而且要找到每个对立面对另一面的影响，甚至每一极中的各个方面在另一极中的表现。人们可以将它们想象成两面相对的镜子，这样我们就可以看到两面镜子在彼此内部的无穷无尽的反射。在这个意义上，精神分析原则与表达性参与之间的关系是具有辩证性的（Hoffman，1994）。

霍夫曼最关注的问题是"仪式与自发性"（Hoffman，1998）之间的张力，即他所说的"治疗师的个人情绪性存在与治疗师的角色导向性行为"之间的张力。这种概念化并没有直接反映接纳和改变之间的辩证关系，但它是有关治疗过程的更复杂的理解模式的一部分，能使我们超越旧的限制而不必放弃旧的见解（Wachtel，1997，2008b）。这种构想既要求治疗师深入地、充满共情地理解来访者，又要求他们同时干预来访者令人不安的生活模式，这两者之间的关联性应该是显而易见的。值得一提的是，在这方面，作为精神分析师中的一员，霍夫曼在不抛弃精神分析长期以来强调的深度理解的前提下，很自然地提倡治疗师在解释的同时，参与到能提升"矫正性体验"的"有益行动"中（Hoffman，2006a）。

冲突的重要性

辩证张力的概念是一个我们更为熟悉的概念的"近亲"，这个概念就是冲突，它从一开始就一直处于治疗师关注的中心。从目前的观点来看，治疗师既要发挥改变推动者的作用又要进行共情性共鸣，而能有效地调和两者的核心要素是来访者体验中的冲突维度。要在试图接纳来访者看待世界的方式的同时，帮助他看到他的另一面，治疗师不仅要与他现在体验事物的方式产生共鸣，还要与他希望改变自己体验事物的方式的愿望产生共鸣。毕竟，正是这种愿望把他带到了治疗室，它是他经验世界中真实而有效的一部分，就像治疗师可能谈到的任何其他方面一样。

来访者想改变的现象是普遍存在的，但来访者在某种程度上也希望过去的方式继续存在下去，这使治疗师有可能在不放弃对来访者的经验世界进行共情性理解的情况下进行治疗，也让阻抗现象变得有点可悲。由于来访者处于冲突之中，他会立刻通过寻求我们的帮助来改变他的生活，但也会采取行动阻止这种改变。如果你牢记冲突这个概念，你通常有可能在共情的过程中找到一个改变的突破口。

当来访者认识到自己希望改变时，来访者对其生活立场的各个方面的态度就会发生变化，而此前来访者的立场被视为倒退的、适应不良的或退缩的，被视为阻抗的例子。但是，从另一个角度来看，它们是冲突的标志。来访者不是固执的或不合作的，他只是在相互冲突的愿景和倾向之间挣扎，他感到害怕和不确定。

当治疗师以这种方式观察来访者时，即使治疗师致力于帮助来访者改变他看待世界的方式，他也更容易通过来访者的眼睛看世界。一些治疗师喜欢说，在某种意义上来访者想在没有真正地改变的情况下变得更好。也就是说，来访者不想改变潜藏在他生活中的神经质假设，不想放弃以长期的适应为代价给他带来短期的舒适感的防御措施，这通常是事实。然而，来访者确实想变得更好，这也是事实。治疗师的一项重要的治疗任务是帮助他了解他的麻烦是如何源于相互冲突的愿望的，并且帮助他了解他未来的重大改变是如何植根于他当下体验世界的方式之中的。

理解冲突的维度可以帮助治疗师进入禁区，同时富有同情心地处理禁区内的相关体验（也就是说，这些体验是该领域成为禁区的原因）。我举一个例子，在这个例子中治疗师与无法承认对父母怀有强烈愤怒的来访者一起工作。治疗师尝试将注意力集中在愤怒或对愤怒的否认上的努力遇到了相当大的阻抗，而这种体验就像是磨齿轮——将齿轮按在粗糙的沙子上磨。相反，如果治疗师说类似这样的话——"**对你爱的人感到如此愤怒真的是一种束缚**"，他更有可能被倾听并发挥作用。治疗师通过这种方式让来访者体验到对冲突双方的关注，这可以让来访者更容易接受愤怒，并向自己和治疗师承认这种愤怒。

通过聚焦于冲突来谈论肯定和改变的两极是沃尔特个案的核心。沃尔特是一个非常具有争议性的人，他不断地指责治疗师的治疗不够深入，而当治疗师试图谈论他未完全呈现的体验时，他却发起学术讨论或转换话题。当沃尔特的治疗师谈论这个问题时，他往往会这样说："**你说你想要走得更深入，但当我试图这么做时，你看起来不太想这么做。**"

在督导时，我建议他在下次机会出现时尝试以下替代方案——"**你想深入了解你的体验，但这令你感到害怕；虽然你也想与那些体验待在一起，但是你还是会犹豫并且转换话题**"。这样的表达方式强调了来访者的焦虑和冲突，而不仅仅是他的阻抗。它承认来访者希望治疗更深入的愿望是真实的，它站在了来访者的角度上，而沃尔特的治疗师在之前的会谈中没有做到这一点。

在产生这种替代方案的过程中，我们还讨论了其他可能的措辞。强调冲突也许能使治疗师直面来访者回避的部分，同时让治疗师带着同情心站在来访者的立场上表达，例如，"**你想改变，但你发现自己在做的事情让你很难改变**"。这句话承认并肯定来访者希望改变的愿望，同时指出了妨碍他做出改变的事情。正如前文中的一些例子所示，"**你发现自己……**"这个句式可以帮助这个身陷困境的脆弱的来访者放松地审视他对抗治疗的行为，而不要求他一开始就承担太多的责任。[1]

另一种表达进一步扩展了共情性理解，同时提醒来访者留意有问题的模式——

1　乍一看，减少来访者的责任可能与罗伊·谢弗（Roy Schafer）强调使用"行动语言"以及解决来访者拒绝承担责任的意图产生了根本性的冲突（Schafer, 1976）。然而，谢弗主要讨论的是理论论述的语言，而不是被用于与来访者交谈的语言。他确实强调了来访者要承担责任并为行为负责的重要性，但他认识到对这一原则的临床应用必须灵活，并与来访者在任一特定时间能吸收的内容相适应。我们要求来访者在准备好之前承担责任会限制他最终到达那里的可能性。在"你发现自己……"这样的措辞中，至关重要的是要恰当地使用它，把它作为解释等一系列策略的一部分，因为它们可以帮助来访者对自己的行为和意图承担更多的责任。

"你一定感到沮丧。你说你想走得更深入，我知道你这么做了；然而，你不断改变话题或进行学术讨论。你怎么看待这一点？"

在以下案例中，我以不同的方式说明了如何通过留意来访者的冲突来将给予肯定和推动改变的努力结合起来。来访者何塞是一名努力地走出小镇的青少年。父母对他的期望很高，并设法让他进入了一所著名的私立学校并获得了奖学金。何塞非常聪明，在学校里一直表现得很好，比那些准备充分的中上层阶级的同龄人更有竞争力。然而，到了申请大学的时候，何塞竟已经彻底疏远老师，并且让老师感到担忧。尽管他成绩好，大学也希望招收有才能的少数族裔学生（他是波多黎各人），但是他没有被他申请的大学录取。老师的推荐信让人觉得他是一个有很多问题的、叛逆的、不合群的年轻人，这对任何想招收他的大学的招生委员会来说都是一个相当大的风险。

何塞让治疗师非常受触动，这不是因为他叛逆，而是因为他因冲突而感到沮丧、害怕和痛苦。实际上，他的困难在很大程度上并非来自叛逆的本性，而是来自过分的顺从。何塞的父母从事着低薪工作，对他们的儿子抱有很高的期望，但并不信任他为自己思考或做出选择的能力。他们认可他的智商，但对外界非常不信任，以至于他们认为他非常天真、非常需要他们对他的生活进行事无巨细的管理。

他们对外界的不信任和敌意在某种意义上是有根据的。他们自己遭受了严重的歧视，他们发现自己生活在一个与自己的才能不相称的地方。但是，他们的消极情绪也使何塞在一些方面变得无力、无助，并对他产生了伤害。

首先，他们对何塞的过度管教减弱了何塞对掌控自己生活的能力的信心，随之而来的是他的不安全感引发了防御性反应，他有时倾向于（无意识地）拒绝建议或采取冲动且适应不良的行为，以此向自己证明他是他自己的"老大"。这种倾向直接导致他疏远他的老师。为了反抗父母对他的持续关注，他不顾一切地努力摆脱顺从的好孩子形象，他的行为让他的老师感到生气、受伤、被拒绝。因此，尽管老师们看到了他在考试和撰写论文方面取得了不错的成绩，但是他们仍然认为他是麻烦的、不可靠的、不值得信任的。

他父母的处世态度也使何塞不信任外界并对外界感到害怕。他强烈地想向上流动，想在中产阶级世界中取得成功，但他在那个世界中缺乏信心和安全感，这严重地阻碍了他，因为他觉得这个世界是陌生的、危险的。信任的缺乏进一步加剧了他在与老师相处方面的困难。老师们觉得他们在真诚地努力与何塞接触并提供鼓励和支持，而何塞的怀疑甚至敌意让老师们感觉自己对何塞的帮助毫无意义，他们觉得何塞是一个易怒的人，或者他有什么地方不对劲。

与何塞谈论这些纠缠在一起的感受、态度和误解很困难，因为治疗师毕竟是何塞非常不信任的外部世界的一部分。从某种意义上说，治疗师自己是少数群体成员的事实对治疗是有帮助的，但这远远不足以消除他的怀疑。因此，对治疗师来说，至关重要的是传达对何塞的理解，不轻视何塞自己看待事物的角度。虽然治疗师的目标是改变，是让何塞看到存在于外部世界的可能性，这很重要，但是在传达这些可能性的同时，治疗师必须信任何塞的完全不同的经验。这样做的关键在于谈论何塞面临的冲突。根据我们在督导中的讨论，何塞的治疗师对他说了以下的内容。[1]

> "我对你一直在做的事情有所了解，考虑到你的成长方式，这是完全合理的。17年来你一直被告知，不要相信外面的世界，我能理解，外面的很多事你想做，但又不能去做。但是，我想你的另一部分认识到这并不真的合理。因此，你一方面真的希望能到外面去，另一方面你非常害怕，也不信任外界，你需要付出很多努力才能说服自己相信外面的世界是安全的。我们可以一起做的一部分工作是，想办法检验这种恐惧和怀疑，在你的父母想让你进入但对你来说还不是很容易进入的地方，找出办法一点一点地获得安全感。"

在这里，对于何塞对他试图撤退的那个更大世界的不信任，治疗师实际上站在了相当坚定的立场上。在她看来，这个男孩正处于生命中的一个关键转折点，这个转折点将对他随后的选择产生巨大影响。她希望帮助他，避免他像很多同龄人一样走进封闭的、自我毁灭的世界。她采取的方式是为何塞重新审视他的不信任立场种下种子，并且这种方式传达了对他为什么像现在这样看待事物的理解。问题不是何塞不对劲或弄错了。相反，鉴于他的生活经历，他的态度完全是可以理解的，但重新审视这些经历、看看它们能否容许其他的可能性是值得的。

治疗师在说"你的另一部分"有不同的想法时，实际上是在强调冲突的体验。

1　这段话是对治疗师拿来的一段录音的逐字引用。

她让冲突变得清晰，让何塞自己也希望摆脱困扰，走向世界。她并没有进入他的世界要求他改变。

治疗过程中的肯定和改变

这一原则——治疗师以一种共情的方式针对来访者日常生活中的行为进行提问——对于谈论治疗过程中的问题行为也很有用。我需要再次强调的是，治疗师一方面要传达对来访者的体验的理解，在他感知事物的方式中看到价值；另一方面要在适当的情况下帮助来访者找到一种新的方式应对他面临的困难。

例如，实习研讨会上的一个学生描述了他的来访者弗雷德里克的行为不断让他感到受挫。弗雷德里克经常在会谈中迟到、爽约。自 5 个月前开始参加治疗以来，他还没有支付过账单。治疗师显然很喜欢弗雷德里克，但他越发觉得无法在不挑剔的情况下谈论弗雷德里克及其行为。因此，他一直在避免谈论这些重要的问题。

弗雷德里克是一位非常聪明的年轻人，他来自牙买加，最近刚从一所优质大学毕业来到纽约生活。他因与女朋友的关系破裂而来到治疗室。他无法集中注意力，睡不好，心情也很低落。当我们回看弗雷德里克的过去时，一些主题变得明显，这些主题直接影响了他在治疗中的行为。尽管弗雷德里克在学校取得了很大的成功，但他在他生活的其他方面几乎没有什么效能感和控制感。他的父母在其 3 岁时已移民到美国，留下他的祖父母和他在牙买加生活。然后，在与他的祖父母生活了 6 年之后，他被他的母亲哄骗到了美国，在此期间母亲与父亲离婚并再婚。他的继父对他很残忍，喜欢虐待他。

纵观弗雷德里克的人生故事，从他的父母离开他，到被哄骗，到被继父虐待，到与朋友和女朋友的相处，无力感是他最重要的主题。基于这种理解，弗雷德里克在治疗中的行为具有了新的含义。很明显，他在治疗中的"困难"和"阻抗"行为可以被理解为自我修复的努力的一部分，他在试图恢复效能感和控制感。这些体验和关系可能会让他在生活中获得更充分、更真实的掌控感。与此同时，这肯定也破坏了治疗。迟到、缺席、不支付账单……所有这些都将治疗置于巨大的风险中。

我建议治疗师对弗雷德里克说以下内容："*根据你的生活经历，我明白不对其*

他人为你设定的环境屈服对你来说很重要。当你迟到、缺席，或者不付账单时，我认为这是你在用你的方式说'我会按照我自己的计划、按照我自己的节奏、按照我自己的方式做事'。这是战斗精神的一部分，甚至你承受的所有打击也无法击败你。我想在某些时候你可能在质疑，这是否是获得这种效能感的最好方法，是否有其他不需要你付出那么高的代价的方法。但是，现在我感觉这就像一种你获得控制的方式。"

显然，治疗师的评论包含有关改变此行为的信息。但在某种程度上，这个评论也以这样的方式表达了如下观点：治疗师理解这种行为的积极推动力，理解这种行为模式是有意义的，而不仅仅是必须被改变的东西。

此外，它的作用是对抗可能使治疗停止的潜在恶性循环。如果弗雷德里克继续把这些行为（缺席、迟到等）仅仅当作他无法"把他的行动整合在一起"（就像他之前一直认为的那样）的表现，他就被免除了一定的责任，但他的无效能感和不能掌控自己的生活的感觉就会增加。他仍然会觉得自己是一块随波逐流的木头，而不是一个积极的发起人；然后，他需要更多相同的被动阻抗来对抗这种无效能感。相反，如果他的行为被解释为来自他自己的主动性，如果他觉得他好像正在积极地构建他参与治疗的模式（即使它包括有问题的行为），这也有助于他获得掌控感，由此产生的赋权感可以减少"偷偷溜进"小范围的主张或掌控的必要性。

我们确信，我们也可以通过其他方式来理解弗雷德里克的行为。例如，它似乎是第 8 章中我称之为"移情认同"的一个例子。我们可以说弗雷德里克在面对治疗师时毫无敬意，正如他的父母对待他时的态度那样。弗雷德里克的这种行为很可能与他面临的各种困难有关。审视移情关系和他与他人的日常互动（以及两者之间的相似性）并剖析它们如何使他的生活陷入困境是整个治疗过程的重要组成部分。然而，在这项工作的这一点上，当治疗师遇到弗雷德里克极不情愿谈论且治疗师很难以对治疗有帮助的方式提出的问题时，当治疗师在寻找这个问题的解决契机时，关注特定行为的不同维度并且从不同的角度强调行为的影响被证明是有用的。

显然，言语本身并不能解决它谈论的行为模式带来的潜在僵局，但它确实说明了工作是如何通过某种框架进行的，在这种框架中，来访者的行为是被欣赏的、被理解的，即使来访者正在努力改变它。

在另一个案例中，治疗师需要谈论的行为包括来访者不断"指导"治疗师如何进行会谈。来访者认为一切都必须按照他说的进行，治疗师的方式总是错误的。在治疗师看来，来访者总是要求治疗师做各种他不想做的事情，或者要求治疗师按照来访者的方式做事，因此，他对来访者感到非常恼火，并且认为他太会"操纵"。他感到处理这种模式是很困难的，因为他知道说出他的想法（来访者在操纵他）更像是一种指责而不是一种解释。

我建议治疗师对来访者说："你害怕我做不好这件事。"这种结构直接说出了来访者的不满，但它比治疗师能想到的任何言语都更容易引起来访者的共鸣。它考虑到了来访者的经历，并且没有贬低来访者。我重申一次，这句话的目的是在承认和肯定来访者的体验的同时，指出他有改变的可能性。

在我的个案研讨会上，一个正在接受治疗的孩子也给治疗师带来了类似的挑战。年轻的来访者希望她的治疗师在会谈期间给她食物，但由于各种原因，治疗师不想这样做。孩子似乎对治疗师的拒绝感到愤怒，并且基本上全程沉默。在这里，治疗师也倾向于看到"操纵"这一点，这在临床思维中非常普遍。我建议他说："如果我不给你任何东西，你也不会给我任何东西，我想这样才公平。"

这个评论谈论了来访者的愤怒、固执，甚至报复，但它通过表达理解而不是批评的方式来传达这些。它开启了对问题的探索，而没有在一开始要求来访者认为自己错了。

"我想这样才公平"的评论在各种情况下都有用；它鼓励来访者详细阐述自己的感受或体验，而不是在面对被意识到的攻击时退回防御姿态。

后来，在和这个孩子一起工作时，治疗师想向这个孩子传达他对她要求治疗师给她食物的象征意义的理解。正如治疗师看到的那样，对食物的要求有几个相互重叠的意义：他觉得孩子在要食物时实际是在寻求养育和照顾，在寻求关注，在要求治疗师认真对待她的要求。如果治疗师因此打破了规则，这能显示她的特殊性；还有一种可能性是她在治疗中不想受到严格的规则的约束，因为她在家里受到了严格的规则的约束。虽然治疗师已经非常清楚地理解了这些意义，但是他很迷茫，因为他无法找到一种方法将这个想法以一种令人舒服的方式传达给这个孩子。

正如我们探讨的那样，这个问题的一个重要方面是治疗师已经理解了的"问题不在于食物，而在于寻求照顾、关注等"。最自然地出现在我的脑海中的措辞是"你真正想要的是……"。他对于这样的措辞感到不舒服（我相信他的反应是恰当的），但找不到合适的替代方法（这也许是因为他继续从这个孩子"真正"想要的是什么这个方面去思考）。

能帮助治疗师获得成功的、相当简单和直接的措辞是**"我想如果我给你食物，你会感觉自己得到了更好的照顾"**。这句话谈论了相同的内容，但它站在了来访者这一边而舍弃了批评的言语。此外，它并没有放弃由"你真正想要的是什么"这句话开启的任何探索机会。的确，这里是一个少有的我提供绝对建议的地方：每次你想说"你真正想要的东西是……"或"你真正的感觉是……"时，请用这里提供的措辞代替。[1]

在我看来，当来访者说的关于别人的事情被治疗师（在谈及治疗师自己或治疗关系时）间接地引用时，一个类似的建议似乎是合适的——在这种情况下，治疗师常说的"也许你真的对我有这种感觉"是有问题的。

这句话的问题再次出现在"真的"这个词中。它忽略了来访者自身的体验，将来访者提到的外部关系或体验仅仅视为小麦的麦糠，而这麦糠会在治疗师收获"移情小麦"的过程中被丢弃。

使用"也"代替"真的"这个看似微小的改变（"也许你也对我有这种感觉"）是一个重大改进。这个新的表述更尊重来访者的体验。它不会否定来访者理解正在发生的事情的方式，而是对它进行了补充。它并不认为来访者对治疗师的感觉更"真实"，甚至也不认为它们是来访者报告的其他感觉的"基础"。这意味着来访者不会认为自己的感觉是虚幻的或肤浅的。相反，它将探索指向治疗师认为可能富有成效的方向，同时仍然尊重来访者自己的看法。从这个意义上说，它是一种肯定来访者体验的方式，也为改变或扩展来访者的体验指明了方向。

在一个受督者呈现给我的个案中，一个与上述方法相关但略有不同的方法被证明是有用的。来访者是一名西班牙裔女性，她对孩子所在学校的工作人员非常生

1　同样，这个孩子也对她治疗师办公室里的植物感到担忧，担心治疗师能否很好地照顾它们。就上面的讨论而言，一个有用的补充性言语可能是"也许你需要得到更好的照顾，就像这植物一样，但显然你真正担心的不是你是否得到了妥善的照顾"。

气，她觉得这些人是种族歧视者，并且他们很无能。事实证明，情况很复杂，因为学生的治疗师（受督者）本人一直在那所学校从事兼职工作，他个人很认可这个学校，所以在来访者愤怒地表达对这个学校的抱怨时，治疗师感到非常不舒服。他意识到来访者对学校的一些愤怒情绪有迁怒成分，而这种愤怒反映了母亲自己难以管教孩子的沮丧。但是，当治疗师试图找到一种方式来表达他的看法，以使治疗远离那些看起来与学校有关的不间断的、毫无结果的抱怨时，他带着指责的口吻描述道："我猜你认为责备学校比审视你对孩子的所作所为容易得多。"

毫无疑问，这位女士感到自己被批评和指责了。这位女士刚刚参加了一个社会学课程，课程中引入了指责受害者的概念，她以充足的理由使她的治疗师相信治疗做得非常糟糕。值得称赞的是，治疗师立即认识到他的话是错误的，在督导会议上，我们讨论了一些可能发生的事情。他能够理解自己对来访者的愤怒，他的愤怒既源于她对待孩子的方式（这令他产生了令他痛苦的共鸣），也源于她对学校的指责，这使治疗师陷入困难的忠诚冲突中。[1]经过讨论，针对反移情问题以及他想表达的内容，他提出了一个更令人满意的替代方案："我能理解你为什么对学校感到气愤，重要的是看看我们是否可以对这种情况采取一些措施。但是，我想知道你的生活中是否有其他事情也让你生气，以及它是否会增加你对学校的愤怒。"

这段话有几个有趣的点。首先，与前面描述的几句话一样，它有一个包含"也"的句子，而不是一个包含"反而"的句子。它并没有否定母亲对学校的愤怒，而是引导来访者思考是否有其他事情也可能困扰她。因此，它有助于她从一种仪式化的、无效的抱怨模式中走出来，但它以比之前更加尊重来访者的方式传递信息。在这个女人非常艰难的生活中，它还有助于开启她对其他挫折源的讨论，指向需要谈论的但因她对学校的抱怨而被挤掉的主题。

即使在谈论她对学校本身的愤怒的方式上，这段话也有效地构建了来访者对这个问题的思考。"我能理解为什么你对学校感到气愤"表示治疗师承认了她的感受是正确的，"重要的是看看我们是否可以对这种情况采取一些措施"表明治疗师在

1　当治疗师意识到他来访者的孩子在他兼职的学校上学时，他已经和来访者一起工作了一段时间。如果治疗师在来访者入院时就很清楚这一点的话，个案可能就不会被分配给他。

进一步认真地对待她的担忧，把讨论从重复抱怨转移到考虑可能的改变或解决方案上。毫无疑问，来访者可能更容易接受这种处理她的愤怒源头的方式。

当共情令人反感时

在我们迄今为止讨论的大多数例子中，对来访者体验的共情性共鸣是解决治疗师面临的困境的关键因素。然而，有时候治疗师的共情本身可能是来访者痛苦的根源。在这些情况下，如果治疗师遵循"尊重来访者组织和解释其体验的方式"这一原则，同时提出必要的质疑，那么治疗师必须仔细衡量对某些体验的共情性表达（我们也可能因此出现在回避或回避型依恋领域；Wallin，2007；Wachtel，2010b）。

这种模式的部分表现是，如果一些似乎处于巨大的心理痛苦中的来访者的痛苦被注意到，他们就会感到自己暴露了、自己被羞辱了。治疗师对其痛苦的共情性理解对来访者来说就像一次攻击，来访者感到就像被划了一刀而不是被治愈。[1]在这种情况下，来访者害怕自己将被视为软弱的或脆弱的，这使共情本身就像敌人一样。如果治疗师能思考如何将共情性表达变成一种既接纳来访者对世界的看法又有助于改变它的策略，那将会很有帮助。

面对治疗师的共情，一开始来访者会出现阻抗，他不想听到别人说自己痛苦，他对痛苦被谈论感到愤怒。治疗师可能会这么说："你不喜欢听到别人对你说你感到痛苦。"

这样的话虽然直接关注并接纳了来访者的体验和偏好，但也含蓄地提醒了来访者关注痛苦本身，提醒了来访者关注他对痛苦的高度敏感的回避态度。实际上，这句话的目的就是做到这一点。在使来访者放松地进入他曾经害怕的区域方面，它具有双重功能。一方面，它让人放心——它告诉来访者，治疗师理解他对这句话的回避，他愿意尊重它，不会讨论来访者不喜欢讨论的东西。另一方面，它本身也是进入主题的开始。治疗师表达对来访者对此类言语的厌恶的理解，理解产生的安全感

---

1 在我看来，当来访者是男性且治疗师是女性时，这种现象最常见。我们文化中的许多男人继续保持着像"约翰·韦恩（John Wayne）"那样强大而沉默的形象，他不会流露自己的感情，他想得到尊重而不是同情。这可能是一次困难的融合。然而，重要的是，我在这里讨论的这种现象当然也可以发生在女性来访者身上，并且也可以由男性治疗师（或任何一种性别的治疗师）引发。

也使他们更容易参与其中。它允许人们开始对该想法脱敏，在安全和渐进的背景下，人们才越来越可能接近它。尽管在会谈中使用这种聚焦和沟通的方式显然具有战略性，但是如果治疗师处理得当，它也是真诚的，并且在一个重要的方面是直截了当的。它将治疗师引入来访者体验的某个方面，并传达对该体验的理解和认可——来访者不喜欢被告知他处在痛苦中。

解释过程的下一个阶段可能就是治疗师说"你对痛苦的概念感到不舒服"。[1] 这里治疗师仍然没有说这个人是痛苦的。治疗师没有挑战来访者的体验，而是从来访者的体验内接近改变，说出来访者可以接受和认同的话。

治疗师如果在一开始说这句话，这句话可能就不容易被接受。它比"你不喜欢听到别人对你说你感到痛苦"更直接。它指出了来访者的不适，提出了一个概念：成为那种感觉痛苦的人（也许因为他感觉自己有太多痛苦要处理，所以他必须把它们完全控制住）让他感到焦虑。这就是为什么这句话要被放在第一句话后面，只有"你不喜欢……"这样的话被说出来之后，治疗师才有机会与来访者开启针对痛苦的谈话。

只有这项初步工作被完成后，当治疗师在战略上与来访者的一部分体验产生共鸣，打开了一扇与其他人产生共鸣的大门后，谈论疼痛本身可能才是富有成效的。人们一早就看到痛苦，但人们要以一种有治疗性的方式来表达它，人们也必须看到其他事情。人们必须意识到来访者不喜欢自己的痛苦被治疗师看到和提及。这不仅仅是一种来访者需要克服的"阻抗"，还是关于他是谁的体验的一部分。因此，在面对来访者的痛苦时，治疗师既要给予包含尊重的共情，又要理解痛苦在来访者目标的整体层次中的地位。

什么是支持性

我们可以将本章中的许多建议视为心理治疗文献中常见的"支持"。支持是所有

1　读者应该清楚，我并没有描述一个严格的句子顺序，治疗师并不需要一句接一句地说出这些话。第二句话可能到会谈的后期，甚至下一次会谈才会出现。这只是对句子顺序的一般结构的概述。治疗师实际说出来的话，尤其是后续的话，将取决于他说出第一句话后得到的具体反馈；当然，治疗师要不要采用现成的话取决于特定的来访者和双方之间已经发生的特定体验。

心理治疗的一个关键因素，但它是一个备受争议的因素，人们通常只会暗中使用，因为担心它会让治疗显得"肤浅"。事实上，恰当的理解和支持与深度的探索绝不是相互对立的——实际上，对来访者来说，缺乏恰当的支持是来访者对令他们感到恐惧的问题和冲突进行有效的探索的常见障碍之一。

虽然探索性治疗和支持性治疗之间的区别被广泛使用，但概念上的和实证中的一些重要贡献挑战了人们的这一绝对二分的设想，并强调了治疗师在来访者探索的过程中保持支持的重要性。在较早期的评论中，赫伯特·J.施莱辛格（Herbert J. Schlesinger）对在临床讨论中使用"支持"一词提出了强烈的质疑，并且提出了对支持的含义和应用的更加有区分性的理解（Schlesinger，1969）。我们应该留意，支持性治疗这个术语经常被严格用来指代那些在目的和方法上受到严格限制的治疗，施莱辛格认为：

> "通过强行把一个极端的心理治疗实例称为'支持性'心理治疗，我们实则看低了'支持性'一词。我们以特定的方式、用特定的技术和有限的愿望来达到支持来访者的目的。我们倾向于掩盖这个事实——支持是所有心理治疗的基本目的之一，却用'支持性'来暗示一种特定的心理治疗。事实并非如此。"（Schlesinger，1969）

尽管劳伦斯·H.罗克兰（Lawrence H. Rockland）与施莱辛格在继续倡导特定类别的支持性治疗方面有所不同，但是罗克兰得出了一些类似的结论。根据罗克兰的说法，所有心理治疗都包含重要的支持性内容，甚至精神分析这种典型的探索性或非支持性心理治疗也会通过设定会谈频率、提供结构化的进行方式和治疗师的接纳等因素为来访者提供重要支持。没有任何支持性元素的心理疗法是没有活力的，不能成为有效的心理疗法（Rockland，1989）。

梅宁格基金会针对心理治疗的过程和结果开展了一项研究，研究结果证实了支持性因素在所有心理治疗中的普遍性和重要性。罗伯特·沃勒斯坦（Robert Wallerstein）是精神分析领域几十年来的领军人物，也是梅宁格研究的核心参与者。他明确指出，研究结果提示，我们需要修改精神分析理论中关于支持在精神分析和心理治疗中的作用的关键假设（Wallerstein，1986，1988，1989a，1989b）。他指出人们在理解梅宁格研究时必须考虑到其研究结果来源于特定的人群，他也明确指出研究结果与项目规划者的预期之间有很大的差异。项目规划者是一群非常熟悉研究对象（及他们所代表的人群）的人，这群规划者中包括精神分析运动中一些负有盛名且颇具经验的人。

沃勒斯坦报告道：

"从我们的项目中得出的总体发现（几乎是最重要的发现）已经证明，症状、性格特征、人格功能，以及植根于终生被压抑的内心冲突中的生活方式中的一系列实质性的变化是基于更具支持性的心理治疗模式和技术产生的，这些变化跨越了支持性和表达性（甚至是分析性）治疗的范围——就通常的标准（稳定性、持久性和承受外部或内部的破坏性压力的能力）而言，这些变化（在许多情况下）可能与通常的表达性分析（解释性的、引发领悟的治疗）方法带来的变化并无不同。"（Wallerstein，1986）

沃勒斯坦补充说，从标准精神分析中有关探索和支持的相对作用及其相互关系的假设来看（这个假设指导了梅宁格基金会项目的规划和实施，直到今天它在精神分析圈子中仍具有很大的影响力）：

"该项目的研究结果有'相当多的真正的惊喜'，例如，独特的精神分析治疗模式、表达性心理治疗、支持性心理治疗等独特的治疗方式。而在真实世界里，这个假设几乎不会以接近纯粹的形式出现；在实践中，真正的治疗方法是多种治疗方法的混合，或多或少具备表达性－解释性因素和支持性－稳定性因素；几乎所有的治疗方法（包括纯粹的精神分析）都包含比人们通常认为的更多的支持性成分；那些更偏向'分析性'的治疗方法与那些更偏向'支持性'的治疗方法所取得的总体结果之间的差距小于我们对这些不同的治疗方法的通常预期；这两种治疗方法在性质和持久性上的差异都比人们通常预期的小，而且往往不明显。30 年前我们都没有想到事情会是这样。"（Wallerstein，1988）

理解为什么这些发现如此令人惊讶，以及理解那些在很大程度上未被承认、未被阐明的假设（这些假设塑造了治疗师对支持及其与探索的关系的看法）与本书的中心主题密切相关。通过仔细观察，你会发现"支持"的不同含义实际上源于对治疗过程的不同思考方式。人们由于无法区分"支持"一词的两种截然不同的含义，在心理治疗文献中讨论"支持"一词时发生了混淆。许多关于支持的讨论都暗含着支持与心理治疗存在对抗的基本观点。探索性治疗被概念化为拆除防御，支持被理解为支撑防御，因此支持性治疗与探索性治疗背道而驰。这一概念与有关阻抗的观点密切相关，本书对有关阻抗的观点进行了批判性的剖析，阻抗也隐藏着对抗的概念——来访者试图操纵、回避或夺取不恰当的满足感，治疗师试图通过保持坚定、拒绝满足感或被诱惑，以及对来访者努力掩盖的事情做解释来克服阻抗。

然而，较新的治疗模式往往不强调拆除防御，而强调建立治疗关系（Norcross，2002，2009；Gelso，2010；Hoffman，2006a，2009；Safran & Muran，2000；Stern et al.，1998；Stern，2004）。这些模式很可能产生一种完全不同的基调，这种基调不仅体现在对治疗过程的理论讨论上，也体现在与来访者的互动上。与将支持等同于"支撑"防御或"掩盖"无意识经历的观点相反，此框架内的支持是探索过程本身的重要组成部分，治疗师与来访者的关系基础把此类探索变成可能（Wachtel，2008b）。

这种替代性支持概念的影响在第 5 章的对焦虑的修正性理解中有进一步的阐述。如果来访者感觉自己受到治疗师说的话的威胁（或者因治疗师没有说的话或治疗师对来访者的立场和态度感受到威胁），他的防御很可能加强。如果没有足够的支持，治疗师非但不能促进来访者将无意识内容意识化，反而可能会起反作用。

来访者如果能够有效地对无意识材料进行探索，就会感觉自己是安全的。随着探索的进行，来访者感到安全的重要性就会逐渐被精神分析作者意识到。但是，某些理论之间的混淆的持续存在及其与某些治疗师立场的特征的联系（它们与治疗师的专业身份密切相关）导致这种新的理解没有完全融入一般的治疗实践。本书的目的之一就是促进这种融入。

支持与领悟之间的二分法是错误的，它严重阻碍了一种更有效、更富有共情性的心理治疗的发展。支持，尤其是出现在这里描述的治疗互动中的支持，实际上是探索过程的重要组成部分。这里提倡的方法虽然包含许多支持性元素（施莱辛格、沃勒斯坦和其他人将其描述为促进探索的过程），但是显然不是人们通常所指的支持性治疗。

在许多有关支持的文献中，人们通常认为支持性治疗让人得到的改变非常有限，因此只有那些不适合接受更为严苛的治疗方法的人才被指定接受"支持性治疗"。例如，戴维·S. 沃曼（David S. Werman）说，领悟取向的心理治疗是基于这样的假设，即来访者拥有质量足够好的心理设备，但这种心理设备必须从那些阻碍其充分发挥作用的影响和冲突中被解放出来。相反，支持性心理治疗假设来访者的心理设备从根本上来说是不够好的（Werman，1984）。[1]

出于以下两个原因，我认为这种态度是有问题的。第一，如果一个人被认为"从根本上来说是不够好的"，这个人就很难得到别人真诚的支持。本章和前一章中的大部分讨论都是为了帮助治疗师在与来访者的交流中完全克服这种态度。第二，领悟和支持之间的明显区别造成了一种普遍倾向——人们给那些明确被推荐使用探索性治疗的来访者提供较少的支持而不是最佳的支持。沃勒斯坦（Wallerstein，1989a）在提到支持性和表达性心理治疗之间的一般区别时，阐述了精神分析导向的临床工作的格言——"尽可能地表达自己和尽可能地支持别人"。相反，我们可以将这里的立场表述为"尽可能地提供支持，这样你就可以在有需要的时候尽可能地表达（探索）"。

支持和自主

支持的概念与中立和自主的概念之间存在反向的联系，这进一步造成了对支持的困惑——一些治疗师不知道是否能把他们所做的事情视作具有支持性。人们有时会认为目标更远大的治疗师和更有力量的来访者（见前文）会采取中立的立场而不是支持性立场，这种立场允许来访者在自己身上找到行动的动力，而不是求助于他

1　有关支持性治疗的文献，就像那些对比精神分析和精神分析取向心理治疗适应证的文献一样，常常声称不存在隐含的价值判断，问题是如何为特定来访者找到最合适的治疗方法。提出这一观点的作者们甚至宣称，他们认为对于被分配参与支持性治疗的来访者来说，支持性治疗"更好"，因为他们是那些不能从更全面的探索性治疗中受益的人。《行动与领悟》（*Action and Insight*）的第 12 章对这种看似平等的立场背后隐藏的价值判断进行了讨论（Wachtel，1987）。

人。根据这一观点，只有在这个过程中他才能够实现一定程度的自主性和深度的改变。

我们可以肯定的是，重点在于治疗师不能简单地以这样的方式帮助来访者——一种使他暂时感觉更好，却没有获得自己掌控事物的能力的方式。从这个意义上来说，许多治疗师认为"获得结构性改变"是恰当且重要的。但沃勒斯坦在对梅宁格研究数据的分析中所做的观察，以及本章和本书其他部分提出的思考（Renik，1993；Mitchell，1997；Hoffman，2009）表明，在谈论来访者面临的挑战时，轻视治疗师的鼓励、影响或合作性帮助对实现这种改变无益。

反对提供太多支持的观点有时是通过比喻被表达出来的，即治疗不应该被当作"拐杖"。但是，如果我们认真地对待这个比喻，我们可能会注意到，"拐杖"并不是永久存在的：通常，拐杖被看作保证修复过程得以进行的临时方式，来访者最终将不再需要拐杖。如果治疗师未能提供拐杖，要求来访者过早地靠自己，治疗就不可能产生适当的效果，来访者就不能收获更加持久的依靠自己的能力。正是本着这种精神，我提倡治疗师承担更多的改变责任，而不是只采用传统心理治疗中旨在促进领悟的治疗方法。

治疗师暂时做一些来访者最终必须为自己做的事情可以帮助来访者获得足够的力量，以便来访者能够在没有治疗师的情况下也能做得很好。来访者与治疗师的依赖关系的"终止"并不是通过帮助来访者领悟童年根源完成的，而是通过帮助来访者发展有效且令人满意的生活模式完成的，即来访者在治疗师的技巧和支持性服务的帮助下发展这种生活模式，进而逐步退出对治疗师的依赖。

第**11**章

归因和暗示

真相不是一成不变的。治疗师必须帮助来访者掌握其生活的真相，但这种真相的本质是不断变化的。通常按照定义来说，如果治疗进展顺利，来访者就是处在改变过程中的人。在本章中，我希望讨论一些植根于这个观点的治疗性对话策略。它们还有一个共同之处，即通过预测改变或通过描述已经取得的改变来促进改变。因此，它们是对来访者及其生活环境的未来方向的重新描述。

我们在前面讨论其他主题的过程中，已经看到了一些这样的话。例如，读者可能会回想起第8章中的蒂娜案例。蒂娜沿袭家风，表现出强迫性的轻率和自大，避免讨论任何困扰她的事情。微小的改变迹象之后出现了，我建议治疗师对来访者说："*你这些年来都能做到这一点，我感到很惊讶，而你现在觉得有点累了，我对此感到一点也不奇怪。*"这是我所说的归因表达的一个例子。我们将一种感觉归到来访者身上，这种感觉来访者还没有报告过（换句话说，这是一种她尚未报告过的感觉。这让我想起有人对毕加索说："你给格特鲁德·斯特恩画的肖像与她本人不像。"据说，他回答"会像的"）。

我对另外一位来访者芭芭拉说的话同样基于归因视角。芭芭拉非常顺从，并允许她的父母和她的丈夫检查她行为的每一个小细节，以便看她是否有可能做错事或失礼。有一次，我对她说："*我感觉你厌倦了一直被仔细检查。*"我希望通过这句话帮她扫出一条道路，让她觉得自己实际上有权利生气。

这些话必须与来访者真实的、新出现（虽然尚不明显）的倾向联系起来，这样这些话才有用。否则，这就是将治疗师的愤怒、治疗师的价值观，或者治疗师的倾向强加给来访者，这种尝试不会被认可。此外，如果这些话与来访者的真实体验不一致，它会被来访者体验为对她的隐含批评："你是怎么回事，竟然对这点没有感到恶心和厌倦？"[1]

一般说来，只有当归因言语谈及来访者的潜在倾向，并且对来访者来说具有一定的真实性和熟悉性时，归因言语才有用。从某种意义上说，这样的言语会让一些对来访者来说还不那么真实的东西，或者可能真实的东西变得更真实。

从不同的角度来看，人们可以将这种言语视为暗示。多年来，心理治疗中的暗示成分一直被误解，并且成为相当多的概念混淆的根源。这些困难可以被追溯到弗洛伊德。与许多当代治疗师相比，弗洛伊德实际上对暗示持更复杂的、不那么彻底的拒绝态度。但是，他在暗示的含义上做的努力和挣扎最终决定了后来的发展过程。在本章的后面，我在向读者提供了一系列采用归因言语来推动治疗工作进展的图景后，将详细地讨论潜在的反对意见，并阐述弗洛伊德对此事的一些看法，以展示我们对精神分析和其他治疗方法中的暗示的理解。

冲突：归因言语的关键

与治疗工作的许多其他方面一样，理解和关注冲突常常是有效地使用归因言语的关键。这些言语谈论的倾向尚未变得明确的部分原因以及来访者必须得到帮助的部分原因是这些趋势已被淹没在冲突之中。此外，它们之所以重要，之所以有可能在来访者的精神生活中发挥更大的作用，是因为它们确实代表了来访者的真正倾向。尽管现在大部分倾向被埋没了，但是如果冲突得到解决，它们很容易浮现出来。

例如，克里斯廷是一个纠缠在成员之间关系过分亲密的家庭中的年轻女子，她必须很努力才能获得最低限度的独立感。追求自己的爱好或独立做出判断并不是她家庭系统的一部分。即使在克里斯廷有男朋友的那段时间里，她的家人和男友的家人也会一起在附近的郊区商场购物。

1　正如读者会怀疑的那样，被审查的问题最终也与治疗有关。我将在本章后面和本书的其他地方讨论如何运用这里列举的原则来谈论来访者对治疗师及关系的感受。

　　我建议她的治疗师让她看到这种根植于冲突概念的假设。我建议她对克里斯廷说以下内容："我看到你内心有很多冲突——一方面，你感到自己没有权利走自己的路，而另一方面你又意识到自己有权利这样做。"这句话中有几点值得注意。

　　首先，这句话采用"意识到"而非"感到"来描述来访者有权利走自己的路，我们可以看到它巧妙地提升了来访者的独立性。我们可以通过想象反例的影响来进一步理解这种用法的含义及其潜在的力量——"一方面你意识到你没有权利走自己的路，而另一方面你感到你有权利走自己的路"。这样的话将不具有治疗性，因为它清楚地暗示了治疗师认为克里斯廷没有权利以自己的方式行事。"意识到"和"感到"这两个词的位置的改变产生了令人震惊的治疗性干预效果，也表明了这种陈述的潜在积极力量超过了读者的想象。

　　其次，使用"意识到"很重要，这样来访者就会把对有权利自己做出决定的领悟归功于她自己——这不是治疗师告诉她的东西，而是她意识到的东西，是她自己的看法。

　　对于那些习惯于以更为传统的中立态度来思考的人，以及那些习惯于以完全"拒绝"移情的方式来思考的人来说，尽管这种描述可能有助于给来访者赋能，但是它仍可能让他们感到不安——它在某些方面模糊了界限。就目前而言，治疗师的观点和来访者的观点之间存在一些混淆。事实上，在某些方面，这恰恰是重点：其目的是使一个新的想法进入来访者的内部对话，鼓励来访者采用最初更具有治疗师风格的观点，并认同它。这个想法被期待具有某种解放意义。

　　虽然许多精神分析思想家仍然暗中或明确地坚持中立、匿名和"只解释"等旧观念，但是多年来越来越多的精神分析思想家引入了挑战这些观点的有效的替代方案，为角色认同、影响、新关系经验的治疗作用，为治疗师作为新的好客体发挥作用腾出了空间（Fairbairn，1958；Loewald，1960；Winnicott，1965；Kohut，1984；Weiss & Sampson，1986；Renik，1993，1995，1999；Aron，1996；Mitchell，1988，1993，1997；Hoffman，1998；Frank，1999；Fosshage，2003）。在许多这样的阐述中，隐含的观点是改变需要模糊性，需要来访者从治疗师那里获取一些东西。如果来访者和治疗师之间的界限过于坚实，如果有意识的、合理的评估是来访者接受一个想法的唯一手段，那么当治疗遇到严重的阻碍时，治疗师实际上很难克服。

当然，我们可以对这些新观点提出合理的质疑，包括本章中的归因言语代表的观点。我们必须认真对待这样一个问题，即如何防止治疗师不知不觉地将自己的价值观灌输给来访者（Wachtel，1987；Wachtel，1997）。但是，治疗师说的话绝不是无所不能的，我们要牢记这一点，这也让我们免于自高自大。在第 1 章的讨论中，治疗师的言语不像是一次灌输而像是一次组织移植：如果它们被视为外来的，它们很容易被拒绝。如果治疗师说的话事实上并没有与来访者的愿望、价值观或他生命中可能存在的愿景产生共鸣，那么它们很可能被视为外来的。我们还要强调另一个方面：准确的共情是治疗过程的一个关键因素。它是一种保障，它保障治疗师可以以无形但有力的方式介入治疗。不能正确理解来访者的治疗师将是无效的治疗师。

将不适应倾向视为残余物

我的重点是用预测的放大镜观察微小的变化，培养它们，并帮助它们变得更加突出。我的重点并不是暗示人们对来访者适应不良的那部分视而不见。毕竟，这部分可能构成了治疗师在治疗过程中需要留意的大部分内容。通常，治疗师可以使用熟悉的语言结构和形式来谈论这些（治疗中或来访者生活中的）有问题的行为，而这些语言结构和形式是治疗师的资本。然而，常出现的情况是，治疗师可能非常明确地（或者只是模糊地）感觉到谈论来访者的问题行为虽然至关重要，但是也对来访者的进展造成了威胁。对于那些非常容易把其他人的话视为批评且容易感到受伤的来访者，以及倾向于过度严厉地自我批评的来访者来说，他们可能会把任何有关持续的适应不良行为的描述看作不好的、失败的和无望的征兆。

一个有趣的例子发生在伊娃的某个重要时刻，伊娃正在接受我督导的治疗师的治疗。伊娃的父母让她很难与他们分开。他们很少完全公开反对她离开家，但他们会通过设法制造一些问题来表达他们的反对。这些问题削弱了她的决心，并强化了她行为中消极的一面。她的父母总是设法在伊娃真的离开家的时候制造灾难。当母亲没有感冒、父亲不背痛时，父亲会失去工作，母亲会摔倒，父亲会砸坏汽车，母亲会在炉子附近放一些纸使房间着火，等等。所有这些事情都只发生在同一种情况下，即只发生在伊娃独自离开时（例如，参加夏令营、上大学、参加第一份工作）。

在会谈进行期间，伊娃决定承担一项对她来说非常重要的工作，而这项工作需要她每周出城几天。因此，她向她的治疗师提出建议——也许她们的会谈应该从每周两次减少到每周一次。

当伊娃提出这个想法时，她的治疗师试图不表明观点，而是与伊娃一起探索她对这个决定的感受。最终，伊娃决定接受这份工作。从很多方面来看，这似乎是一个非常好的决定。但是，她在会谈中变得越来越焦虑。她（错误地）感觉她的治疗师不赞成她的决定，感觉治疗师讨厌她把治疗减少到每周一次并感到受伤。一些明显但未被承认的信号表明伊娃感到生气，因为她觉得治疗师试图以牺牲伊娃的自由和利益为代价留住她，并且有信号表明伊娃对这种未被承认的愤怒感到内疚。

伊娃的治疗师看到了伊娃的担忧，也看到了伊娃担心如果她坚持走向更大的自主，治疗师就会拒绝她。这正是伊娃过去的体验世界的延续。治疗师觉得帮助伊娃看到这种联系很重要，这可以帮助她打破那种主导和限制她的模式。然而，治疗师担心如果她指出伊娃和自己所经历的事情与她之前和父母所经历的事情之间有相似之处，伊娃会认为她指出这种联系是为了让伊娃继续留在原地。她也担心自己向伊娃传达的信息是"你还在重复过去的模式"，这会让她感到沮丧，并且会破坏伊娃在接受新工作时体验到的成长感。

我建议治疗师采用以下方式谈论这个问题："**在接受新工作这件事上，你已经迈出了一大步，你已经面对了你过去常常害怕的问题。当然，你仍然会有一些残留的焦虑，你在与我在一起时体验到很多你曾经与父母在一起时的感受。**"这样的话直接谈论了伊娃与她的治疗师的互动经历以及她与父母的长期模式之间的相似性。它确实——正如它需要做的那样——指出了她"仍在重复过去的模式"。但它以一种包含不同的元信息的方式谈论这种关系。治疗师将焦虑描述为残余物，实际上是在做出预测。人们希望它是残余物，而且正在试图创造一种环境，在这种环境中它实际上只会变成残余物。即使治疗师指出了同源关系，治疗师仍然希望通过强调过去和现在的情况之间的区别来进一步推进这种（过去与现在的）分离过程。

这句话的其他细节的设计方式旨在促进它指向改变并减少伊娃的内疚和自我批评体验的功能。这句话先指出了她已采取的步骤，并且反映了她现在正在面对她曾经回避的事情。然后，它指出，她"仍然"会焦虑，从而把焦虑不仅视为残余物，而且视为完全正常的、可理解的，即别人如果处在她的位置上也会有同样的体验。这句话以一个放大变化的含义结尾——她现在的感觉是她过去"和父母在一起时的感受"，但她过去和父母在一起时的感受比她现在和治疗师在一起时的感受更频繁、更强烈。

因此，即使正在关注过去和现在之间的相似性或连续性，这句话仍然在强调克服或减少这种连续性，强调改变的可能性，并放大了伊娃及其生活进程的进步视角。

在与斯坦利的工作中，我也遇到了类似的治疗挑战，斯坦利是一位非常喜欢自我批评的来访者。作为自我批评特质的一种表现，他会因为没有在治疗方面取得足够快的进展而责备自己。对他来说，重要的是明白这种自我批评和着急本身就是他需要留意和理解的模式的一部分。但是，指出这个模式是有风险的，因为这种做法可能会火上浇油，导致他进一步批评自己。这样做等于增加了一件让他批评自己的事。

要指出他的自我批评模式而不火上浇油，我们可以通过以下方式谈论这种模式的持续存在："你对你的进步有点着急，这说明你自我批评的旧模式的些许内容仍然存在，这是意料之中的事。毕竟，你不能一下子摆脱它。"

在这句话中，主要方向指向变化。这句话指出，当下的行为模式与其说是他现在的一部分和生命过程的主要部分，不如说是"旧模式的些许内容"，即在旧模式消失的过程中缓慢而稳定地呈现出的异常现象。因此，这句话的风格与早期把来访者的焦虑称为"残余的焦虑"的句子相似。[1]

在凯瑟琳的例子中，类似的方法在后期的工作中很有用。凯瑟琳是一位喜欢自我批评且有着相当严格的超我的女性，她在治疗方面取得了相当大的进步，并且她的生活发生了很大的变化。有一次，她开始谈论最近自己变得没那么喜欢自我批评了，并且补充道："我想我已经降低了我的标准。"

---

[1] 我们还应该指出这句话还可以通过使来访者远离自我批评来挑战自我批评。这句话把自我批评模式描述为一种异常现象，一种从过去不恰当地侵入现在的东西，从而为不那么挑剔的自我认知开辟了空间并提供了支持。

我想请她留意在那句话中重现的自我批评，并对激发自我批评的焦虑进行工作。但正如我刚刚引用的案例一样，我关心的是在指出它的同时不进一步增加她的自我批评。因此，我对她说："谈论降低你的标准听起来像是一种以自我批评的方式暂时出现的旧的思维方式。我听到的不是你降低了你的标准，而是当你遇到它们时，你能让自己更好地识别它们。"

在这里，自我批评被贴上了"旧"标签，不再是她生活中新出现的主导模式的一部分。此外，通过将其描述为"暂时出现"，治疗师既使来访者将其视为短暂的（"暂时"），又进一步加快了来访者与旧模式疏远的过程（"出现"）。下一句话以"我听到的"开始，这为这句话提供了进一步的归因维度。相比于仅仅陈述"你并不是降低了你的标准"，或者以"在我看来，你没有降低你的标准"开头，我采用的这句话有很明显的不同之处。前两种措辞方式含蓄地传达了对抗性或矫正性：治疗师正在告诉来访者实际上发生了什么。相比之下，"我听到的"基本上将理解归功于来访者——实际上，是来访者表达了这个观点，治疗师只是无意中听到了。因此，这样的话增强了来访者对领悟的所有权。

在与凯瑟琳一起工作的同一个阶段的另一个时刻，我针对她再度出现的紧张情绪说了下面的话："你现在感到的紧张情绪与你过去的紧张情绪不同。过去的情绪是一种被困住的紧张感觉。现在的紧张情绪是与进入新领域有关的焦虑，而你变得敢于接近你以前不敢接近的东西了。"

读者很容易看出，这样的话与本章中讨论的许多内容类似。它区分过去和现在，将某种改变的动力归因于来访者的行动，并以一种放大改变倾向的方式重新描述她的体验。

最后，我以安东尼为例说明上述策略的一种变式。安东尼在犹豫要开始采取哪些步骤，在他非常犹豫的时候，我发现自己正要说"现在是时候开始了"。然而，当这个措辞浮现在脑海中时，一个更好的措辞也出现了："你已经开始悄悄地朝着这个方向前进了。现在看来你已经准备好开始巩固这些最初的尝试，并且采取一些新行动了。"

在这里，我把某种动力归因于来访者，并且希望该归因本身为来访者提供一点动力。我使用的句子不是"现在是时候开始巩固……"——因为这仍然会包含一些哄骗和对抗的语气，而是"现在看来你已经准备好开始巩固……"。这里的"巩固"一词进一步增强了这样的基调：人们只能巩固至少在某种程度上已经开始的东西。

把行为描述为暂时性的或过渡性的

另一种表达治疗师的理解的方式是以向前发展的方式来组织语句，即将痛苦的来源或有问题的行为模式描述为暂时性或过渡性的。例如，有的人可能会说："是的，我看到你暂时觉得更加苦恼了（或者更不愿意走出去、受到了更多的抑制、产生了更多的自我怀疑等），但在我看来，这是一个你在改变时对遇到的新情况的暂时反应。"

在相关的情况下，人们可能会说来访者已"进入工作阶段"，并且来访者可能会产生更大的焦虑。这里有几个有助于建设性地建构来访者体验的元素。这不仅可以被描述为一个"阶段"（即它是暂时性的），也可以被描述为来访者已经"进入的"阶段（即来访者已经取得了足够的进展）。此外，焦虑被含蓄地描述为可预测的，因此，来访者可以将其视为一种令人放心的迹象——它不是一种麻烦，它表明工作正在进行。

一位来访者因为与父亲竞争的感觉而产生了强烈的冲突感，并且觉得自己在父亲没有取得进展的方向上采取行动是对父亲的背叛。我对他说："走过你超越父亲的阶段并不容易。"这是这种措辞的一种变式。[1]

在这句话中，人们可能注意到了"超越"这个词，这个词进一步强调了他现在的痛苦状态的暂时性。此外，"不容易"传达了一种对他痛苦的共情性理解。

正如我在本章前面讨论的那样，在这些不同的表达中还存在一个暗示（或预测）元素。如果治疗师不这样表达，来访者的反应就可能变成非过渡性或非暂时性的，变成预示着治疗解体的真正挫折。表达的目的是提供方向和鼓励，把隐含的预测变

1　在把他超越他的父亲描述成一个可以通过的阶段时，这句话存在一定的含糊之处。当然，我并没有试图表达"一旦他走过这个阶段"，他就会变得不如他的父亲；但这有可能是他听到的意思，实际上这有助于通过减少他的内疚来铺平道路。在另一个层面上，我们可能会听到"阶段"的不同含义：他目前对超越父亲的焦虑是一个阶段，而随着时间的推移他将停止把每一项成就视为背叛；事实上，它所传达的部分信息是他将达到这样一个境界：他不会以这种方式对经验进行分类，也不会衡量他所采取的每一步是否优于他父亲的相应步骤。

成现实。

当然，只有当句子中有重要的事实成分时，这种表达才合适（而且有效）。正如弗洛伊德在一个世纪前发现的那样，那些暗示只是魔法护身符，最多只能产生暂时的影响。但正如我在本书中认为的那样，人类事务的真相比我们想象的更加模糊、更加具有动态性。我们阐明真相的方式将不可避免地以某种方式发生改变。知道如何表达真相以促进它"进步"是好的治疗师的核心特征。

同样，当我希望谈论一些阻抗行为或适应不良的行为时，为了不给来访者贴上这类人、那类人的标签，或者不把他定在令人沮丧的静态画面中，我会说："你看起来似乎开始重新思考如何处理事情了，但旧的处事方式的痕迹有时仍然很明显，我们需要对它们的出现保持警惕。"这种表达方式强调了发展倾向，这与本章中的基本观点一致。通过将适应不良模式标记为"旧的方式"，我可以帮助来访者与之分离，因此这样的表达可以帮助他审视它、改变它。

帮助来访者获得领悟

在治疗过程中，归因维度也可以有效地帮助来访者获得领悟，并欣然接受领悟。标准解释性立场的一个潜在问题是它可能向来访者传达这样的信息：治疗师能比来访者自己更清楚地看到他（Renik，1993）。这可能导致来访者的被动倾向和自我贬低倾向加强。它也可能增加来访者的阻抗：对一些来访者来说，这种解释方法可能会让人觉得治疗师在自以为是地试图把自己的看法强加给来访者（Brehm & Brehm，1981；Wright，Greenberg & Brehm，2004；Miller & Rollnick，1991）。

因此，治疗师不能使用类似的说法，比如，来访者有这样或那样的感觉、来访者似乎正在感到这种或那种感觉（这意味着治疗师正在谈论来访者还没有掌握的东西）。相反，治疗师以下面的形式构建言语常常是有帮助的——"从你生活中发生的事情来看，我可以理解为什么你感到愤怒（或者被拒绝）"。这种表达方式有几个优点：它表明双方不是在谈论治疗师能看到而来访者却看不到的东西；相反，这种表达方式意味着双方正在谈论双方都知道的事情。治疗师没有告诉来访者他不知道的事情，而是承认他确实知道一些事。

当然，在许多情况下，这种表达的重点在于治疗师在某种意义上确实认为来访者并未意识到，或者至少没有完全意识到他提到的倾向。在说这类话的过程中，治疗师希望能够帮助来访者了解它。从某种意义上说，我们在半预测和半悖论的领域运作。[1]我们把这种感觉或倾向视为来访者已经知道且体验到的事情，并且我们这样做增加了他将来能够体验到它的可能性。传统的解释或治疗性言语常常假设来访者还没有意识到某种倾向，但我们"预支"一点给他，即认为他意识到了，这样我们就可以把未来归因于现在，并通过这种方式使这种倾向在未来能够出现。当然，从伦理和效果两个方面来看，最重要的是我们在来访者身上发现的倾向是我们真正看到的、他能够真正体验到的倾向。

从不同的角度来看，这种解释和交流模式的概念基础类似于斯特恩（Stern，1997）提到的"未被表述的体验"。从这个角度来看，在什么是"有意识的"和什么是"无意识的"之间做出过于明显的区分可能存在问题。我们很少谈论来访者完全没有意识到的事情。弗洛伊德（Freud，1914）甚至说：

> "忘记印象、场景或经历是很难的。当来访者谈到这些'被忘记'的事情时，他们常常补充说'事实上，我一直都知道这件事；只是我从来没有想到它'。他常常对这样一个事实表示失望，即没有足够多的事情进入他的脑海。自从它们发生以来，他从未想过它们——来访者将其称为遗忘。"

相应地，弗洛伊德在其关于压抑的论文（Freud，1915）中将压抑描述为"可变的""具体的"和"极度活跃的"，并且指出"压抑过程不应被视为一个一旦发生就会引发永久性结果的事件，就像我们不会说某种生物一旦被杀，就绝种了一样"。

然而，在许多精神分析著作中，意识过程和无意识过程之间有明显的界线，而那些通常非常生动的幻想则被认为存在于无意识中的一个单独的地方。[2]相比之下，

---

1 有关悖论的治疗用途的进一步讨论，请参见第 12 章。

2 这种区别在一定程度上反映了弗洛伊德把精神分析看作一门科学的雄心壮志，在这门科学里我们发现了一个隐秘的世界，这个世界的某些部分被我和其他人称为弗洛伊德的"考古"模型：一个层次越来越深的、埋葬了经历的模型。最伟大的宝藏在"最深处"，也最难被触及（Boston Change Process Study Group，2007；Mitchell，1993；Spence，1982；Wachtel，2003，2008b）。

斯特恩在对"未被表述的体验"的解释中提到了心理状态和行为的无意识属性，这在很大程度上是因为它们缺乏充分的表达。它们含糊不清，还没有完全成形，而不是简单地"被埋葬"了。他们受制于防御过程，防御过程导致了对意识的限制，但这种限制主要表现为回避表达，而不是放弃表达已经变得清晰的想法或感觉。

从这个角度来看，人们可以看到我在这里讨论的各种措辞是如何谈论来访者"既知道又不知道"的感受和想法的。因为归因言语进一步阐明了来访者已经模糊地触及的东西（而不是一些被压抑、被扔进了一个完全独立的、不可接近的领域的东西），它鼓励来访者接纳并体验更多的感觉，所以这样的话被来访者视为治疗师对他的真实、准确的理解，而不是某个人知道他不知道的事情的神谕性的宣言（Renik，1993）。

我们也可以注意到，上面提到的例子（"从你生活中发生的事情来看，我可以理解为什么你感到愤怒"）中包含了正常化维度。治疗师不仅传达了他在来访者身上看到的这种趋势，还传达了这样一种趋势——治疗师是可以理解他的；我们至少可以含蓄地说，这种趋势是可以被接受的。[1]因此，治疗师煞费苦心地以我建议的方式来表达也可以帮助治疗师对来访者产生更多的共情，而不是带来（潜在的、贬低性的）客观性。

许多归因言语的变式也可以被用于帮助治疗师向来访者传达这样的感觉，即获得对正在谈论的事情的领悟并成为该过程的积极参与者的感觉。同样，它们需要治疗师放弃自己比来访者更聪明带来的（不恰当的）快乐，放弃自己了解来访者不了解的东西带来的快乐，用更成熟的快乐代替它，即通过让来访者感到自己发现了一些东西来对治疗产生帮助。在某种程度上，这些言语需要治疗师站在来访者这一边，与他一起看一些东西，假设他已经知道这些东西，假设治疗师正在谈论他们之间的一些常识。这些句型包括"*正如我们都看到的……*""*我知道你意识到……*""*如果我理解得正确的话，你的意思是……*"。

这个主题中有一个有趣的变化——它再次涉及站在来访者旁边，假设某件事被

---

1   我们应该清楚这并不意味着所有行动都是可以接受的。对一个亲近的人感到巨大的愤怒是一回事，而对另一个人施加暴力显然是另一回事。

理解了，它把来访者和治疗师的理解与其他人联系了起来。在这个变化中治疗师向来访者提出了一个问题："你有没有办法让他或她或他们理解？"

例如，乔安是一个患有严重头痛的来访者。许多迹象表明，她的头痛最常发生在母亲以一种批评和干涉的方式行事之后。由于内疚，乔安很难意识到她母亲的这种行为使她多么生气，甚至很难将她母亲的行为看作批评或干涉。我们已经在澄清这些动力方面取得一些进展，但乔安仍然会在很多时候向我展示她的那种与其母亲有关的模式：她暗暗地将我的言语视为谴责，并且把有关她对母亲感到生气的言语或被母亲干涉的体验出现的时刻当作进一步自我批评或自我克制的时机。

在我们努力谈论这些问题时，我对乔安说："*你有什么办法可以让你的母亲看到她的干涉让你有多生气吗？*"正如她后来评论这句话时所说的，如果妈妈对她进行干涉，那么她一定会感到生气（即使是隐晦地生气）——这个假设让她觉得她感到生气是天经地义的；这使她能够以全新的方式去倾听和接受信息。治疗师和来访者站在一起，看看其他人在面对干涉时的感受是什么（即使这些人并不知道来访者和治疗师的谈话内容）。这样做可以为来访者清理出一条路来同化一种理解，否则她仍然会觉得这种理解是不可接受的。

归因言语的排序

在下一个例子中，我将详细阐述我之前介绍的几个主题，它指出了一系列归因言语如何帮助治疗师一步一步地指导来访者理解和处理他生活中的难题。它再次呈现了当来访者试图与重要他人的行为（尤其是严重的、令人不安的行为）做斗争时，治疗师以共情的方式与来访者并肩站在一起的情景。此外，归因言语还旨在帮助来访者在治疗中形成领悟，并且治疗师的话再次在一定程度上把这种理解归因于来访者，而这种理解是来访者在治疗师使用归因言语之前尚未获得的。在这个例子中，读者可以更好地理解如何将归因言语放在一个序列或集合中，以逐步促进新的理解和新的观点的形成。

一名叫维基的 18 岁女性来访者正在接受我们心理诊所的一名学生治疗师的治疗。她的母亲是一个精神紊乱的女人，她利用她的女儿以及她对女儿的幻想和投射来保持自己的完整性。维基的母亲在许多方面传达了相互冲突的、强有力的信息：
（1）维基疯了；（2）如果维基不与她拥抱，她（母亲）就会崩溃。在回应维基的大
部分行为（包括大多数的青少年典型行为）时，她会对维基说："你要害死我啊！"
为了回应维基做的所有她不赞成的事，她会把维基称为"低人一等的人"。我们有
充分的理由认为维基的母亲其实感觉很糟糕。总体来说，我们确信维基是被摧毁
的；隐含的信息是母亲感到恐惧且迫切需要维基。实际上，维基被禁止去留意或表
达这些隐含信息。

在治疗中的某一刻，维基开始坚持让治疗师为她开药。很明显，她这是在回应
她的母亲，因为她母亲告诉她，她疯了，她需要药物。事实上（在治疗师看来），
是母亲需要药物治疗（在来访者看来，事实不是这样），而维基的母亲实际上似乎
在通过坚持让女儿接受药物来间接寻求药物治疗。在这种情况下，治疗师不愿意让
维基接受药物治疗，但很难处理维基越来越坚持接受药物治疗这件事。

维基难以承认母亲严重的精神紊乱，以及她"扮演"发疯的来访者的角色是为
了帮助母亲否认她自己的精神紊乱。我们设计了几个开启这一系列问题的策略，这
些策略都与本章的中心主题有关。治疗师告诉维基药物总是可以得到的，并且她们
可以在任何时候一起考虑使用药物的问题。但是，治疗师觉得维基索要药物的一部
分目的是让治疗师闭嘴，因为她很难相信她的治疗师想听她的体验。因此，治疗师
补充说："我可以理解你的感受，因为你的母亲显然不想听你的体验，她会立刻认
为这些体验是疯狂的。"因此，治疗师在一个来访者能理解和沟通的背景下，让她
看到了她母亲在她的困境中扮演的角色以及母亲将她描述为发疯的不恰当之处。

这里描述的治疗策略的目标是最终使双方能够谈论维基母亲的精神错乱，能够
谈论她阻止维基看到自己的体验的事实。但是，在维基听到这个消息之前，治疗师
有必要进行一些初步干预。这个干预包括帮助维基看到她如何拼命地试图取悦她的
母亲，以及做到这一点是多么不现实。

下面这种措辞被证明是有用的："你无论做什么都不能取悦她，认识到这一点很
不容易。"有趣的是，治疗师在早些时候也曾经向维基指出，她无法取悦她的母亲，
但治疗师的话没有产生任何作用。这种言语结构表达的似乎是治疗师与维基的争
论。治疗师也许会说一些类似这样的话："没有什么能让你妈妈高兴"，或者"无论

你做什么，她都会挑剔"，而维基则会感到自己不得不为她的母亲辩护。这种言语结构带有微妙的对抗性，即治疗师试图说服维基她的感受是不正确的。相比之下，我刚刚提到的措辞中的微妙（但重要的）变化使治疗师与维基站在一起。"认识到这一点很不容易"是对来访者的共情，而不是对抗；"认识到这一点很不容易"把双方已经知道的感觉归功于维基（在审视一种客观现实时，治疗师把自己和来访者放在了同一阵营），而没有挑战维基看待事物的方式及感觉。与我引用的许多例子一样，这样的话可以使信息在前门被严密防护时通过侧门自由进入。

在使用"认识到这一点很不容易"这句话上，我们已经取得了一定的成功，我们试图进一步扩展这一战略。我建议维基的治疗师接下来找个机会告诉她："*你知道让她高兴真的是不可能的，假装自己能让她高兴一定很难*。"谈论"假装"的必要性很关键，因为它大大促进了维基对自己的痛苦感受的觉察。维基认为自己是可以让妈妈高兴的，这一信念在维基的痛苦情绪中起着重要的作用——如果她不能让母亲高兴，那一定是她的错。不过，我们又一次谈到了一个对维基来说是禁忌的看法，而且似乎只有我们绕过禁忌，把一个更准确的看法当作一个既定事实（"你知道……是不可能的"），她才能够听到。

这种初步的工作最终使她的治疗师能够进一步利用这种交流结构成功地对维基说："*认识到你的母亲是疯狂的对你来说很不容易*。"随后维基泪流满面地承认："我一直都知道这一点，但我不能真正承认这一点。"

指引来访者采取行动

归因言语不仅可以被用来促进来访者同化新的理解和观点，还可以被用来帮助来访者发起新的更具适应性的行动。正如我在第4章、第5章和第6章讨论的，来访者陷入困境的关键原因不仅仅在内部，他们的解决方案也不能仅仅存在于来访者的脑袋里。由于适应不良模式的循环性质和"同谋"的关键作用，以及来访者从与他人的交流中获得的反馈，有效的努力必须使来访者能够在日常生活中采取步骤完成心灵内部的重组，并进一步巩固来访者已经获得的领悟。

在模仿和认同过程发挥作用的情况下，留意归因维度可能对促进这些步骤特别有用。这样的过程可能是有意识的治疗干预的一部分，也可能会在治疗师没有特定目的或意识的情况下悄悄地发生，总之，它在来访者向更具适应性的行动迈进的过程中起着重要的作用。然而，它们的治疗价值将在很大程度上取决于来访者将新行为视为"自己的"行为（而不是对他人的行为的简单的模仿或复制）的程度。在培养这种对新行为的所有权意识方面，归因视角再次发挥了作用。

这种形式的言语特别有用——"你想说的似乎是……"。这样的话没有采用治疗师提出建议或指导的表达形式，而是将这种倾向和它可能采取的特定形式都归因于来访者。显然，它不代表治疗师向来访者暗示来访者可能说什么或做什么，而代表治疗师认为来访者已经想到了什么。

当然，只有当这些话谈论的是来访者真正愿意做的事情时，它们才是符合伦理的（也是有效的）。但就像心理治疗师的许多话一样，这些话很可能被用于谈论来访者尚未非常清楚地表达的情感和倾向。实际上，治疗师所做的是帮助来访者意识到尚未完全进入意识的感觉和倾向，并在一开始把那些感觉和倾向与采取有效行动的可能性联系起来。实际上，在新想法诞生的那一刻，治疗师就把他的自我借给了来访者，因此，他帮助来访者塑造了一个更有可能符合来访者心理组织的、更具前瞻性的结构。治疗师的话组织了新出现的想法和意象，不仅把它们当作将被观察的内在状态，还把它们当作有效行动的前奏，甚至迈向有效行动的第一步。这有利于来访者的成长，也有利于培养他应对世界的能力。[1]

谈论来访者面临的冲突可以使这类归因言语的治疗效果和伦理的合理性得到进一步的提高，进而使这类言语更全面地包含来访者的内隐体验。例如，你可以通过进一步补充一个元素来扩展上述范例："*你想说的（或做的）似乎是……但你觉得如果你这样做，你就是自私的（或者卑鄙的、危险的等）。*"这样的话有两个好处，一是提前谈论阻抗（"你觉得如果你这样做，你就是自私的"），二是向来访者表达了对他所经历的困难的难度和维度的更充分的理解。

为了进一步防止治疗师只是把自己偏好的处理生活状况的方式强加给来访者，

1　有一句话是"这就是我认为你想做的事情"，来访者虽然能够接受这句话，但无法在没有帮助的情况下说出"这件事"，这句话的表达方式就包含了归因维度。

我们必须利用所有治疗师都熟悉的经验。当治疗师说，来访者似乎想做某件事时，来访者几乎不可避免地会以自己的方式听进去，并且说："是的，你是对的，我确实想做 X（甚至 Y 或 Z）。"即使忽略这样的描述方式中的归因维度，只是从传统框架中寻找解释，治疗师也会意识到来访者重新解释的频率很高。常见的情况是那些认为自己没有给出任何建议的治疗师会听到来访者进来说"我做了你说我应该做的事"，然后对来访者的理解感到惊讶。

如果我们有意识地引导来访者朝某一个特定方向走，这条路必须是我们猜测的来访者在没有非理性的焦虑和冲突的情况下会选择的路，而不是我们更喜欢的路。我们确信人类有不断地、积极地组织和重新解释材料的倾向，因此我们可以肯定，接下来发生的事情不是简单地复述我们当初传递的信息。事实上，最有可能的是治疗师的暗示会把来访者引向完全出人意料的方向。

另一种指向行动的归因方式在爱德华这个个案上表现得很明显。爱德华是一个年轻的作家，他接受心理治疗是因为他在写小说时遭遇了严重的阻碍，这种困境已持续了一段时间。在探索与爱德华的写作障碍相关的问题时，治疗师看到，部分问题源于爱德华从未真正体验过写作，这很明显。他的父亲也是个作家，他是个冷酷、专横的人，他的影子笼罩着爱德华所写的一切。爱德华生活的一个核心主题是无力感，在他追随他父亲的脚步时，他的无力感被放大了。一方面，他觉得自己永远无法达到父亲的写作水平（或者如果他达到了，他又会"没有勇气"忍受父亲的愤怒）。另一方面，他年轻时已经取得不小的成功，这使他陷入了进退两难的境地——他感到这并不完全属于他，他担心他的短篇小说只是因为他是他父亲的儿子而得以出版；除此之外，他还担心成为一名作家并不是他真正的想法，他只是在跟随父亲散发的强大气场。

这个作家遇到了写作障碍，这似乎表明他在以一种罢工的方式来获得他称为"负面力量"的东西。他在生活中用多种方式做到了这一点，但一个关键的方式是"不能"写作。

一段时间后，他在治疗中领悟到了这点，他开始自发地、明确地说"我愿意"而不是"我不能"。随着我们之间的讨论的进行，我们开始把领悟与我们发现的他对父亲的感受放在一起，我对他说："当你开始说'我愿意'和'我能'时，当你在思考写作是否会成为你的工作，或者你是否想做别的事情时，有一点似乎很重要：如果你决定继续做作家，那么你必须确保这次你是为自己做这件事而不是为父亲。"

这段话涉及几个目的。首先，它清楚地暗示他能够写作，这是他的力量。这段话强调他只应该为了自己而写，并且谈论了他是否决定继续写作，这意味着问题不在于他是否能写，而在于他是否愿意写。其次，把有关写作的讨论放在他早先的关于"我愿意"而不是"我不能"的言语背景下能够强化他的活力。实际上，这句话为他的写作留下了空间。这段话区分了他写作和为他父亲而写作，传达了他有他的作品的意思。这段话实际上使写作免受他之前陷入的冲突的影响。最后，"这次"这个短语意味着这是一个新开始，旧的想法可能不再会占据主导地位。

暗示的挑战

在前面的讨论中，许多我标记为归因言语的语句结构都有一个共同的特点——包含暗示成分。实际上，治疗师为来访者按下运行键，把一种倾向或能力归因于来访者，而这种倾向或能力是治疗目标之一。暗示这个概念让一些治疗师感到不安，他们担心来访者的自主性，并且担心存在把自己的价值观强加给来访者的风险。我愿在此讨论这些问题和担忧。

在精神分析传统中，人们对暗示的矛盾态度（如果它不是完全否定的态度的话）尤其强烈。这种怀疑主义在很大程度上可以追溯到弗洛伊德和他的精神分析的根源。我们可以说精神分析是暗示的产物。[1]比如，在精神分析的叙述中，俄狄浦斯期如此重要，因为这一阶段的孩子表现出了对父母的明显敌意，而这种敌意正是来源于父母。把精神分析的"纯金度"与所谓的"暗示的践行者"的次等服务区分开来是弗洛伊德毕生的目标。

1　精神分析方法是弗洛伊德在努力运用的过程中发展而来并进一步改进的，而在弗洛伊德开始他的实践时，暗示疗法是占主导地位的治疗方法。弗洛伊德首先受到李厄保（Ambroise Auguste Liébeault）和希波莱特·伯恩海姆（Hippolyte Bernheim）的暗示理论的影响，然后又受到约瑟夫·布罗伊尔（Josef Breuer）（以及安娜·欧）催眠实验结果的影响，开始成为暗示疗法实践者。随着时间的推移，他逐渐改进了他对暗示疗法的运用，最后他发展出来的精神分析方法似乎与它的起源方法没有相似之处。然而，正如下面的讨论所指出的，暗示的影响力在精神分析中从来不像人们有时认为的那样小。

然而，事实上弗洛伊德自己在看待这个问题时比他的许多追随者更开放、更复杂、更诚实。尽管弗洛伊德有时会彻底无视暗示在精神分析中的作用或暗示的更广泛的治疗价值（见下文），但是在很多情况下他认识到了暗示在所有心理治疗中的普遍作用，他甚至认识到如果一个人想获得最好的结果，他就有必要在深思熟虑后明确地利用暗示。例如，在他的早期论文《论心理治疗》（*On Psychotherapy*）中，暗示问题是一个核心问题，他指出，在所有的治疗努力中，"一个依赖于来访者的心理倾向的因素作为伴随因素出现了"。他还指出：

> "我们学会了使用'暗示'这个词来表示这种现象。所有医生，即使你无意这样做而且没有意识到这一点，都在不断地实践心理治疗；然而，把你治疗来访者的心理因素完全交给来访者是不利的。这样一来治疗就变得不可控了；心理因素既不能被测量也得不到加强。那么医生寻求控制这种因素（暗示）、有目的地使用它、引导并加强它难道不是一种正当的努力吗？科学心理治疗提出的就是这个，而不是其他的。"（Freud，1904，1959）

最后一句话（"科学心理治疗提出的就是这个，而不是其他的"）无疑是对暗示影响力的重要性的极大认可。文章中的其他段落也表明了弗洛伊德对暗示的重要性和适当性的欣赏，同时也回答了一个有趣的问题——为什么在其他场合他对它不够热情。

> "实施心理治疗的方法和手段有很多种。只要是能使来访者恢复健康的方法都是好方法。我们通常会充分地安慰来访者——'不要害怕，你很快就会好起来的'，这是众多心理治疗方法中的一种；只是，既然我们已经在治疗神经症中获得了更深刻的领悟，我们就不必局限于安慰的话语。我们通过注意力的转移、运动和引出适当的情感发展出了催眠暗示和心理治疗技术。我没有鄙视这些方法，并且会在适当的条件下使用它们。如果我真的局限于某种形式的治疗方法，即布鲁伊尔所说的'宣泄'的方法（我自己更喜欢称之为'分析'），那是因为我愿意让自己接受纯粹的主观动机的影响。由于我在创立这种疗法方面所起的作用，我觉得自己有义务专心地致力于对其进行更深入

的研究并发展这个技术。"（Freud，1904，1959）

这篇文章的一些特点值得我们关注。当然，其中最重要的一点是弗洛伊德直率地指出自己把自己局限于精神分析的"纯粹形式"中是出于个人动机。在"纯粹形式"的精神分析中，暗示的影响基本上被排除了。

实际上，他承认他做治疗的决定性因素并不一定是方法是否能为其治疗室的来访者提供最大的利益：他的方法反映了他自己对研究和命运的兴趣。[1]

在弗洛伊德的早期论文中，我们可以发现弗洛伊德对暗示并不完全持否定态度（至少在其治疗价值方面）。一旦精神分析技术演变为包含更现代、更复杂的阻抗和移情分析的模式，暗示疗法就失去了它最后的辩护理由。然而，事实上在弗洛伊德的大多数著作中，我们都可以找到几乎相同的段落。

例如，在"精神分析治疗的未来前景"（Freud，1910）中，他认为随着精神分析的声望增加，结果应该会有所改善。"我几乎不需要对权威的重要性说太多……自宗教权力减弱以来，神经症患者数量的增长可能会给你一些提示（人们对权威的渴望）"。他甚至宣称，"在没有依赖暗示的治疗力量的情况下取得任何成功"是"令人惊讶的"。

我们可以肯定的是，弗洛伊德将这些成功视为一种迹象，即在精神分析的观点中确实存在一些超出暗示之外的有效的东西。但是他的论点显然也暗示了一些与我在这里所说的相似的东西——不利用暗示的力量来尝试获得治疗效果，就像试图用一只被绑在背后的手工作。

弗洛伊德在他的《精神分析引论》（*General Introduction to Psychoanalysis*）中提出了一个相关的观点：

> "当来访者必须与我们通过分析在他身上发现的阻抗进行正常的斗争时，
>
> 他需要一股强大的推动力来帮助他实现目标、走向恢复……这场斗争的结果

1　弗洛伊德因为经济压力而不情愿地从研究者变成了一个心理治疗从业者。他多次承认自己"缺乏治疗热情"，并且他对精神分析实务工作的兴趣首先是源于它可以满足他做研究的兴趣。当然，他认为他作为研究人员的兴趣与治愈来访者的兴趣之间存在必然的共同点。然而，我们有理由认为，这种一致性被夸大了（Wachtel，1987）。

并不是由他认知上的领悟决定的——它既不够强大也不够自由，无法完成这样的事情，而是由他与医生的关系决定的。只要他的移情带有积极的信号，它就会赋予医生权威，并把权威转换为对医生的发现和观点的信心。如果没有这种移情或反移情，医生和他的观点甚至永远都不会被听见。"

他接着指出这种现象在人类身上普遍存在，与伯恩海姆早先称之为暗示的现象相同："（伯恩海姆）所谓的暗示性只不过是移情倾向。我们必须承认，我们只是在我们的方法中放弃催眠，以便以移情的形式再次发现暗示。"

后来在同样的工作中，弗洛伊德进一步承认治疗师使来访者能够"通过具有教育性质的暗示来克服他的阻抗"。因此，事实上精神分析治疗是一种"再教育"。他接着说，通过"操纵"移情"我们有可能从暗示的力量中获得全新的益处；我们能够控制它；来访者不再根据自己的喜好来控制他的受暗示性，只要他受到暗示的影响，我们就能引导他的受暗示性"（Freud，1916）。

在这些段落中，我们可以看到弗洛伊德公开承认暗示在被正确使用时会成为心理治疗师的强大工具之一，我们也看到他将暗示问题与移情问题联系了起来。弗洛伊德越来越多地将这两个主题联系在一起。在他对《精神分析纲要》（*Outline of Psychoanalysis*）（Freud，1940，1949）中的思想做最后的总结时，他非常清楚地说明了这一点。

他认为，移情关系的优势在于这一点：

> "如果来访者将治疗师放在他父亲（或母亲）的位置，他也给予了自己使超我战胜自我的力量，因为他的父母是他的超我的起源。新的超我现在有机会对神经症进行一种继续教育；它可以纠正他的父母在教育中犯下的错误。"（Freud，1940）

所有这些并不是说弗洛伊德对暗示的作用持乐观态度。事实上，无论是在治疗技术上还是在对治疗过程中发生的事情进行理论分析时，确定暗示的适当作用对他来说都是棘手的问题之一。他一直在回答这个问题，而且在回答这个问题上，他表现出明显的前后矛盾。综观弗洛伊德的著作，人们可以发现一种倾向，在同一篇论文中，他一方面以令人惊讶的直接方式承认暗示的影响力在精神分析发展中的重要性，另一方面要么将精神分析方法与暗示方法进行强烈的对比，要么严重回避暗示的作用，以至于人们不知道如何去理解他在一些文章中把暗示的影响看得那么重要。

例如，在上面提到的 1904 年的论文中，尽管他在我引用的段落中承认暗示在所有科学心理治疗中的核心地位，但弗洛伊德也声称在暗示和分析技术之间存在"最大可能的对立"。他说："暗示的技巧并不关心症状的起源、力量和意义，相反它增加了一些东西——一个暗示，并期望暗示足够强大以抑制致病思想的表达。精神分析并不寻求增加或引入任何新东西，而是旨在带走某些东西，取出一些东西；因此，它关注的是症状的起源以及致病理念的心理背景，这正是它希望消除的。"（Freud，1904，1959）

他在《精神分析引论》中也提到了类似的区分方法，以调和他承认的"我们只是在方法上放弃了催眠，以便再次以移情的形式发现暗示"。他描述了当时主要的催眠和暗示取向的治疗师使用暗示的方式，并将其与精神分析中暗示的使用方式区分开来：

> "催眠疗法试图掩盖内心正在发生的事情，就像要粉饰它们一样；而精神分析师则试图将其暴露出来，并将其移除。催眠疗法是化妆手术，精神分析疗法是外科手术。第一种方法是使用暗示阻断症状；它加强了压抑，除此之外它没有改变导致症状形成的所有过程。在症状产生的冲突中，精神分析疗法在更深层次上接近疾病的根源；它使用暗示来改变这些冲突带来的结果。"（Freud，1904，1959）

在 1922 年弗洛伊德所著的百科全书中，有一篇文章清楚地阐述了有关暗示问题的观点。他在那篇文章中的观点也让我们更清楚地理解弗洛伊德的调和策略，即他希望最小化暗示在精神分析中的作用，同时让我们认识到事实上暗示在所有治疗中都扮演着关键的角色，包括精神分析。他写道：

> "精神分析的分析过程不同于那些利用暗示、说服等的方法，因为它不通

过权威手段来压制来访者身上可能出现的任何心理现象。它努力寻找现象的原因，通过对导致这种现象的条件进行永久性的调整来消除现象。在精神分析中，医生不可避免地施加的暗示性影响被转移到帮助来访者克服阻抗、推进治疗过程的任务中。"（Freud，1922，1959）

尽管弗洛伊德在不同时期提出的关于暗示的观点看似矛盾，但这最后的陈述至少阐述了部分解决之道。这表明并非暗示本身被排除在精神分析实践之外，精神分析肯定要取代的是某种特定形式的暗示。在此之前，暗示主要以一种既简单又专制的方式被使用。治疗师没有去了解症状是如何产生的，但治疗师会非常明确地说症状现在会消失。令人惊讶的是有时症状的确会消失，这就足够了。

然而，在许多其他场合，这种技术要么没有带来预期的结果，要么只带来暂时的结果。在许多方面，当弗洛伊德将精神分析与暗示疗法如此鲜明地区分开来时，他想到的正是这种对暗示的原始运用，他也提出精神分析已经取代了暗示（疗法）。而当暗示被用于探索隐秘的心灵深处、鼓励来访者放弃他的防御和阻抗时，弗洛伊德欢迎这种强大的力量作为一个不可或缺的盟友出现。

对于上面提到的对暗示的不同评价，这样的区分似乎提供了一种可接受的、相当合乎逻辑的调和方法。从这个角度来看，事实上这些陈述之间并没有那么尖锐的矛盾。暗示在任何治疗中都是一个重要的因素，这要求我们只以一种复杂的方式使用它，以进一步实现来访者和治疗的更深、更广的目标，而不仅仅是症状暂时缓解的短期目标。这一点是没有争议的。这些例子虽然在某些重要方面采用了与传统精神分析实践不同的暗示影响力，但其目的也在于促进来访者认真地对待被回避的体验和倾向，而不是加强对这些倾向的压制。

然而，这种表面的调和并不充分，因为弗洛伊德还有另一项要求。"在其他所有暗示疗法中[1]，"他说，"移情被精心保存，并因此得以保持完整；在分析中，它本身就是治疗的对象，并且不断以各种形式被解剖。在分析结束时，移情本身必须解散。"（Freud，1916，1943）类似的想法在许多治疗师眼中也很有影响力，他们不认为自己是精神分析师，而是在实践某种形式的解释性或探索性心理治疗。

1　请再次注意，"在其他所有暗示疗法中"这句话清楚地暗示精神分析也是一种暗示疗法。

在某种程度上，弗洛伊德终止移情的要求反映了道德和价值观上的担忧，这个担忧聚焦于培养来访者的自主性的重要性，即帮助他从治疗中解脱出来，成为一个自由的人，做自己的决定，而不是生活在这样一种生活取向中——对他人的非理性依恋决定了他的观点和选择。我已在其他地方详细讨论过这一组担忧（Wachtel，1977b；Wachtel，1987）。

现在我只想说，我相信弗洛伊德在这里提出的表述既不像他所暗示的那样可行，也不像他所暗示的那样令人满意。"终止"移情的概念是弗洛伊德早期擅长运用的一种吸引人的修辞手法。然而，相关的实证经验并非近在咫尺，更不用说任何可靠的证据。此外，通过仔细研究这一结果的基础，我们会发现这一结果依赖于那套植根于我们社会和经济结构中高度个人主义的观念，而这些观念如今远比它最初出现时更有问题（Cushman，1990，1996；Lukes，1973；Lux，1990；Mitchell，1997；Rieff，1966；Schwartz，1986；Stolorow，Orange，& Atwood，2001；Wachtel，1983）。

弗洛伊德的认识论焦虑

现在我想谈谈另一个不太常见的原因，弗洛伊德努力把精神分析作为一种疗法，而且在某种程度上暗示的作用被超越了。也许弗洛伊德反对公开接受暗示的作用的最重要因素是认识论方面的——事实上，把他在这方面的担忧称为"认识论焦虑"并不夸张。在文章中，他认为，移情必须在分析结束时终止。弗洛伊德明确地提出了一个挑战，即"无论分析背后的驱力被称为移情还是暗示"，危险仍然存在，我们对来访者的影响可能使我们发现的客观确定性受到怀疑；它虽然在治疗上是优势，但在研究上却是有害的。[1]他进一步指出，如果这种说法是合理的，那么精神分析只不过是一种伪装得特别好的、特别有效的暗示疗法；所有关于来访者过去生活经历、心理动力和无意识的结论都可以被轻松处理（Freud，1916，1943）。这显然是弗洛伊德真正的噩梦。

我认为，如果我们认识到弗洛伊德在与暗示的两种截然不同的含义（一种是治

---

1   请留意这里弗洛伊德再次含蓄地承认在治疗中使用暗示确实是一个优势。

疗性的，另一种是认识论方面的）做斗争，那么我们就能更好地理解弗洛伊德对暗示的态度的矛盾之处，理解他在认真对待暗示时所经历的明显挣扎。正如前面引用的段落所指出的，弗洛伊德是一个过于诚实和敏锐的观察者，他不可能否认暗示在治疗性改变中的重要作用。尽管他努力发展一种不是暗示（不仅仅是暗示）的治疗方法（我相信他在这件事上取得了相当大的成功），但他不能像他希望的那样，坚持认为它已经取代或取消了作为治疗力量的暗示成分。他所能做的最多就是声称他已经驾驭了它，使它为精神分析疗法服务，揭示来访者内心隐秘的、被拒绝的部分并帮助来访者克服阻抗，而不是去支持这些阻抗或任由来访者以再次埋葬那些挣扎着要重见光明的东西为代价来获得解脱。

从精神分析的治疗功能的角度来看，对弗洛伊德来说，对精神分析中的暗示角色的这种彻底改动已经足够了。正如我们所看到的，当他把注意力集中在治疗过程中时，他倾向于给暗示应有的重视。但如前所述，心理治疗师从来就不是弗洛伊德的职业身份的核心。正如许多观察家（包括弗洛伊德本人）描述的那样，弗洛伊德把精神分析当作一种研究方法的使命感比他的治疗热情要强烈得多。

如果我们能意识到暗示对弗洛伊德的新科学数据的准确性是很强大的威胁，如果我们能意识到他强烈反对同时作为他的治疗和研究工具的暗示元素，我们也许能够重新理解他自己认识到的（带着相当大的不适和矛盾感）暗示在他治疗方法的治疗效果中所起的重要作用。

按照弗洛伊德的理论，我们可能会得出这样的结论，即暗示几乎是所有心理治疗努力中不可或缺的因素，当然在那些成功的治疗中更是如此。但是，我们可能进一步留意到精神分析的发展——以及后来从精神分析理论和其他来源派生出的其他现代疗法的发展——把暗示纳入一个全新的背景，开辟了新的可能性，改变了它的使用方式，从而使旧的区分显得不合时宜。现代心理治疗中的暗示成分（无论是内隐的还是外显的）不是简单地通过暗示来帮助来访者摆脱症状，而是广泛地使用暗示帮助来访者获得面对生活中的冲突问题的能力。例如，如本章前面所述，我们可以暂时帮助来访者获得信心面对他回避的事情，或者采取必要的步骤来改变令他不安的生活模式。改变的初始支点包括把暗示作为核心要素；但是，如果这种方法的基础是正确的，那么治疗师借助暗示启动的行为会引发一系列过程，这些过程会创造出与最初的暗示无关的、发生改变的心理环境。一旦来访者开始朝着有利于心理成长的方向前进，新的力量就会发挥作用，这些力量不同于之前的引发前进的力量。

在精神分析疗法中，对暗示的超越不仅仅表现为对暗示成分进行解释，还表现为一开始发起的改变产生了进一步的后果，从而使改进得到进一步巩固。在严格的心灵内部模型中，人们并不能完全理解心理意义上的暗示。从人际或系统的角度来看，暗示可以被理解为一种启动过程的方式，它诱发来访者不同于其他人的新反应，然后通过这个诱发反应的有效性来维持这个过程。这反过来又有助于促成来访者进一步的心理变化或保持已发生的变化。从这个意义上说，最重要的是暗示的作用需要被超越，需要被那些在生命中负责维持心理结构、相互作用和关系模式的力量取代。如果我们不了解这种交互维度，那么我们对治疗中暗示性元素的理解将是有限的、扭曲的。

预测性解释和隐性知识

暗示在本质上可以被理解为预测性解释，即针对来访者尚未充分表达的倾向或可能性的解释。然而，并非所有预测都是有效的。只有在暗示对来访者的潜在经历做出合理的、准确的解释的情况下，来访者才有可能对暗示做出积极的反应。如果暗示不是基于治疗师对来访者的矛盾倾向的理解，那么它将不会产生什么作用。有的治疗师担心以本章前面描述的方式关注治疗互动的暗示维度会在某种程度上导致对来访者的自主权的剥夺，而这种担心实际上是对来访者的一种伤害。他们没有充分尊重个体抵抗指令的能力（这些指令在某种程度上不符合他自己的真实倾向）。事实上，有证据表明，在催眠中，那些不符合个人自身价值体系的暗示会被拒绝，更不必说这里所提倡的温和的、充满共情的暗示（Orne，1972；Orne & Evans，1965）。

人们可能会说阻抗也不是没有好处。虽然它可能是治疗进展的一个强大障碍，但是它在某种意义上也是该过程的合法性的保证。来访者不是治疗师手中的泥子（建筑材料）。如果治疗师的努力与来访者的努力相悖，那么他的努力将是无效的。治疗师不太可能将来访者带往来访者不希望去的地方。

　　也许最有用的思考治疗师的言语的暗示维度的方法就是以哲学家迈克尔·波兰尼（Michael Polanyi）的隐性知识概念为依据（Polanyi，1958，1966）。在提供归因解释时，我们是在帮助来访者塑造正在形成的冲动或倾向。它正在成为一种倾向，但在一定程度上仍处于初级阶段，或者如波兰尼所说的那样，它至今还是一种默许倾向（Stern，1997；E. F. Wachtel，2001）。作为治疗师，我们可以帮助来访者表达体验中的那些隐含维度，帮助他们塑造有关自己的体验。但是，基本架构总是由来访者提供的。

　　进一步来说，我们试图表达来访者的隐含倾向，同时努力帮助来访者发现可以进一步定义他在这个世界上想成为的人的样子的行为和培养演变感的行动（见第 14 章）。因此，本章所描述的暗示维度可以被看作一个更广泛的尝试的一部分，它帮助来访者根据他不断变化、不断出现的自我意识来塑造他的生活。

第 **12** 章

改释、再定义和悖论

那些把人们带入治疗室的困难在很大程度上源于他们对于生活事件的解释和为其赋予意义的方式。相应地，许多有助于解决这个困难的因素包括帮助他们创造新的意义、找到理解他们经历的不同方式，从而为适应性行动提供新的可能性。改释或再定义的目的就是为了促进这种新意义的创造。

当治疗师从家庭系统的角度开展治疗工作时，改释的概念尤其重要（从叙事方法的角度来看，它在很大程度上源自系统传统）。但随着我们工作的深入，我们会发现当代精神分析实践的重要发展都根植于某种类似的观点，并且认知和认知行为领域也有类似的发展历程（Neimeyer，2009；Mahoney，1995，2003）。改释通常基于人际现实的实用主义观点。本书没有强调改释中自我欺骗的维度（其隐含的推论是当来访者能克服自我欺骗时，他将更能接触到自己生活的真相），而是强调了真相本身的多重性。也就是说，我们假定人们最多只能掌握有关人际现实的部分真理，而心理困难的主要原因不是虚假的心理事件导致的，是我们建构的某个片面的真相让我们解决不了自己面临的困境，导致问题继续存在。

例如，保罗·瓦茨拉维克（Paul Watzlawick）、约翰·威克兰德（John Weakland）和理查德·菲什（Richard Fisch）认为我们对现实的看法从来就不是简单的"外面有什么"的问题，我们对现实的看法最终取决于我们如何定义和理解发生的事情（Watzlawick，Weakland，& Fisch，1974）。怀着对圣埃克苏佩里（Saint-Exupéry）的敬意，他们指出真理"不是我们发现的东西，而是我们创造的东西"。的确，在过去的半个世纪里，真理一直是智力生活的核心特征。它走出了治疗师办公室，延伸到文学研究、哲学、历史和社会思想领域，以这样或那样的方式指出现实的社会建构，并挑战实证主义和客观主义的观念，这些观念往往隐含在作为"发现"过程的解释里（Berger & Luckmann，1966；Gergen，2009；Gergen & Gergen，2003；Searle，1995；Harre，1986；Heller，Sosna，& Wellbery，1986；Hoffman，1991，1992，1998；Raskin，Bridges，& Neimeyer，2010；Messer，Sass，& Woolfolk，1988；Rabinow & Sullivan，1988；Rorty，1979）。

从某种意义上说，对来访者体验的改释很像解释。解释和改释都是指努力陈述经验事实以及它们之间的联系，以便来访者能够看到他以前没有看到的东西或从不同的角度去看他已经看到的东西。然而，在实践中这两个术语可能有明显不同的含义。解释的概念虽然目前被应用于各种治疗惯例中，但它的确起源于精神分析，精神分析致力于找出来访者表现出来的行为和表达背后的隐藏意义（Hoffman，1998；Renik，1993；Wachtel，2008b）。解释通常是一个聚合的过程。也就是说，随着治疗的进行，人们认为解释会变得越来越准确，越来越聚焦于被防御和阻抗掩盖的真实意义。解释往往是为了阐明"真正"发生了什么。

相较而言，改释倾向于从更具有建构主义色彩的现实观点出发。治疗师并不是在尝试找到行为模式的"真正"含义，而是在通过改释来寻找理解该模式的最有用的方法。他们的认识论假设是发散的，而不是聚合的。也就是说，任何特定的模式都有多重含义，都有许多不同的解释和理解方式。

改释的使用并不意味着对真相缺乏兴趣。解释和改释都可以被视为寻求真相的过程。但它们源于不同的认识论。改释的支持者认为真理是多元的、透视的（人们可以从多个角度去评价它）；一个人构建真理而不是看清真理。在某些情况下，人们可能会认为改释类似于律师做的事情——将事实拼凑起来，使其符合其目的。实际上，一个人正看着所有的证据说："我知道在你看来，事情是这样的或那样的，但是让我向你展示一种将所有这些放在一起的不同方式，一种让事情看起来很不一样的方式。"[1]

1　我只是试探性地提出这个类比。尽管我有许多当律师的亲密的朋友，但我并不相信律师在对抗系统下的努力与寻求真理有很大关系。治疗不是也不应该是一种对抗性的活动。巧妙地收集观察结果来"提出一个观点"、提出"也许事实并非如此……"等做法在治疗背景下不那么可疑。

尽管存在上述考虑，但重要的是我们要清楚，解释和改释并不容易被区分开来。一些治疗师倾向于将自己所做的描述为解释，而另一些治疗师倾向于将自己所做的描述为改释。这两种倾向反映了他们不同的语义偏好以及对不同群体和传统的拥护，但并不代表他们在策略或概念化方面存在任何根本性差异。例如，透视主义者和建构主义者（Gill，1982，1983；Hoffman，1998；Mitchell，1993；Stern，1997）提出了"看似合理的"替代方案来解释来访者的经历，而不是指出一个被隐藏的事实。他们明确提出治疗师可以从多种角度来理解来访者的经历。事实上，他们对这种多样性的接受与我们将在这里讨论的"改释"主题下的一些内容有着重要的联系。然而，显而易见的是，那些熟悉改释和其他相关内容的作家认为他们的方法与本章的描述有很大的不同［我在其他地方讨论了循环心理动力视角与关系传统的其他作家的理论观点之间的异同（Wachtel，2008b）］。

唐纳德·P.斯宾塞（Donald P. Spence）的著作同样说明了快速对解释和改释进行区分的困难（Spence，1982，1987）。斯宾塞也是从精神分析惯例的角度来写作的，这种惯例强调解释。但他采用了精神分析中解释过程的观点，这种观点在很大程度上符合认识论的观点，而认识论的观点与改释的主要支持者的观点是一致的。在斯宾塞看来，"把解释理解为一种建构，理解为一种创造性的命题，而不是对过去事物的重建，似乎更为恰当"（Spence，1982）。这并不意味着解释是武断的或"虚构的"。事实上，斯宾塞最关心的是详细说明对充分和不充分的解释进行区分的标准。但是，他强调了解释的审美和语用维度，他认为解释"首先是达到目的的手段"，"它可能仅仅通过被说出来就立刻变成了现实"。他证实了一个认识论立场，而这个立场和改释支持者的立场有明显的共性。

尽管改释的概念并没有要求改释必须是积极的，但是实际上这是最常见的情况。改释通常是借助来访者力量的过程的另一种途径，在第 9 章中有针对这个过程的详细描述，但这个概念在全书中都备受关注。这并不意味着改释是盲目乐观者的声音，或者以一种不劳而获的方式在情感上提供了一种乐观情绪，或者类似虚伪政客的"胡扯"，也不意味着改释不属于追求真理者的信念。相反，积极的改释是为心理事件赋予意义的一种方式，这些心理事件指向困境的潜在解决方案，而这种困境曾被认为是不可解决的（deShazer，1985；deShazer et al.，2007；White & Epston，

1990；White，2007；O'Hanlon，2003；Watzwalick et al.，1974）。

正如我在前几章中已经通过多种方式讨论过的那样，来访者必须经常面对令人不快的事实，多年来，他们一直在回避这些事实，而回避的心理成本总是大于睁开眼睛的成本。但是，这种建构方式让他们难以面对生活真相。经过改释，人们往往更容易勇敢地面对现实，并且开始追求一种不需要太多的否认和扭曲的生活方式。这正是心理治疗的目的。

在我自己的实践中，改释很少是一种孤立的干预，它通常是长期努力的一部分，以帮助来访者应对作为问题根源的冲突和束缚。以下摘录说明了改释如何在更大的治疗策略的背景下发挥作用，这个例子中包括向来访者指出这一点——与其取悦他人的倾向有关的悖论之处和恶性循环。读者可能也会注意到，这个案例呈现了循环心理动力分析如何处理真我和假我这样的概念，它强调了真实的和虚假的自我体验如何与现实世界中的行为和事务联系在一起。

格兰特是一位 44 岁的企业高管，他一生都在为成功而奋斗，更重要的是，为得到别人的赏识而奋斗。导致他进入治疗工作的事件是格兰特未能获得他认为自己应得的晋升。他为了公司努力工作，而且近年来他管理的分公司的表现优于大多数其他分公司。当他询问为什么他没有得到预期的晋升时，他得到的反馈是上级暗示他过度自我推销。实际上他为了得到认可而做的努力已经妨碍了他。他确实努力让他的上级们知道了他为公司做了很多事，并且他做得很成功，他觉得自己用一种低调、友好的方式做到了这一点。他之所以感到受伤，感到受到了羞辱，不仅是因为他没有得到晋升，还因为他发现别人觉得他太高调了。[1]

在这段摘录之前，格兰特已经讨论了他的挫败感和冲突，冲突包括两方面——一方面，他试着更接纳自己，让更多的自己展现出来，不管这会给人留下什么样的印象；另一方面，他努力让人们注意到他的成熟和成就。他的表达如下文所示，下文中也包括我的回应和随后对话的一部分。

1　在治疗中，从我自己与格兰特相处的经验以及他对自己与他人的互动的描述看，他不是一个过于咄咄逼人或过分进取的人。事实上，尽管他很想被视为一位"成功人士"，但他更倾向于努力取悦他人和讨人喜爱，但在这家公司的特定文化背景下他被认为不够有团队精神。

来访者：当然，你希望每个人都说"你是个好人，我们都认为你很棒"。但如果这没有发生，或者你不能接受这一点，那么至少你想得到认可。在我看来，如果你的父母给你那种不求回报的爱、无条件的爱，那么你在以后的生活中就不会再去寻找它，你将能够面对生活的本来面目。但是，如果你得到的爱是有条件的，就像我父母的爱一样，你就会为你父母要求的一切而奋斗。一方面，你为之奋斗；另一方面，你反抗它。因此，有些人成为做大事的人，而另一些人则像我的朋友乔一样变得完全不正常和叛逆，而我则是两者都有。你必须是一个大人物，你必须是一个优等生，才能得到认可，但至少这就是那个交易。如果你成为一名优等生，你就不会想被告知"这是一个不同的测试，今天的测试是你必须成为最好的游泳运动员"。所以我认为这就是问题所在。但知道这些对我似乎没有帮助。

治疗师：我认为阻碍你的一个因素是你陷入了我们已经讨论过的另一个恶性循环。这又回到了我之前问的那个问题——如果我要求你把能让你得到最多认可的东西放在一边，那么什么样子最像你、什么是你真正想做的事情。你的回答诚实又准确，因为你回答你不确定，你很难知道这些。

格兰特说他不确定自己想做什么，这是句"诚实又准确"又带有支持性的话。它也将在不久之后变得更加明显，这句话是改释的第一步和这个治疗阶段的焦点。我们还可能注意到这个开启这段话的短语"一个因素"将格兰特必须处理的问题分解成了可管理的板块。通过参考第 11 章，我们可能也能留意到其中的归因或暗示元素。这意味着来访者将能够循序渐进地进行治疗。

来访者：对。

治疗师：但实际情况是你很难知道自己想做什么，因为你总是在寻找关于"什么能让我获得认可"之类的线索。

来访者：对！而这就是这些会谈被破坏的原因。

治疗师：然后你就完全听凭别人摆布了。我想这也是为什么不管是在餐馆里，还是在会谈里，甚至是在出租车上，你经常担心被人捉弄的部分原因（这位来访者经常提到自己感到被那些没有对他表现出足够尊重的人"捉弄"）。我认为部分原因是人们可能会在无意中捉弄你，因为你太关注外面的世界了，你太关注他们的想法了。因为你的内心没有那么清晰的感觉，所以你必须再看一遍外面的世界，这进一步阻止你去了解内部世界发生了什么，整个模式就一直在这样持续。

来访者：对。我们总是在想你说的"谁是真正的格兰特"，我们似乎无法解开这个谜团。

治疗师：在我看来，也许问题在于你并没有把这个问题当成一个我真正想知道的问题。相反，你感觉这只是一个测试。我想当你听到这个问题时，你会变得有点焦虑、有点抱歉，因为你认为你应该知道答案。所以它变成了一个测试。因此，让我们一起试图找出（合作）如何在不认为这是测试的情况下探讨这个问题。我们都知道（共享归因）你不确定这个问题的答案是什么，你在摸索你会慢慢找到这个问题的答案（以一种将他描述得更积极和暗示某种动作已经完成的方式重新陈述情况）。因此，这个问题的一个答案是，与真正的格兰特保持联结的第一步是指出真正的格兰特在这一刻感到困惑。这种困惑是真实的（在他承认他的困惑的时候，针对这个部分的改释就开始了）。我认为通常会发生的事情是你感觉这种困惑是可耻的、可鄙的，是你想逃避的。

来访者：对。

治疗师：相反，如果你意识到困惑本身是此刻真正的格兰特的一部分，这就是我们的第一次相遇，我们与真正的格兰特的相遇，而不是与试图为他人而活的格兰特或"应该是怎样"的格兰特相遇。

最后一句话完成了主要改释。在格兰特看来，他的困惑是一种失败，是另一个让他沮丧的原因，现在它却被改释为他身上真实而真正的东西，因此它值得关注。在自己"应该"有什么样的感受和追求这个问题上，以前他对困惑的羞耻感使他迅速避开了它，最后他进一步疏远了自己的体验，这又进一步驱使他从别人那里寻找线索。这些努力的结果是，当他先转向某一个外部指令，然后又转向另一个指令时，他的无方向感加剧了。具有讽刺意味的是，他对困惑的回避维持了这种混乱，而改释提供的容纳混乱的机会可能会减少混乱。格兰特接纳了对自己的体验的困惑，甚至将其视为自我的真实表达，从而使自己走上了一条更清晰的自我整合之路。

我们可能进一步注意到这句话里的困惑被建构为他"此时此刻"的真实写照。因此，这句话里也有一个归因元素：困惑是真实的，却是暂时的；向不那么混乱的状态发展既是可能的也是有希望的。

在接下来的会谈中，格兰特自发地以一种看起来富有领悟力和深刻感受的方式谈到，他在生活中做的很多事情似乎都是取悦他母亲的体现。他还比以前更加详细地剖析自己，正如他说的，"我通过另一个我来隐藏具有攻击性的我，然后我通过一个更具有攻击性的我来隐藏具有更少攻击性的我，然后我感到很困惑，但很少有成就感或被喜欢的感觉"。他至少在此刻能够审视他的困惑体验，而不是立即开始做一些事来抑制或掩盖它，这样格兰特就能够更清晰地看到他的困难中的核心动力。

改释也可以用来帮助来访者采取行动，并且可能包含与上一章讨论的归因言语类似的暗示元素。读者可能还记得第 8 章中讨论的威廉的例子，治疗师问："是什么让你难以告诉你的妻子你读了她的日记？"我们注意到这句话暗示了这不应该是件难事，这是一种含蓄的指责。随后我们剖析了另一种句式："我猜在此刻提出这个问题有点困难"。在目前的背景下，我们细想了与本章中心主题密切相关的该句式的变式。我在这里想到的另一种情况是，"和你的妻子讨论这本日记需要很大的勇气"。

这句话并没有说来访者迟迟不愿提起这件事令人费解，而是进一步强调了治疗师的理解，即谈论这件事一点也不容易，尤其是考虑到之前发生的事情的隐秘性。这句话改释了来访者的经历，强调了他采取行动时表现出来的勇气，而不是他以前表现出来的回避。在这个表达框架中，勇气是主体，而回避是背景。他之前的回避得到了承认和接纳（事实上，当威廉能够从更强的自我价值感的角度来处理这个问题时，这个问题将得到进一步探讨），然而这并不是他的性格或命运的表现。这被看作对他目前正在做出的选择的建构。

这句话也可以被视为具有第 11 章描述的那种归因维度。这是由于来访者有一种解决他尚未充分表达出来的问题的倾向。在说这"需要勇气"的时候，治疗师传达了对来访者将采取行动的信心。当来访者这样做时，治疗师以这种方式建构能给予来访者勇气。

▨ 改释和理解其他人

改释经常被用来帮助来访者获得对生活中其他人行为的新视角，也许这反映了其与家庭治疗方法的密切联系。因此，它非常适合一种治疗方法，这种治疗方法的基础是理解恶性循环的关键作用，以及分析人们共同维持互动模式的方式，而这种互动模式对他们每个人来说都是有问题的。有效的改释能带来改变的视角，这个视角可以让来访者以不同的方式对待其他人，从而打破双方陷入的循环模式。

在一个我称为玛丽的来访者的例子中，改释只是间接地聚焦于如何提供另一种看待她自己体验的方式，而改释的主要焦点是她丈夫的体验。通过重新对他的体验进行解释，治疗师希望玛丽能开始以一种不同的方式参与治疗。他们以前最擅长的都是跳回避之舞。

玛丽因为害羞和不安全感而接受治疗，但治疗进行了一段时间后，她抱怨说她和丈夫查尔斯并没有像她希望的那样亲密。玛丽认为查尔斯似乎对她不怎么感兴趣，她感到受伤和无助。查尔斯似乎总是专注于他的工作，往往和他的朋友而不是玛丽一起度过他的闲暇时间。然而，当我开始更全面地听这个故事时，我觉得查尔斯可能和玛丽一样感到受伤。从他的角度来看，他的疏远是对她的疏远的回应。

第一次引入这种观点的机会出现在探索他们争吵的原因的过程中。玛丽提到，通常是查尔斯先向她抱怨他觉得玛丽不关心他，他觉得她并不是真的需要他，或者她并不是真的支持他。我向玛丽指出，她之所以常认为查尔斯不关心她、对她不感兴趣是因为他和她不在一起的时间太长了，但是他似乎很在乎这段关系，常常感到受伤、没有得到照顾。[1] 我对她说：“*你很难看出这一点是因为他是通过退缩来处理伤痛的，所以我可以理解为什么你认为他对你不是很感兴趣。*”

有一次，查尔斯没有陪玛丽参加新单位的同事举办的派对，而是和他的朋友们去看球赛了。听到这些，治疗师说：“*我很理解为什么你对查尔斯没有陪你感到受*

1　在说查尔斯“容易”感到受伤并且觉得自己没有得到照顾时，治疗师暂时地将责任从玛丽转移到查尔斯对这个问题的敏感度上。这可以使玛丽意识到这种可能性，又不会觉得查尔斯有充分的理由感到受伤。因此，它类似于我在第 8 章说的“治疗服务中的外化”。随着工作的进行，我们更加专注于探索玛丽在查尔斯的感受中扮演的角色。解释他们两个陷入的恶性循环有可能让玛丽逐渐看出她参与了这种模式，但不会让她觉得这是“她的错”。

伤和生气。但当我想象这个场景时，我开始看到查尔斯是一个容易受伤的人。我想知道我们是否可能把他在这里的退缩不看作他漠不关心的表现，而看作他感到受伤的表现。你能告诉我是什么导致了这种情况吗？"

当我们了解这种情况的前因后果后，我们发现，查尔斯在接到朋友邀请他去看球赛的电话前，刚和玛丽吵了一架，争吵的焦点是查尔斯觉得玛丽不支持他。玛丽并没有认真地考虑查尔斯的说法，因为她很强烈地体验到了恰恰相反的感受。但是，随着讨论的深入，她开始意识到查尔斯可能会有与她不同的感受。多年来，玛丽为了掩饰她的不安全感而发展起来的一种方法就是努力让自己看起来很酷、很镇定。即使是和查尔斯在一起时，她也很少能自由地表达受伤或难过的感觉。她担心自己显得太"黏人"、太"依赖别人"，所以她竭力表现得独立、不依赖人。有时她做得太好了，查尔斯开始认为她根本不需要他。因为她不想表现得像个唠叨的人，因为表现出受伤的感觉让她感到丢脸，所以她往往用回避来回应查尔斯的退缩（当然，从查尔斯的角度来看，顺序正好相反：他的退缩是对她的回避的回应）。

在争吵结束后不久，查尔斯接到了他朋友的电话，朋友说他意外地得到了球赛的门票。他对玛丽说，如果她真的想让他去，他会去参加聚会，但他认为"即使没有我你也会玩得很开心"。玛丽的回答是"我希望你能和我一起去，但如果你不去我也会玩得很开心的"。她说话的语气很冷淡。然而，她心底的想法是"这究竟是什么样的婚姻？我们俩就像在黑夜擦肩而过的船只一样"。我说："我很理解你的感受以及为什么你会感到受伤和生气。但我想知道这里是否有反语。我有一种预感——查尔斯也会因为你像夜间的船只一样感到难过。从你对他的描述来看，我认为他是一个敏感的人，一个很容易感到受伤但不知道怎么处理的人。他处理受伤的感受的方式似乎和你差不多——他退缩了，并且觉得他必须隐藏他的脆弱。我认为他的退缩可能表明他感到受伤而不是他不感兴趣。"

玛丽惊讶地发现，这次讨论结束后，她对查尔斯更有同情心了。她觉得下次她可以更容易地理解查尔斯，并且她会让他知道她真的很想和他在一起。她意识到当她认为自己在追求他而他又不愿花时间和她在一起时，表达自己的需求会让她感到丢脸。因此，她表现得很冷淡，从而维持甚至加剧了相互回避的状况。她借助改释发现，当她表达自己对他的需要时，她能感觉到自己在为他做些什么。实际上，她可以把他看作一个需要帮助的人，即使实际上她是说"请"的那个人。[1]因此，当她更大方地表达想和丈夫共度时光的愿望时，当她承认有丈夫陪着时她感觉更好时，她似乎不再感觉那么丢人了。

这是一种视角上的转变，人们希望以此来回应改释。实际上，玛丽的反应正是自发地改释自己的行为——把自己需要丈夫的"软弱"表现转变为关注查尔斯的需求。随着我们对这一主题的探索，玛丽也明白了她不想在查尔斯面前显得唠叨或黏人，而这让查尔斯觉得她不在乎他。她意识到他确实不喜欢被人唠叨，但在他们不联系时，她表面上的平静更加令他不安。

在另一个案例中，对别人的行为进行改释被证明有用。布莱特的妻子在与她不熟悉的人交往时会经历很多社交焦虑。由于这种焦虑，布莱特的妻子曾犹豫要不要去参加派对。当她去参加派对时，她会和他靠得很近，而他则认为她"黏人"。布莱特对这一点感到很困扰，这也是他们婚姻中的重大冲突的一个来源。与此同时，布莱特发现自己对妻子的态度让自己感到困扰。他爱妻子，也喜欢和她单独在一起。一个似乎对布莱特很有帮助的改释是"*当你妻子单独和你在一起时，她似乎感觉最放松*"。

有趣的是，这句话只是重申了布莱特曾一直描述的东西，但它是从相反的角度进行描述的。人们也可以把布莱特的妻子描述成不太喜欢和陌生人在一起，或者更喜欢和布莱特单独相处。尽管这两种建构事实的方式在逻辑上是相同的，但它们在心理影响方面却完全不同。第二种说法强调了行为的另一层含义，并对他们的关系产生了不同的影响。此外，这句话打破了他们在这个问题上形成的争吵模式，为发展另一种的平衡创造了空间，也为他们重新协商如何处理双方在社交场合的不同体验创造了空间。[2]

1　显然，这种态度只能是一种过渡性的态度。良好的关系必须建立在相互尊重的基础上，而不是偷偷地把对方视为"需要帮助的人"。但这里描述的改变是通往一段更令人满意的关系的道路上的一个重要驿站，这个驿站对玛丽来说就是似乎必须经过的一站。

2　在另一个点上，读者可能推测布莱特自己关于"黏人"与勇敢地冒险之间的冲突会成为讨论的话题，并且布莱特开始认识到自己对妻子的感受让他体验到了他处理自己的冲突的方式（在精神分析术语中，这指的是投射和投射性认同）。

治疗关系中的改释

改释不仅可以用来重新解释来访者与配偶、朋友、父母，以及其他"外部"人物的关系，还可以帮助来访者对来访者和治疗师之间正在发生的事情形成一个新的理解。事实上，这些往往是人们可以使用的最有用的改释，并且这些治疗中的事件可以作为改变的支点，极大地促进治疗过程。

迈克尔似乎没完没了地重复着同样的抱怨。迈克尔总是在不断地重复那些封闭的、结论性的话，而且他似乎对治疗师的意见不感兴趣，也不愿以任何方式审视自己重复的内容，这使治疗死气沉沉的。治疗师多次尝试邀请迈克尔去探索他不着边际的想法，或者留意那些毫无联系的联想，但都没有成功。迈克尔常说，他刚才说的话是他突然想到的，他想不到别的。

这里，描述的语句顺序似乎是这项工作的一个重要转折点。它以一个相当传统的移情性解释开头。但是，正如读者所见，这个解释的后续工作包括治疗师的一系列进一步的陈述，这些陈述更多的是一种积极的改释，即针对治疗室里发生的事情的改释。迈克尔一直在告诉治疗师他的老板总是希望自己按照他的方式来做事情，而且他一直在暗示他在服从老板的指示时过于拘泥于字面意思，反而"巧妙地"破坏了老板的指示。治疗师说也许在治疗过程中也发生了类似的事情。他暗示也许迈克尔也觉得治疗师在把自己的做事方式强加到治疗中，而他反感这种自己必须遵守治疗师的治疗方案的感觉。[1]

迈克尔非常同意这种解释，他在后面的会谈中展现出了比以往更大的反思性和开放性。他感觉治疗师要求他关注"不着边际"的想法就像在要求他以符合治疗师的需求和偏好的方式放弃自己极具逻辑性的风格。这对他来说既是一种屈服，也是一种对控制自己想法的能力的威胁。

在之后的治疗中，迈克尔说他刚刚想到了一些事情，但是他不想告诉治疗师。

1　治疗师还记得迈克尔在整个过程中表现出的一种令人窒息的勤奋，他解释说："我只是按照你的要求去做，我告诉你我脑子里想的是什么。"这是一个表面上服从要求而实际上在破坏要求的例子。治疗师在这时没有直接说这个模式和它的意义，因为他觉得迈克尔会将其看作一个批评。治疗师理解迈克尔对别人将其风格强加于自己时感受到的反感，并表达了对他的反感的理解，这似乎更有可能使迈克尔觉得向前迈出一步是安全的。

治疗师没有对刚刚发生的事情的阻抗维度发表看法，而是以一种积极的方式改释了迈克尔所说的话。他告诉迈克尔他刚刚做了一件非常重要的事：迈克尔在治疗中为自己腾出了空间；他曾声称自己可以在一定程度上控制治疗的进程，而不必完全遵照治疗师的要求。治疗师还指出，迈克尔直接说他不想告诉治疗师他的想法这个行为直接帮助他达成了目标，他没有像以前那样显得无能为力。这和迈克尔过去常说的话完全不同，他过去常常说他什么都没想过。这种说法虽然有（隐蔽的）积极反抗的成分，但是也包含了"我失败了"或"我不擅长这个"的体验。

当然，迈克尔并没有因为这句话而完全克服他在分享想法方面的犹豫，实际上他并不总能意识到有什么想法在他心里出现了。这番言论似乎有助于提高迈克尔参与治疗过程的能力，但通常来说这往往是一个向前走两步、向后退一步的问题。迈克尔有时漫无边际地说个不停，既不反思也不允许自己有新的想法，有时在被问及"不着边际"的想法时说自己没有想法。然而，迈克尔似乎变得更愿意接受治疗师的意见了，这也许是因为他突然有了一个他根本不想谈的想法。

几次会谈之后，迈克尔在另一段过分受限的叙述中说到，他在讲述故事时脑海中闪现的唯一想法是他没有"不着边际"的想法要告诉治疗师。他补充说，他觉得打断治疗师的话来报告这些是不值得的。治疗师回答说，迈克尔觉得自己没有任何不着边际的想法本身就是一个不着边际的想法，它同样有价值且和其他想法一样有用。治疗师对迈克尔告诉他自己有过这样的想法表示赞赏，并大声地说自己想知道在过去迈克尔是否还有其他类似的、觉得不值得讲出来的想法。

治疗师改释了迈克尔认为的不着边际的想法的价值，这引发了对以下领域的重要探索——迈克尔担心自己的努力会被认为不够好。这也让他回忆起了自己在成长过程中遇到的许多苛刻的要求。几乎没有迹象表明他已经满足了这些要求，或者他的所作所为获得了任何尊重。他能以一种新的方式进行讨论，这种方式代表他在领悟和坦率方面取得了相当大的进步。之前他宁愿不敞开心扉也不愿冒着被嘲笑的风险，他认为他如果真的向人们敞开心扉就会被嘲笑。[1]

---

1 同样地，我们必须要强调这个非常痛苦的、受束缚的人并没有在一连串事情之后瞬间发生神奇的改变，还有许多后续的进步和倒退。但这里描述的话似乎确实是整个改变进程中的一个重要时刻，并且我相信积极的改释发挥了重要作用。

悖论

　　我现在想谈谈在改释努力中经常出现的悖论。改释的一些含义和表述可能看起来有点奇怪，它们不太符合我们通常考虑人类行为的原因和后果的方式。当然，这正是改释的意义。它们是看待事物的不同方式，是重新组织我们对事物的看法的方式，它使我们能够更清楚地看到我们如何摆脱那些使我们坚定不移地走上自食其果之路的固有观念。

　　悖论并不局限于改释，尽管这两种视角经常相伴出现。不同取向的治疗师都在使用悖论，在许多相当常见的临床操作中都包含悖论元素。一些著名的精神分析作家强调了精神分析作品中的悖论元素（Bass，2007；Ghent，1992；Hoffman，1998；Pizer，1998；Safran，1999），辩证行为疗法和接纳承诺疗法里的接纳和改变之间的张力中也存在明显的悖论元素（Hayes et al.，2004；Linehan & Dexter-Massa，2008）。悖论在一些更传统的行为疗法和认知行为疗法的版本中也是一个重要的元素（Ascher，1989；Chambless & Goldstein，1980；Fay，1978；Schotte，Ascher，& Cools，1989）。它在家庭系统方法的发展过程中发挥了突出的作用（Loriedo，Vella，& Olsen，1992；Hoffman，1981；Selvini Palazzoli，Cecchin，Prata，& Boscolo，1978；Watzlawick et al.，1974；Weeks & L'Abate，1982），在之前讨论过的叙事疗法和焦点解决疗法中也发挥了突出的作用。上述许多疗法都源自系统取向。悖论也是维克多·弗兰克尔（Victor Frankl）的存在主义疗法的核心，这个疗法是一种以存在为导向的治疗方法（Frankl，1960）。

　　格林森在一篇文章中提出了一个有趣的悖论的例子（Greenson，1965）。格林森讨论了这个例子。来访者说，他心里有一些事情，他不能也不会将这些事情告诉治疗师。他建议治疗师这样说："你不用告诉我你的秘密是什么，但是请告诉我，为什么你不能告诉我，或者如果你把秘密告诉了我，你会有什么感觉。"这样的询问暂时绕过了阻抗，使来访者能够开始探索一个他宣称自己无法探索的话题。

　　从这种询问到一个更坦率的悖论性提问之间只有一小段距离。例如，"如果你能告诉我，你会告诉我什么？"值得注意的是，曾声称自己无法或不愿就某些问题进行沟通的来访者有时会对这个（看上去荒谬或矛盾的）要求做出回应。这种询问的有效性的关键（我猜想，这也是治疗中最有效的悖论性沟通的关键）是来访者处于冲突之中。在这种情况下，来访者已经告诉我们，有些事他不愿说这个事实本身就表明他有想说的愿望。"如果你能告诉我，你会告诉我什么"这句话实际上是一种释放器，稍稍地改变了希望交流和不希望交流之间的平衡，从而为来访者扫清了表达的道路——如何表达令他感到矛盾的地方。

同样自相矛盾的是海文斯（Havens，1986）在"复杂的移情陈述"中讨论的一句话。当一个人对来访者说"没有人理解你的感受"时，这个人就已经接纳了来访者不被理解的沮丧感——这样的悖论性表达恰恰表明他被理解了。正如海文斯所说：

> "从表面上看，'没有人理解你'会表达出一种被误解或被遗弃的感觉。但这句话包含了一种系统的模糊性，这使其可用性变得更高了。它暗示'我'和'没有人'理解……因此，"没有人"这种表达与其他共情性陈述的关系，就像侦察员与士兵主体的关系一样。它们都在探索未知的领土。"（Havens，1986）

悖论性言语的一个关键目的是帮助来访者放弃解决问题的努力，这些努力最终会使问题变得更糟，换句话说，它们会适得其反。失眠者的入睡努力是一个简单而熟悉的例子。这样的入睡努力几乎总是以使人清醒而告终。同样，患有广场恐惧症和惊恐发作的来访者努力对抗困扰他们的焦虑，却往往使焦虑更加严重，而那些看似南辕北辙的、会使他们更加焦虑的努力有时会使他们的焦虑有所缓解。这样做的原因可能是，在努力增加焦虑的过程中，他们至少在某种程度上对焦虑施加了控制。他们不是被动的受害者，他们经常从他们害怕的经历中逃离。他们正主动地采取措施，即使这种措施目前仅限于一个方向——逃离。

在某些情况下，治疗师似乎只需要让来访者观察有问题的行为——来访者没有被明确地要求增加问题行为的频率或有意地引发问题行为，他们只需要保持警惕，并仔细记录。而在某些情况下，治疗师会使用悖论技术要求来访者增加困扰他行为的发生频率。这些要求本身就将关注的行为从必须回避的不受欢迎的入侵者转变为了值得期待、受欢迎的对象。因此，它改变了人与自己行为的关系。来访者可能会面对"现在先不要试图减少这种行为"之类的要求[1]——"我们首先需要更好地理解它是关于什么的，以及它与什么有关，因此你只需要试着记录下这一周发生的事情"。在这里，对正在发生的事情的自相矛盾的理解和直截了当的理解是同时进行的。我们当然想知道这种行为意味着什么，以及什么时候这种行为最有可能发生。与此同时，我们在发出请求时就预期它很可能会减少。[2]

　　另一种治疗信息是要求来访者不要试图完全阻止自己做一些有问题的行为，而要为它指定一个特定的时间和地点。这种方法有时对吸烟者是有效的，他们可能被要求只在家里的一个特定房间吸烟，而不是在工作、吃饭或谈话时吸烟。如果有必要的话，人们可以采用这样的方式让他们继续吸烟，但吸烟与他们生活结构之间的联系正在被切断。一段时间后，吸烟与他们生活中的大部分活动都将分离开来，而现在这个顽固的习惯就会更容易被消除（即使吸烟的残余习惯还存在，但他们的吸烟行为已经大大减少）。类似的建议对于想减肥的人来说通常也是有帮助的。如果他们经常在看电视或做文字工作的时候吃饭，要求他们起床后在餐桌上吃饭有时能让他们改掉这个习惯，而要求他们不吃东西则会使他们再次产生"我做不到"的感觉。

　　根据案例的性质、来访者的合作或反对的倾向、情况的紧迫性，以及一系列其他问题，治疗师可以在指定的地点或指定的时间以相对直接或相对矛盾的方式引入延续问题行为的想法。这个解释强调了这样的策略如何帮助来访者逐步建立对自己行为的控制（以前他无法做到这一点）。或者说，它强调了"把事情做好"和"全心全意"地去做的重要性，这样我们就可以在不受日常琐事和需求干扰的情况下真正看到这种问题行为是什么。在这两种情况下，这种处理问题的新方法通常能使来访者将有问题的想法或强迫行为"封存"在他们计划好的时间段里，进而使他在日常活动中摆脱这些想法或强迫行为。当这个想法出现时，来访者被告知，与其试图

1　"现在"这个词肯定包含了暗示或归因元素（见第 11 章）。它意味着改变将会发生，事实上，在我们更好地理解改变之前，我们甚至必须付出某种努力来防止改变过早发生。

2　弗兰克在精神分析背景下对激活技术的使用和理解做出了重要贡献（Frank，1990，1992），他报告说："我发现监测本身就是一种非常有效的技术。例如，它是我有时实施的愤怒管理程序的入门元素，并且通常来访者的愤怒会在他进行单独监测时显著减少。"

反对，不如告诉自己这将是他在一天结束时用来体验焦虑或开展自我批评的"好材料"，但同时他可以继续做自己的事。治疗师传达的信息是"这将为我们理解这是怎么回事提供好的材料"，这个信息不仅仅是悖论结构的一部分，也包含了许多直接的真理。

来访者对这些建议的反应往往是困惑地大笑，但也包含一丝兴奋。在某种程度上，他们"明白了"，并把它看作一条他们从可怕的困境中解脱出来的道路。当来访者接近某个特定的强迫性想法或仪式化的担忧、自我批评，并发现自己在任务中"失败"时，来访者就会进一步体验到这种解脱。例如，当他试图有意做自我批评时，自我厌恶的无底洞似乎要干涸了（被填平了）。来访者有时也会发现，他们在整天与看似极其糟糕的想法或指责做斗争时，会显得相当奇怪。他们现在能够以一种全新的视角看待事物了。他们可能会发现自己在嘲笑曾经差点让他们流泪的事情。

治疗师的某些言语显得有些自相矛盾——这些言语，从外显形式来看，在接纳某种行为，而这种行为在一定程度上是治疗师需要通过治疗来减少的行为。这类言语仅仅凭借这个维度就能具备一定的治疗作用，同时，它们也可以被视为治疗师对来访者实际体验的共情反应。事实上，它在某种意义上是一种结合体——既包含与来访者的体验形成共鸣的共情信息，又包含反语元素和矛盾元素，这使这种言语能够产生作用。

例如，我的一名受督者正在治疗一名经常迟到半小时的年轻女性。到目前为止，治疗师谈论迟到问题的努力并不成功，而且她对由于迟到导致的会谈时间减少感到越来越沮丧。我感觉到，她有可能在这个问题上陷入一种反常的、与来访者对抗的态度中，我建议她告诉来访者以下内容："我一直在想你迟到的事情，我想，你迟到是因为你觉得迟到15分钟或20分钟是你能忍受的。我认为这是因为我们的工作正在触碰一些事情，这些事情是我们需要触及的，而这对你来说很难，也让你感到难过。但它告诉我们，我们正走在正确的道路上，也许现在我们可以一起弄清楚我们应该如何做，以使容忍我们正在应对的事情（对你来说）变得更容易，以及我们应该如何让你能够忍受它更久一点。你有什么想法吗？"

这样的表达方式能让治疗师以一种非斥责的方式谈论迟到的问题，实际上治疗师把它建构成了一种积极的信号。结果是来访者更愿意对迟到进行反思了。以前她在面对这个问题时要么变得恼怒，要么对任何询问都置之不理（"火车晚点了""出了点事"等）。当然，治疗师仍然希望来访者能按时参加治疗。但是，通过以这种方式谈论迟到的问题，把"问题行为"当作一个积极的信号，她立即与来访者进行了共情并增加了这种行为改变的可能性。

另一位名叫罗伯特的来访者也在接受我的受督者的治疗，他试图通过努力保持对家庭成员的完全控制来应对他的焦虑和抑郁。

罗伯特是个很富有的人，他试图要求他已成年的女儿按他的方式行事，否则他就不再给女儿钱。他的女儿对这种控制越来越生气。有迹象表明，如果罗伯特不松手，他和女儿的关系就真的有危险了。

治疗师曾试图以各种方式向罗伯特指出他在做什么以及可能的后果，但收效甚微。很明显，治疗师越来越沮丧，也越来越多地以与罗伯特争论的方式来处理这个问题。毫无疑问，这对罗伯特的行为几乎没有影响。

罗伯特的治疗师开始听从我的建议，谈论罗伯特正在体验的冲突，结果她取得了一些进展。罗伯特承认他希望他的女儿按照他说的做（因为他觉得他的要求是合理且正确的），并承认他还担心他的女儿将离开他。然而，尽管与罗伯特的交流方式阻断了治疗中的敌对气氛，但这似乎并没有使罗伯特放弃他对女儿的任何要求。

最后，我建议罗伯特的治疗师对罗伯特说（激发尽可能多的坦率和真诚的同情心和共情——试着带着同情心透过罗伯特的眼睛看问题）："*我看得出来，如果你坚持自己的信念，事情似乎不可能得到解决。*"这句话有帮助的地方在于，它表达了对罗伯特体验的理解，同时传达了这个含义——这种做法却没有带来改变的可能性。它的核心信息基本上与下面的言语相同（两者的措辞只是略有不同，但情绪基调却大不相同）："*你看待事物的方式使你不可能看到任何走出僵局的方法。*"然而，我提出的建议不是对抗性的，因此不能轻易被反驳。罗伯特能感到被理解，但这也让他对自己的做法带来的后果有了更深刻的认识。正是"与阻抗同行"这一元素，使这句话具有了某种似是而非的性质，并使其更有可能产生治疗效果。

悖论性沟通的目的通常是传达某一个观点。当然，这个目的可以直接通过解释来达成，但悖论性沟通尝试用不会产生这么大阻抗的方式来表达这个观点。使用这种策略的最佳时机是，来访者陷入了一种自我挫败和自我延续的模式，这种模式不仅会给他带来相当大的痛苦，还会阻碍他看到替代方案，并使他几乎无法进行更直接的交流。悖论形式的信息可以穿透阻抗，并引入看待事情的新方式和解决问题的新可能性，而其中的核心是反语元素。

这种反语有时接近交流的表面，有时深入到信息的螺旋结构中，从而使来访者对自己的心理状况形成新的认识。但是，如果治疗师不能巧妙地表达出来，这句话不仅会让人觉得它不是反语，还会让人觉得它是讽刺、挖苦。预防这种危险的一项措施是清晰地理解前面讨论的真理的多重性。在尝试这样的表达时，那些想当然地认为自己在以"正确"的方式看待某件事的治疗师更有可能将其变成不具有治疗性的讽刺。对来访者困境的真诚共情抵消了潜在的讽刺，并使这种言语真正具有治疗作用。当然，悖论性言语在这方面与心理治疗的其他方面没有什么不同。共情是所有有效心理治疗工作的前提，是采用大量具有创造性的有效干预措施的基础。如果没有共情，治疗只是表面上像是心理治疗而已。

第13章

治疗师的自我表露

前景和陷阱

对于许多治疗师来说，他们在工作过程中遇到的一些最困难的时刻发生在来访者要求治疗师透露他们自己的某些感受或信息时——"对我刚才所说的感觉如何？""当我不停地说同样的事情时你会感到沮丧吗？""你在会谈之外曾想到过我吗？""你结婚了吗？"。一些治疗师甚至被问到"你去哪里度假？"。根据治疗师的性格和理论取向，这些问题可能产生相当大的冲突和不确定性。一方面，治疗师可能会觉得这些问题完全"合理"，甚至回答这些问题也可能对来访者或与来访者建立融洽关系有用。另一方面，反对这种倾向的人可能有一种相当明确的理论概念，或者一种说不清的感觉，即治疗师不"应该"回答来访者的问题，或者不应向来访者表露太多自己的信息或自己对来访者的反应。

本章将从治疗师的自我表露本身这一更大的背景出发，剖析是否以及何时回应来访者的此类询问。并不是只有在被直接问到的时候，治疗师才面对这个问题。即使不考虑来访者提出的直接问题带来的压力，大多数治疗师都意识到有时向来访者透露自己的一些想法似乎对治疗师来说很有诱惑力，治疗师分享自己的感受或经历可能会使来访者对他们真正想说的话不那么抵触，可能会让他们的话不那么令人痛苦，或者对来访者的自尊造成的伤害更小，或者能够向来访者传达让他能够更好地处理他面临的困境的观点。然而，也有许多治疗师认为，无论是基于明确的理论依据，还是基于一种"不应这么做"的模糊感觉，他们都必须抵制这种诱惑。在接下来的内容中，我将详细探讨治疗师的自我表露问题，并且剖析自我表露在什么时候是合适的、是对治疗过程有用的，以及如何更好地进行自我表露。

虽然治疗师有理由对他向来访者透露的内容持谨慎态度，虽然有时候这种交流会让来访者受到治疗师自身问题的烦扰，或者代表了一种以治疗师的利益而不是来访者的利益为出发点的行动，但是治疗师明智地使用自我表露可以为治疗过程的各个方面做出重要贡献（包括进一步探究和理解来访者自身的体验）。事实上，顽固地遵守禁止所有表露的规则，并且退回到条件反射式的"中立性"或"匿名性"，可能会导致来访者不必要的痛苦，甚至会成为治疗失败的根源（Frank，1999；Renik，1993，1995，1999；Stolorow & Atwood，1997；Wachtel，2008b）。

在我面向接受培训的治疗师开展教学和督导时，治疗过程中的自我表露的程度是这些治疗师面临的令他们困惑的问题之一。对经验丰富的治疗师来说，这往往也不是一件容易的事。困惑源于治疗关系的双重性质。一方面，这是一种深刻的、个人化的、亲密的关系，涉及的事往往是在日常谈话中被隐藏或淹没的事情。此外，如果治疗师投入得恰当，这种关系将有以下特点：深深地尊重来访者的能力、关注来访者，以及治疗师愿意真诚地参与到当事人体验的各个方面中。另一方面，这是一种专业且有限的关系，在本质上关系双方是不对等的，因为这种关系聚焦于来访者的体验，而不是治疗师的体验（Aron，1996）。

许多治疗师认为探索和澄清来访者体验的最有效方法是尽可能地让治疗师置身事外，这个观点进一步加深了围绕自我表露的困惑。在这种治疗过程中，治疗师立场的模糊性是使来访者表露更多个人体验的关键因素。类似地，有时分析情境也被比喻为一个无菌领域，其中清除污染物（或至少最小化污染物）的目的是让治疗师和来访者都有机会在几乎纯粹的文化中观察来访者无意识的愿望和幻想。

当然，这个普遍立场的经典表述是由弗洛伊德提出的，但其影响绝不仅限于弗洛伊德学派。根据弗洛伊德的理论，这位年轻而热忱的精神分析学家肯定会忍不住把自己的个性自由地带入讨论中，以便引导来访者探索，并且帮助来访者克服狭隘人格的局限。为了克服来访者的阻抗，治疗师应该让来访者看一眼自己的心理缺陷和冲突，并且通过表露自己的隐私来引导他进行比较。人们认为这完全是可以接受的，甚至是可取的。一个人的信任会得到来自另一个人的回报，任何想从另一个人那里得到亲密表露的人，都必须准备好表露自己。

然而，弗洛伊德认为，期待从自我表露中获得治疗收益是基于一种肤浅的意识心理学，经验证明这种方法没有价值。他认为，这对发现来访者的无意识没有任何帮助；这使来访者比以往任何时候都更难以克服更深层次的阻抗，更严重的情况是期望总是落空，因为它唤醒了来访者的贪得无厌，来访者试图扭转局面，却发现分析师的分析比他自己的分析更有趣。精神分析师对来访者来说应该是难以理解的，他们应该像一面镜子一样，只镜映来访者向他展示的内容（Freud，1912，1959）。

吉尔认为弗洛伊德的这些建议的重要性已经被严重地误解了，他指出弗洛伊德本人对他的一些学生运用他的建议的方式感到不满。吉尔在文中引用了弗洛伊德写给神学家奥斯卡·费斯特（Oscar Pfister）的一封信，他在信中哀叹"人类倾向于在字面上接受或夸大戒律"，并且指出"在分析被动性问题时，我的一些学生就是这么做的"（Gill，1983）。

多年来，越来越多的文献对更严格的"空白屏幕"模式提出了质疑，并且强调了对来访者的关怀的重要性，或者提出了对镜子或"空白屏幕"模式的更自由的解释（Greenson，1967；Loewald，1960；Schafer，1983；Stone，1961；Tansey & Burke，1989）。最近，越来越多的人认为，"空白屏幕"模型本身的基本前提存在缺陷，人们需要彻底地反思（Aron，1996；Hoffman，1998；Mitchell，1988，1993，1997；Orange et al.，1997；Stern，1997；Stolorow et al.，2001；Stolorow & Atwood，1997；Wachtel，2008b）。尽管如此，许多治疗师认为是否以及何时向来访者展示个人体验的某些方面仍然是个问题。事实上，在弗洛伊德学派内部，吉尔（1983）提出："尽管最近人们强调真实的关系和各种同盟，但是毫无疑问，就弗洛伊德学派的官方立场而言，它主张治疗师的参与程度应比弗洛伊德还少。"弗洛伊德经常受到弗洛伊德学派治疗师的批评，因为他和他的来访者之间的互动就像他平常与其他人的互动一样。[1]

1　自吉尔发表评论以来，精神分析领域一直在不断发展。首先，作为一个有关自我认同的术语，"弗洛伊德学派"一词并不像之前那样流行，"古典"分析和"自我心理"也是如此。"结构化的"治疗师、"当代弗洛伊德学派"和"自体与客体弗洛伊德学派"等术语越来越常见，它们指的是曾经被称为经典或弗洛伊德精神分析的东西的现代化身。这些较新的术语指的是有许多变式的思想流派，其身份在很大程度上取决于它们与关系派精神分析的对比，而它们是本书中描述的临床方法的一个重要组成部分（Wachtel，2008b）。它们不仅仅是术语的变化，更重要的是它们代表当代"弗洛伊德学派"理论家们的假设和实践也在不断发展，而当代弗洛伊德学派与传统概念（如解释、领悟或"空白屏幕"）的关系更为复杂（Eagle，2000，2007；Wolitzky，2003）。

吉尔自己的立场是复杂的。一方面，他敏锐地意识到，精神分析师为了掩盖他们与来访者之间的互动程度和他们对来访者的影响，混淆了自我表露的问题。他指出："通常针对某个特定交流的询问本身就可能揭示治疗师正在经历的一些事情，假装没有表露的做法是愚蠢的"（Gill，1983）。然而，他最终在自我表露的问题上采取了比本章所讨论的更为保守的立场。尽管吉尔刚刚提出了这些思考，但是他说："最好对这些表露保持谨慎。"他补充道："我相信，如果分析师对来访者体验的询问可能导致分析师暴露他不愿意让来访者知道的东西，那么他们倾向于停止进一步的询问"。（Gill，1983）

显而易见的是，我也认为治疗师潜在的焦虑是限制其自我表露的重要因素之一，并且基于类似的原因，一旦这种可能性被打开，它就会限制治疗师对来访者的冲突和焦虑问题的探讨。然而，显而易见的是，我主张以与吉尔不同的方式处理这一潜在障碍。我认为在某些情况下治疗师表露信息的好处是非常大的，因此我们必须警惕，不要给自我表露这种行为强加如此沉重的举证责任，这会导致它被排除在日常实践之外。

关于治疗师的自我表露的举证责任，我在其他地方（Wachtel，2008b）也讨论过，即治疗师在整个过程中做出的几乎每一个选择，包括每一个他决定说或不说的时刻都涉及权衡、取舍。也就是说每一个选择都有潜在的治疗收益和成本，而选择表露或不表露自己（或自己经历的某些事）只是这种权衡元素的又一个例子。如果我们把是否表露的选择看得太"特殊"，如果我们认为它与治疗师做出的其他选择很不一样，那么我们就给治疗师的表露赋予了过多的举证责任；如果我们在这个过程中把不表露的举证责任看得过轻，那表示我们未能充分考虑不表露也存在成本。

自我表露的种类及其含义

文献中的部分混淆以及从业治疗师留意自我表露问题的部分原因在于这个术语有许多不同的含义。关于治疗师是否应该向来访者表露自己的某些事情的讨论，通常不区分表露的类型，也不区分治疗师传达信息的方式。并不是所有的表露都适用于某个特定的临床情境，有些表露通常比其他表露更有用。但正如本章所述，在某些情况下几乎所有表露都有它们的作用。

治疗群体中有相当一部分人甚至不愿承认治疗师的性格、情感反应和参与度与治疗的方向有很大关系，这加剧了人们对自我表露问题的困惑。在心理动力学思想家看来，治疗师通常被看作一个观察者，或者一个被动对象，或者来访者反应的"容器"，这些来访者的反应或多或少地被认为是"新出现的"或"逐渐展开"，与治疗师的反应或特点无关（Wachtel，1982）。朱迪·利奥波德·坎特罗威茨（Judy Leopold Kantrowitz）的著作中特别谈到精神分析思想家需要更多地关注来访者和治疗师之间的匹配。他说："精神分析文献……很少考虑治疗师的特定品质对治疗过程的影响。相反，有一种假设认为，分析是一种"统一的分析工具"，治疗师则是"相对可互换的"。坎特罗威茨自己关于来访者和治疗师之间的匹配的研究（Kantrowitz，Katz，& Paolitto，1990，1995，2002）是一个值得注意的例外。

在认知行为领域，治疗师被视为纯粹的技术人员，他们实施"被实证证实的"或"被实证支持的"治疗，开展这些治疗"不需要接受过多少训练的人员"（Baker，McFall，& Shoham，2008）。这些作者认为CBT"即使由非博士学位的治疗师或没有CBT经验的健康教育工作者或只接受过少量CBT技术培训的人传授，也是有效的"。相较于把治疗师视为是可替代的，认知行为运动的作家列出证据并认为，事实上治疗师的技能和性格很重要。像其他方法一样，CBT是治疗师在促进性关系的背景下应用的一套技术或程序，并且这种关系的质量非常重要（Gilbert & Leahy，2007；Norcross，2002，2010；Wachtel，2010a；Wampold，2001）。[1]

鉴于不同流派的治疗师普遍倾向淡化治疗师的个人特质和情感参与在互动中的作用，当一些作家承认治疗师的个人情感反应的作用，提及来访者和治疗师的体验之间的相互交织时，我们特别需要注意，他们并不一定想向来访者公开他们的体验。相反，他们往往只是提及治疗师愿意公开其真实特质和反应会对治疗过程产生影响。在治疗师根本不愿意公开这种影响的背景下，即使是这种程度的公开也是一种进步。读者应该清楚，在本章中我要谈论的问题是，治疗师如何向来访者说出他

1　德弗雷德等人针对在CBT中使用自我表露进行了讨论（Goldfried，Burckell，& Eubanks-Carter，2003）。

自己的现实。我们的重点是确定在什么时候做出这种明确的公开和表露是合适的，以及在适当的时候如何去表达。

对治疗过程中的反应的表露和对治疗师其他特征的表露

探索是否表露问题的一个关键是区分对治疗过程中发生的信息的表露和对治疗室外的生活信息的表露，一些治疗师实际上定义了可以接受和不可以接受的表露之间的界限。我的印象是更多治疗师对前一种表露感到舒服。例如，萨贝尔·伯塞斯库（Sabert Basescu）指出，"治疗师对发生在两个人关系中的事情的反应是治疗师进行自我表露的主要领域"，并指出它"在重要性、与治疗工作的相关性和发生频率上"占主导地位。这可能也是精神分析师的自我表露中争议最小的领域（Basescu，1990）。[1]

相反，如果治疗师表露的不是来访者和治疗师之间正在发生的事情，这种表露就更有可能被认为是不合适的。有许多因素让人们在这个领域更加犹豫不决。首先，许多治疗师认为治疗应该只关注来访者的体验，而对治疗师各个方面的介绍会分散来访者的注意力，对一些来访者来说，这样做还会使他们最早和最深的创伤重现——他们的需要没有被以充分共情和理解的方式关注过。实际上，人们认为，父母无法做到以年幼孩子所需要的"无私"的方式对待他们，而父母过早地对孩子提出过多的要求，要求孩子过早地适应父母的现实，导致孩子产生虚假自体或变得过度顺从外部（客体）。从这个角度来看，治疗师的主要任务之一就是陪伴来访者，治疗师在治疗服务中要把自己的需要放在一边。

当然，这种反对意见在一定程度上也适用于治疗师在治疗中表露自己的反应。从狭义的字面意义上讲，提及这些反应也偏离了对来访者体验的专属关注。然而，从这点来看，这样的表露比起表露治疗师在治疗室之外的生活更不算是违约，毕竟一个人对来访者的反应（如果不是狭义上的特殊"反移情"反应）进一步表明，他正在关注来访者和在情感上对来访者做出回应（事实上，反对将这种反应排除在治

---

1 虽然伯塞斯库在这里提到了"精神分析师"的自我表露，但是他的话同样适用于对大多数取向治疗师的自我表露的描述。伯塞斯库本人不是弗洛伊德的信奉者，而是心理治疗中存在主义和现象学观点的主要支持者。

疗对话之外的一个理由是，如果治疗师不表露自己的反应，来访者会觉得自己对治疗师没有任何影响，并会产生自己不重要的体验，因而再次受到创伤）。此外，也许许多对任何其他类型的自我表露都感到不舒服的治疗师却很乐意与来访者分享他们的体验中的这部分，其原因可能是，关注治疗师在这部分的体验被很多人认为有助于增进对来访者体验的理解。换句话说，一个狭隘的严格的"持续关注来访者体验"的解释会严重干扰这个目的，而关注两名参与者之间的情绪场是对来访者情绪构成的微妙之处进行最敏锐的探索的媒介（Aron，1996；Bromberg，1998a；Frank，1999；Hoffman，1998；Mitchell，1988，1993，1997；Stern，1997；Wachtel，2008b）。

即使考虑到治疗师的自我表露并不直接涉及她与来访者互动的经验，[1] 但假定来访者需要把他的经验作为唯一焦点，并在此基础上做出过于狭窄的限制也会产生问题。人们认为婴幼儿需要父母绝对和无私的关注是一个宝贵的想法，但这个想法与有血有肉的人类生活的现实脱节。父母的需求和个人特质从一开始就进入到与孩子的互动中，即使是在最好的养育中也是如此。的确，完全无私地抚养孩子和把父母自己的需要和情感排除在外不仅是不可能的，而且是不可取的。孩子需要了解他们的父母，就像他们需要被他们父母了解一样（Benjamin，1998）。建立亲密关系和自我同一性能力的基础需要父母作为另一种体验的存在感，以及需要作为他或她自己愿望的积极参与者的意识。如果父母是一个空白的屏幕，那么基本认同和客体联结的根源就不能蓬勃发展。无论父母多么关注孩子的情绪和品质，如果照射在孩子身上的光完全是反射光，如果没有来自父母的观点和兴趣的独立输入就进入到互动，孩子就会缺少生长所必需的营养。

1　值得注意的是，治疗师想表露的特定经历或特征不太可能与治疗室里发生的事情无关。如果治疗师向来访者透露自己在治疗关系"之外"的东西以及在会谈中发生的事情，那么很有可能的是他被触动了，因此他才做这件事。因此，如果治疗师反思，他为什么选择表露某些特定的事件或特征，他可能会发现这就像剖析治疗师对来访者产生的更直接反应一样，有助于阐明来访者的体验和关系矩阵。从这个意义上说，对"外部"材料的表露往往只是一种更间接的形式，它间接地揭示一个人对治疗室里事情的反应。

自我表露和必要的模糊性

治疗师有时候针对透露自己的生活提出的第二个反对意见是，它干扰了探究来访者人格中不那么有意识的方面所需要的模糊性和匿名性。根据这一观点，治疗互动越像普通的社交，就越有可能引发来访者已经熟悉的那些更刻板、更表面化的反应。要触及造成来访者困难的心理上的较深的层面，治疗师就需要移除路标。这些路标让来访者能够发现适当的社交反应，而不是与那些更深刻的带有自己印记的感觉和幻想相遇。根据这种观点，治疗师让人们知道了他"真正"的样子会在一定程度上让来访者在透露他更私人的、更特殊的幻想时受到限制，甚至让它们在将成形时受到限制。此外，如果有证据表明他的幻想是基于某件事，即如果治疗师的表露似乎为来访者的幻想提供了一个正当理由，那么他将更难说服来访者其幻想是无意识的产物而不是对现实的"真实"评估。[1]

同样，这里的反对意见在原则上都适用于有关治疗师外部生活的表露，也适用于他对来访者的即时反应。这导致许多治疗师对两者都很谨慎，但治疗师对前者的抑制似乎尤为明显，实际上这被视为"不必要的"。尽管一个人"不得不"透露他对来访者的一些即时反应，这情有可原，他甚至可能选择在某些场合这样做，但对许多治疗师来说，他们似乎没有理由进一步表露自己在治疗情境之外生活的方方面面。

我们应该明白，这样的论点含蓄地根植于移情概念，一种语境性移情的概念。引导它们的观点在本质上是前几章中讨论的"新出现的""延展开的"和"沸腾的"移情（Wachtel，1982）。从这张关于在治疗过程中发生的事情的图景来看，治疗师似乎确实要非常谨慎地透露他"真正"的样子，以免他扭曲或模糊了移情。

这个论点贯穿全书，持"二人"观点的学者、关系派，或者主体间性传统取向的学者都提出过（Frank，1999；Gill，1982，1983，1994；Hoffman，1998；

---

1 与这种保守密切相关的是在第 11 章的"弗洛伊德的认识论焦虑"标题下讨论的各种担忧。对于那些治疗师或精神分析师来说，他们希望自己在来访者身上观察到的是自发的上涌，这种上涌不依赖于治疗师的任何输入而独立地揭示潜意识的内容，因此不表露的立场是诱人的。持有这种观点的治疗师本质上是在试图通过"让开"来让来访者的"内心世界"浮现出来。我对这个临床过程的概念的怀疑将会在这本书中清晰地显现出来。

Mitchell，1988，1993，1997；Renik，1993，1995，1999；Stern，1997；Stolorow & Atwood，1997；Stolorow et al.，2001）。该论点认为，这种移情的概念具有误导性，是有限的。无论是从这些作家的角度，还是从循环心理动力学理论的角度来看，人们都必须始终在语境下去理解移情。没有一种"真正的"移情，只有有限的、多种多样的反应和想法。这些反应和想法是每个人特有的，根植于他的性格和成长史之中，但是由一个人的具体情况和他所处的环境共同决定的。来访者要明白他的反应并不是"不现实的"，要去反思他以某种方式去体验某种关系结构的倾向，这是由历史和性格决定的。事实上，他在这样做了之后，对移情反应的多种可能性以及移情反应与他在特定情况下的脆弱的相关性有了更加不同的理解。当治疗师的表露有助于塑造移情所采用的特定形式和方向（他们确实这样做了）时，这种帮助就不是对移情的扭曲；它是有待探索的观察领域的延伸，是观察来访者丰富的移情潜力的另一个维度的机会。此外，当来访者开始理解时，他不仅基于过去经验来回应新的情境，也基于当下特定人际情境引发的具体移情反应来回应新的情境；他就会明白，当他确信反应的真正根源完全在他的内心时，理解才会更加完整。

现在我们可以肯定的是，并非所有按照刚才描述的观点操作的治疗师都提倡治疗师向来访者表露他们的性格特征，但他们会表露自己对来访者的即时反应；事实上我也相信，在考虑是否表露治疗室之外的生活方面的信息时，治疗师变得犹豫是恰当的。然而，吉尔、霍夫曼和循环心理动力学理论共同提出的建构主义移情观点表明，重要的是我们要认识到不管这种表露是不是一个好主意，当这种表露出现并成为来访者移情反应的一个来源时，这种反应与其他反应一样是"可分析的"。

本章中关于治疗师可能的表露范围的观点和建议部分基于刚刚提出的因素。本书中描述的治疗过程也预测了这些观点和建议，对治疗关系的探索只是治疗方法的一个方面。当我们考虑到"同谋"和恶性循环在维持来访者困难方面的关键作用时，我们可能更容易看到治疗师在即时的治疗情境之外的某些特征或经验的治疗价值。

自我表露和理想化

另一个与我已经提到的模糊性问题有关的反对意见是引入治疗师在治疗室外的生活或个人特征的信息会干扰理想化过程，而理想化是治疗的一个重要部分。科胡特及其追随者特别强调理想化的重要性，他们认为，理想化是一种正常且必要的发展过程，对于某些在成长过程中并没有发展理想化过程的来访者来说，这个过程涉及来访者在治疗中见证理想化发生并在治疗关系中发挥作用，并且把理想化看作一种重要的改变经验。但是，治疗师的有关理想化的一些概念以及自体心理学之外的许多治疗师的实践都是隐秘的。例如，越来越多的认知疗法取向的治疗师认识到，促使来访者改变的不仅仅是他们说的纯粹的逻辑。治疗师就像幼儿的父母一样，几乎充当了来访者世界的翻译者或现实的调解者。治疗师的说服力、治疗师实际承担与父母类似的角色的能力被许多治疗师视为治疗的有力影响因素。

大多数治疗师对这种能力持矛盾态度，他们认识到了其被滥用的可能性，并且希望治疗师尊重来访者而不是把来访者当孩子看待。但大多数人也认识到，无论治疗师喜欢与否，治疗过程的这个维度实际上是一个核心因素。有的人用"后教育"这个术语谈论它（Freud，1940，1949），以便用现实取向和更偏接纳的取向取代过时且严苛的超我，或者表达对治疗师价值观的认同、对来访者的重视，有的人用其他相关的理论术语谈论它，有的人认为治疗师最终需要"解决"或"消除"这种影响，有的人认为这样的消除可能是不现实的。无论如何，大多数治疗师认识到了它在来访者生命中的巨大影响力，因此许多人不愿意因为毫无保留的表露而干扰了这种理想化。

确实有一些原因让治疗师不愿意干扰来访者对自己的看法，因为它们可能比治疗师的看法更有价值。我们对来访者的重视，甚至我们对来访者的一些不适当的内疚的"赦免"能为本质上不完全理性的来访者提供益处。出于这个原因（以及许多其他原因），我们对来访者的自我表露必须是明智的。但在制定表露的总体方案时，我们还必须考虑几个抵消因素。

我们应该清楚理想化应该是适度的。如果我们让自己沉浸于过度的理想化，那会隐秘地建立一种不利的比较，而来访者会在这种比较中被贬低。此外，过度的理想化会让治疗成为专制性工作，而不是合作性工作。治疗不需要成为治疗师的忏悔或受虐狂的狂欢，因此来访者的理想化需要一定剂量的现实加以缓和。事实上，有时治疗师通过提出不常见的伪问题来传达这种缓和（例如，"你认为我从来不焦虑吗？"）。然而，正如本书所强调的那样，这句话本身并不神奇，语气和意图才是至关重要的，在这种情况下，重要的是我们要清楚，我们不是在简单地问一个问题，不是仅仅在探索来访者假定的内容，还要清楚自己没有披露任何实际的信息。如果这句话真的让事情变得模棱两可，如果它真的只是一个"问题"，那么来访者会感到困扰和不确定。另外，如果治疗师确实打算通过表露他也经历过焦虑来传达一个去理想化的观点，那么假装在问一个探讨来访者内心世界的问题就是不诚实的行为。

伯塞斯库提供了一个很好的例子，说明了如何用更直接的方式表达沙利文的"我们比其他人更有人情味"。

> 一位女士说："我周末过得很糟糕。其他人过得很好。我心里忐忑不安。我隐藏我的冷酷。"我说："我们不都这样吗？"她说："你也是这样吗？"我说："这让你很惊讶吗？"她说："嗯，我想是的。你很有人情味。"我明白这意味着至少在那一刻她感受到了人情味（Basescu，1990）。

如果伯塞斯库隐藏在他的话的正式结构后面，如果他坚持对来访者或对自己说，"难道我们不都是这样吗？"和"这让你很惊讶吗？"只是一些简单的问题而不是自我表露，那么他的话不太可能产生好的效果。事实上，来访者和治疗关系的恶化是很有可能发生的。伯塞斯库用提问题的形式来表露自己是恰当的；很明显，他的全部努力仍处于探索阶段。然而，他没有隐藏在这种形式背后，而是清楚地传达出他确实在表露自己的某些东西，他在人性得到重新调整的诸多微小进步中发挥了作用，这些进步加在一起构成了一种成功的治疗。

在以科胡特理论为指导的治疗师看来，他们处理理想化问题的方法有所不同。科胡特强调逐渐发生的幻灭是移情失败不可避免的结果。如果这些幻灭的体验是渐进的，如果没有人故意强迫来访者过早地解释他的理想化，自体心理学家期望来访者学会接受人类不可避免的局限性，并获得更多的治疗师的三维画像，最终这幅画中"自体"和"他人"的价值都在于它们的真实品质，而不是它们与某些宏伟使命的表面的（而且必然是脆弱的）相似之处。

第二个原因抵消了这样一种观点，即人们应该让来访者对治疗师的理想化持续下去，而不是通过过多地表露自己来中断它。事实上，尝试消除自我表露的所有理由的核心是我们不可能像我们的一些理论（或自我保护的努力）所暗示的那样隐藏自己（Frank，1997；Renik，1995，1999；Wachtel，2008b）。即使在治疗师认为自己相当中立的时候，治疗师的观点和价值观的普遍倾向也会显现出来，格林森提供的一个临床治疗片段很好地说明了这一点（Greenson,1967）。来访者是一名共和党人，他告诉格林森，他试图改变自己的政治态度使自己更认同格林森的民主党观点。格林森本以为自己已经成功地做到了匿名和不干涉，于是他问来访者是如何知道格林森的观点的。据格林森报告：

> "然后他告诉我，每当他说一个共和党人的好话时，我总是要他联想；每当他说共和党人的坏话时，我保持沉默，好像表示同意似的。我吃了一惊，因为我完全没有意识到这种模式。然而，在来访者指出的那一刻，我不得不承认我确实那么做了，在不知不觉中。"（Greenson，1967）

伯塞斯库以一种与格林森不同但同样生动的方式表达了这一点。他说：

> "治疗师每时每刻都在展示自己，这体现在他们的穿着打扮中、他们的办公环境中、他们说话的方式中，体现在他们建立有关时间和金钱的基本规则的方式中，体现在他们无数公开可见的存在方式中。有一个来访者知道我的眼镜处方什么时候变了，另一个来访者责备我在办公室墙上挂了那幅可怕的画。有的人因我没打领带而高兴，有的人猜测我戴着领带是为了参加受戒仪式（实际上是一场葬礼）。我的书受到了批评。我养植物，人们认为我在借此暗示自己擅长让人成长。我咳嗽意味着我感冒了。我的眼睛显示我累了。我的车证明了我对车不太了解，电话那头的响亮声音暗示我惧内。并不是所有的结论都是正确的，但是有些是正确的，还有一些比我最初认为的还要准确。"（Basescu，1990）

即使在给予解释的日常过程中，我们也会被认为在比过去更多地表露自己。正如辛格所说的那样，"言语越切题，解释越透彻，治疗师就越需要从自己心理生活的深处进行交谈和理解。这需要一个人了解一个人，并且治疗师会在他正确的解释中发现他就是那个人"（Singer，1968）。

自我表露和治疗师的脆弱

最后，从治疗师的焦虑和脆弱的角度来看，我们反对自我表露。我在上面针对吉尔的讨论中简要地提到了这一点。吉尔的观点很有趣，虽然在文献中它们没有经常被讨论，但是我在和学生们讨论自我表露的问题时，就会想到吉尔的观点。事实上，我认为了解什么时候向来访者透露自己的情况有用和什么时候这样做没用至关重要，当这样做对来访者没有好处时，我们要认识到这样做给治疗师带来的威胁。治疗是一项要求很高的工作，如果治疗师想有效地进行治疗，他必须以某种方式得到保护。如果我们最隐秘的恐惧和最可耻的特质总是有暴露的危险，我们就会非常积极地保持"礼貌"，并且避免谈论那些令人不太舒服的话题，这使治疗无法深入。如果每次我们探究来访者最私密的性幻想和焦虑时，我们自己的部分都会暴露出来，如果每次我们试着帮助来访者处理对他爱的人的不愉快的感觉，或者那些琐碎的妒忌的感觉或令人讨厌的想法时，我们自己的想法和感觉也会被摆在桌面上，那么我们可能要成为力量和美德的典范才能完成这项工作。由于实际上这样的典范并不多（如果有的话），我们需要治疗设置给我们提供保护，以便有勇气去探寻任何可能的原因。实际上，对治疗师的这种保护对来访者很有益处，因为如果没有这种保护，我们根本无法以必要的方式开展工作。

治疗设置的一个独特的特点是它以不同的方式为两名参与者提供了针对某些威胁的保障，而这些威胁通常会限制治疗师的询问和关系的深度。对来访者来说，这种保护在于治疗师承诺不去评判或批评，尽可能地把那些可能会在普通关系中出现的反应放在一边。这可以为来访者提供安全感，使他能够探索自己以前回避的记忆、想法和感觉。换句话说，这是中立概念的合理的核心［我在本书和其他地方（Wachtel，1987）多次批评了对中立概念的滥用］。

从治疗师的角度来看，安全感来自治疗师能与来访者建立关系且不必自我表露。实际上，治疗师在任何时候都保留着保护自己信息的权利。事实上，正如我之后将描述的那样，治疗师应该能够非常明确地陈述这一事实，甚至可以解释原因。事实上，对治疗师的保护能让来访者获益。正是它使治疗师能够自由地探索人们在普通的社交活动中可能会忽略的事情（在更为传统的对称性或相互性假设下，这些探索很可能最终会引发治疗师的自我表露）。

但是，自由地不表露自己是一回事，被迫不表露是另一回事。使这种自我表露成为临床禁忌的规则必然限制和阻碍治疗。[1] 心理治疗是发生在两个人之间的事件，而不是一个人只作为体验者而另一个人只作为观察者的情境。

我们可以肯定，在治疗师表露多少上有些限制，甚至有相当大的限制是合适的。但是，从反思到谨慎，到几乎完全拒绝自我表露，再到与特定临床情况无关的普遍消极倾向都是不必要的、不明智的。治疗师完全有可能在不完全打开自己心灵密室的情况下表露自己的某些方面，而这些表露在临床上是合适的。一些治疗师认为他们最好不要透露任何关于自己的信息或回答任何问题，因为一旦他们这样做了，他们就有义务回答所有问题。对于某些法律界人士来说，这种偶然义务确实成立；证人可以拒绝回答关于某个主题的所有问题，但不能选择回答某些问题而不回答其他问题。然而，心理治疗不是一项法律工作，也不应该是一项法律工作。治疗师有充分的理由选择回答一些问题而不回答其他问题，他这样做不能被视为"轻视治疗"。

这样的观点与良好的治疗实践完全一致。事实上，由于它要求治疗师与来访者更充分地分享自己做事情的基本原理，它也是职业行为中最高道德标准的一种体现——非常明确地解释为什么一个人会回答一些问题而不回答其他问题。例如，有的人可能会说这样的话："我们在这里做的工作包括反思非常不舒服的感觉，觉察那些伤害、痛苦、愤怒，以及所有那些我们如果将其放在一边就会立刻感到更舒服的事情。作为一个人，我也有我的焦虑和冲突。我也有想回避的感觉。如果我们谈

1　它们通常也基于对治疗师坚持自我表露的可能性的错误理解。正如吉尔特别强调的那样，如果出现表露，我们可以而且应该探索它们对来访者的意义。

论某些事情意味着我自己也要谈论这些事情，那我就不会自由地和你一起讨论困难的问题。因此，从某种意义上来说，这段关系结构的部分内容是它能保护我，因为当我受到保护时，我可以更勇敢地向你提出问题。"

我认为治疗师应该充分利用治疗关系的这种自我保护特性。在大多数情况下[1]，一个人不仅不应该回答问题，还不应该提供那些会揭示令自己感到不舒服的方面的观察；此外，我相信治疗师为自己创造一个舒适的"安全区"是有用的。这意味着一个人不应该滑落到什么都敢透露的边缘，而应该留有余地。因此即使是轻微的不适增加的迹象，也应该足以让治疗师从自我表露的模式中走出来。[2]治疗师最好记住，在一段真实而有影响力的关系中，他是一个参与型观察者；在不对称的关系中，他仍然是一个参与型观察者。如果一个人开始在关系中过度寻求对等，这就不再是心理治疗了。

当然，我给来访者的解释也是众多的自我表露中的一个。在最简单的层面上，表露的本质就是治疗师在来访者面前透露他的想法和他的理由。此外，他非常明确地指出，他也有焦虑，如果他没有受到保护，他就会犹豫自己是否应该进入某些领域。此外，不管他如何运用上面提到的一般原则，即在进入最困难的冲突核心之前停下来，来访者都很可能从治疗师划定的界限中获得一些关于他们的轮廓的大致概念。

然而，在这样的粗略概述里，没有什么能比来访者的感知引发更多的表露。来访者对问题的感知，包括他们选择解释或忽略的问题，以及有关他们如何解释或忽略问题的特质都会引发治疗师的自我表露。这种程度的自我表露对于大多数治疗师

1　这里的修饰语"在大多数情况下"并不是一个随意的"事后诸葛亮"式的表达。如果你愿意那么认为的话，这本书的一个关键元信息是如果一个人仅仅根据"规则"进行治疗，而不是全心全意地去做，那么效果将是微乎其微的。有时候治疗师觉得公开揭示令自己感到羞耻的事情对于来访者来说将是一种很有效的治疗体验。在这种情况下，随着治疗的进一步进行，如果治疗师不觉得自我表露会损害他以来访者需要的方式为来访者服务的能力，那么自我表露可能是合适的。我怀疑这种情况不会经常发生，而上面提出的一般原则适用性更广；但我不希望这个原则像紧身衣一样约束临床创造力和对任何一个来访者的个人需求的敏感性。

2　虽然这些不适的体验也有积极的作用，但我们仍应该对此保持警惕。对于治疗师来说，它们可能是来访者的重要问题和冲突的潜在线索，也可能是来访者在与其互动的人身上引发的感受的潜在线索（显然，我们必须想到这种不适与治疗师的脆弱性相关，与"通常可预期的他人"不太可能相关）。

来说应该不会产生什么威胁。

在向学生或受督者描述处理自我表露的界限和有选择地进行自我表露的方法时，我偶尔会针对这种方法的公平性提出问题：治疗师在决定回答什么和不回答什么时会不会太武断了？有趣的是，根据我的经验，这种担忧几乎从未被来访者提出过，包括那些绝不羞于让我在治疗中陷入困境、毫不缺乏创造力的来访者。我认为我回答一些问题而不回答另一些问题的理由对他们来说更有意义，因为他们认识到如果我实际上保持更"一致"的立场，我回答的问题就会更多。

在考虑公平或专横的问题时，有几个因素需要考虑。首先，我认为与不回答任何问题相比，回答一些问题会使治疗师显得不那么霸道（尤其是当一个人愿意向来访者解释他这样做的理由时）。其次，关于是否回答问题以及何时回答问题的决定并不是毫无理由的；它是合理的，是治疗师在经过深思熟虑后做出的决定。我们提出这个原则不仅是为了保护治疗师，还是为了保护治疗。最后，来访者也有权决定他愿意和不愿意透露什么，或许这也是最重要的一点。虽然治疗师肯定会试图鼓励来访者冲破谨慎和压抑的边界，他也准备好了提问以及留意来访者的犹豫，但是他也必须承认并尊重来访者自己的权利。来访者有权不讨论任何事情。的确，治疗过程因这一点而得以推进——治疗师感到可以自由地为他想表露的东西划定界限，有时也因这一点而得以推进——来访者感到能自由地做同样的事情。尽管治疗师希望来访者最终能更自由地讨论他曾经认为过于危险的事情，但是可以让这种情况发生的安全感的来源之一是治疗师承诺不强迫来访者讨论任何事情。因此，尽管在一般的治疗过程中，来访者会比治疗师透露更多的信息，但原则上双方都有权不说一些东西。

个性化治疗

这里描述的治疗师进行部分自我表露的方法使治疗师能够灵活而敏锐地处理问题，以满足不同来访者的需求。举例来说，当治疗师在工作的某个时候感觉到来访者需要保持对治疗师的理想化看法时，或者当治疗师感觉到他对自己有充分的掌控，把治疗师看成一个立体的（和必然有缺点的）人会让他感到不舒服时，治疗师就要小心自我表露。对于这样的来访者来说，或者更确切地说，对于处在工作的这些阶段的来访者来说，如果治疗过程正常进行，来访者的需求就会改变。这需要治疗师考虑周全，以培养安全感，安全感是有效治疗工作的基础。

然而，对于许多其他来访者而言，治疗师的表露对治疗过程和来访者的安全感具有相当好的影响。提到进行不完整的表露的理由也有这种效果。这个理由清楚地表明，所有人都会努力地回避让他们感到焦虑的话题，并且治疗师在治疗工作过程中会不可避免地遇到阻抗。这不是来访者顽固或虚弱的表现，而是个人处境的体现。来访者在进行治疗性探索时可能会面临挑战，自我表露可能是帮助来访者在应对挑战时保持尊严的一个关键的信息。因此，它也可以是维持治疗过程的重要辅助手段。

需要再一次强调的是，特定来访者在治疗工作中的某个特定时刻的特殊要求必须能够指引治疗师的选择。许多治疗师代代相传的通用规则没有在这方面进行充分的区分。实际上，这些规则可能会妨碍治疗师对个别来访者的敏锐关注。

来访者的问题

现在我想谈谈本章开头的一个问题，即当来访者直接向治疗师提问时，治疗师该怎么做。这个问题也隐含在前面关于自我表露的讨论中。一方面，把来访者提出的问题想成一种"危机"是很有用的。有人告诉我，在汉语中，"危机"包含着机遇和危险。来访者的问题有点像这种情况。问题里的机遇元素来自他们给治疗师提供了明确的保证，即来访者一定会面对治疗师的评论。如果来访者问了，那么治疗师对他的评论就不是无端的，也不是以转移来访者的兴趣为目的的。从这个意义上说，来访者的问题使问题变得容易。

另一方面，问题也给治疗师带来了更大的压力。它们像绞刑一样，使人以一种相当不愉快的方式"集中精神"。问题有时会在治疗中引入强迫性的元素，削弱治疗师的自主性——治疗师感到自己是被迫回答问题的，而不是自己选择回答的。当这个元素出现时，它本身就是一个需要解决的重要问题。治疗师要做的第一件事就是反思自己已经知道的有关来访者及其生活的东西，关注其他人是否也感到被他胁迫；另外，他们的被强迫感是否成了最困扰来访者的问题背后的动力。在这种情况下，这种被强迫体验实际上可以成为进入最需要得到澄清和注意的问题的宝贵路径。

如何回应来访者的问题在很大程度上取决于治疗师对这个问题的作用的预测。面对一个外归因的来访者或习惯将他自己和他的经历转移到别人身上的来访者，治疗师需要留意他把注意力转移到治疗师身上。但也有一些来访者很害羞，害怕被打扰，害怕提出问题或表达自己的感受。就他们而言，他们向治疗师提出私人问题是治疗取得进展的重要标志。当这些来访者问治疗师诸如"你结婚了吗？""你要去哪里度假？"，甚至"你注意到我刚才说的话了吗？"等问题时，对治疗师来说，这是对亲密关系的一种探索，培养这种亲密感是很重要的。

有些治疗师不愿回答来访者的问题，因为他们担心这样做会使进一步的询问中断。在某种程度上，这种担忧复制了我们之前讨论过的担忧，即如果来访者知道治疗师真实的一面（无论是治疗师目前对他的感觉，还是治疗师在治疗室之外的生活），这将导致来访者压抑那些可能"不现实"或"不真实"的幻想。我已经大概地讨论了这个问题，但我想具体地谈谈它与回答问题的关系，因为这里经常出现另一个问题。我们要提醒自己，这个问题并不一定是我们所认为的意思。或者换句话说，当来访者问治疗师是否结婚了、宗教信仰是什么、是否经常看电视等问题时，治疗师可能不清楚来访者真正想知道的是什么。

在某种程度上，这一提醒是正确的。例如，询问治疗师是否已婚的来访者真正感兴趣的可能是找出治疗师是否理解婚姻状况到底能有多糟糕，或者治疗师是否成功地建立了良好的关系，是否能够引导来访者走向相同的方向，或者治疗师是否是同性恋者，观念是否传统。来访者甚至只是简单地想看看治疗师是愿意回答这个问题，还是会严格遵守规则。此外，来访者自己可能只是模模糊糊地意识到，或者根本没有意识到他实际上想了解的是什么。

关于如何处理来访者的提问，有一个重要的指南可以帮助治疗师像一个人而不是像一个机器人那样处理问题。我们要清楚地记住，无论治疗师是否回答这个问题，重要的是理解对方为什么要提出这个问题和这个问题意味着什么。也就是说，一个人不应该把回答这个问题等同于放弃对理解问题的意义的兴趣。反过来，同样重要的是，一个人不应该认为发现问题的意义的唯一方法就是拒绝回答它。

这并不是说人们必须明确地探究每一个问题的意义。这样做会让来访者和治疗师都觉得很累，而且会让来访者觉得自己被纠缠。此外，这种刻板的方法会给整个工作带来一抹缺乏活力的死板色彩。如果没有一些变化、新奇或自发性，一个人的问题和言语都将消失在灰色的迷雾中，以至于它们没有太大意义或影响。总体来说，治疗师在这方面要像在治疗过程的其他方面一样相信自己的感受。来访者提出的一些问题可能给人一种它们很容易回答的感觉，而另一些问题则会让治疗师感到不舒服。我们必须始终牢记，当这种感觉可能也反映出问题涉及治疗师的冲突议题的方式时，当有迹象表明有其他事情"发生"时，尊重那些舒服或不舒服的感觉能让治疗师问得更全面。事实上，治疗师愿意在某些情况下回答来访者问题的另一个好处是它为深入了解来访者提供了进一步的数据：治疗师如果必须考虑是否要回答这个问题（与之相反的是，他自动认为这个问题只是一个需要他多加解释和询问的治疗"材料"），可能更容易了解哪些问题让他感到不安，这些问题会让治疗师注意到重要的意义变化，否则这些变化可能会被漏掉。

当治疗师确实对这个问题感到不安，或者抱有强烈的好奇心，或者觉得这可能是值得探索的事情时，治疗师有几种方法可以进行询问。重要的是治疗师要认识到有时回答来访者的问题并不妨碍询问。此外，重要的是治疗师要清楚即使在回答了问题之后自己也可以进行相当充分的询问。给出一个答案后，我可以简单地说几句——"你对此有何感想？"，或者"这能告诉你你真正想知道的东西吗？"，或者"如果我没有结婚，如果我是硕士而不是博士，你认为会有什么不同呢？"。

很多时候，我几乎找不到任何证据表明我回答问题会抑制来访者的幻想或者让他陷入对"真实"情况的痴迷。事实上，我在受训期间比较了我的来访者现在的开放性和他们当时如何回应之后，更觉得有必要推迟回答来访者的问题，把它们变成"材料"去探究。他们似乎更愿意追随自己的幻想。也就是说，人们认为来访者不会说治疗师结婚或不结婚、信教或不信教等对他有意义，因为现在他知道答案不是前者就是后者，而且他要么害怕自己在回应时会冒犯你，要么不再认为被舍弃的选项是重要的。我认为这些想法在实际实践中的分量没有在我的督导理论中那么重。

相反，当治疗师拒绝回答来访者的问题时，这可能会引发隐性的权利斗争，并给这段关系增添一丝敌对的色彩。而这往往比你提供的任何信息更能抑制来访者的幻想和他与治疗师分享这些幻想的意愿。如果治疗师在治疗过程中建立了信任，那么回答来访者的问题并不一定会抑制其回应，比如，"我很高兴你结婚了，因为如果你没结婚我会担心你是同性恋者或无法维持关系"或"我很抱歉听到你结婚，因为我一直希望有一个可以理解我的单身的治疗师"；相反，反复的先发制人的询问（反复询问来访者对他询问的事情的看法）或者无休止地关注他为什么要问可能会阻碍这种信任。持续拒绝回答问题可能会引发人们说的"过度阻抗"，这是由于来访者感受到了排斥，并（有意识或无意识地）体验到治疗师在回答问题时玩了一种猫捉老鼠的游戏。

我们可以肯定的是，正如上文已经指出的以及如下文所述，当治疗师因为这样或那样的原因决定不回答这个问题时，有时这只是因为治疗师想更好地理解为什么来访者要问这个问题或他想知道什么。在这种情况下，治疗师可以建立一个拖延或拒绝回答来访者问题的"跟踪记录"（这种拖延或拒绝不应是条件反射式的），这对治疗过程会有帮助。因为我的来访者知道我不会不假思索地拒绝回答他们的问题，如果我对一个来访者说"我很乐意告诉你，但是我感觉不清楚你真正想要知道的东西是什么"，我的经验是来访者通常已经完全准备好接受它的表面价值并把它作为一个探索邀请了。相反，如果治疗师隐约地认为"治疗师不应该回答问题"，随之而来的权利斗争确实会妨碍治疗师理解问题是什么（这有可能引入一种人为现象——现在一切似乎都是关于操纵、力量、控制等主题的）。[1]

刚才提到的例子只是询问问题含义的许多方法之一。这些询问有时会与一句结束语联系起来，暗示治疗师确实打算回答这个问题，这句结束语是"我很乐意告诉你"。有时候，来访者和治疗师都很清楚双方的意图，而明确的陈述看起来多余且

---

1 请回顾第 7 章中对怀尔的讨论。

刻板。有时候，询问改变了问题的性质，因此治疗师最终回答了一个完全不同的问题，或者最初的问题似乎与双方都无关，而对话在新的方向上继续进行。当然，有时候，不管询问澄清了什么，这个问题最终变成了治疗师不愿回答的问题。这时，前面所述的这些考虑因素仍然存在。通常来说，来访者会接受治疗师设定的界限。有时候，这个问题会再一次出现，对于这个问题，治疗师会通过谈论之前讨论的解释性术语和更一般的术语来解决，即审视来访者对治疗师的体验和关系（例如，"你对我的一个弱点有预感。你想到了什么？"，或者"你会觉得我在耍手段。你能告诉我更多吗？"，或者"我有一种感觉——即使你逼我回答你的问题，你也会因为我不去回答而感到宽慰。你怕我表露什么？"）。

对来访者的问题进行提问的实际焦点可以有多种形式，有经验的治疗师很熟悉这些。下面是几个例子。

- 我很乐意回答你的问题，我会在短时间内回答。但首先我想更好地了解你真正想知道的是什么。
- 如果我对那个问题说"是"，那么对你来说这意味着什么呢？
- 这个问题似乎是你一直在思考的问题。你能告诉我一些你的想法吗？
- 我不知道怎么回事，我感觉到你希望我不回答这个问题，是吗？
- 这似乎是一个非常合理的问题，我会马上回答它。但我想知道是否有什么东西让你刚才想到了问这个问题。
- 很明显，我在哪里上学是你有权知道的，你对它的兴趣是很自然的。但是我想知道你是否知道你为什么在今天问我这个问题。你认为是否还有其他关于我的事情是你想知道的，并且和我们今天讨论的内容有关？

假如，来访者在回答最后一个例子时仍没有被问题吸引（例如，"我不知道，我只是想知道你是在哪里上学的"之类的话），而治疗师仍然有一种直觉，认为可能还有一些更复杂的东西值得探索。治疗师可以说，"你知道在治疗工作中人们问问题的原因往往不止一个。当然你问这个问题的一个原因是你想知道我在哪里上学；但是如果我去了某个学校而不是另一个，这对你来说意味着什么呢？你的猜测是什么？它能告诉你关于我的什么呢？"。

像治疗师在哪里上学、他有多少经验或受过多少培训、他做治疗的总体取向是什么、他对来访者的问题有多少经验等问题我相信治疗师一定会出于伦理的考虑去回答。无论治疗师在一般问题上的总体取向是什么，这些与他的资历和资格证书有关的事都是来访者有权知道的信息。正因如此，这些问题才有助于说明来访者正在考虑的问题。有一个很好的方式可以帮助治疗师进一步阐明对来访者"真正"想知道的东西的兴趣[1]，或者对来访者问这个问题的意义的兴趣。这些兴趣并不代表治疗师将不违背回答这个问题的承诺。但在治疗师回答问题的特定方式中，在围绕答案的对话中，重要的是我们要清楚即使是"直截了当"的问题也可能存在重要的歧义；事实上，来访者经常不清楚治疗师读过这所学校或另一所学校意味着什么、治疗师经验的多或少又意味着什么；来访者尤其不清楚"弗洛伊德学派的""行为取向的""关系取向的""整合取向的""认知取向的"或诸如此类的词意味着什么。事实上，最后一类问题的答案往往连治疗师都不清楚。许多治疗师可以相当诚实地声称他们并没有按照某些标签进行治疗，甚至"不知道"自己的治疗取向是什么。尽管如此，声称自己没有按照任何标准标签进行操作（这种回答可能带有一种隐约的傲慢或轻蔑的性质）要比说出下面这些话低效得多——"我不知道如何回答这个问题。你会对我是保持沉默还是回答你的问题感兴趣吗？有没有哪种理论取向更适合你？你能告诉我你对我工作方式的哪些方面最感兴趣吗？这样我才能给你一个更全面的答案"。后一种方法——假设一旦来访者进一步描述了他感兴趣的内容，治疗师就会做出适当的反应——结合了两个原则：不要进行不必要的回避；尽可能全面地理解来访者想知道的内容。

与来访者分享自己的困境

从本质上讲，做心理治疗会使治疗师陷入另一个人的冲突中。我在本书中讨论过，如果治疗师没有与来访者保持一定的距离，治疗工作将徒劳无功，且治疗师也

1　读者应该记得在第 10 章的讨论中那些声称代表来访者的"真正"意思的言语和那些代表来访者可能"也有"的意思的言语之间的区别。

没有办法完全摆脱这带来的考验。然而，介入来访者冲突的结果并不完全是负面的。如果治疗师能够巧妙地保持参与和反思之间的适当平衡，那么这种对来访者人际世界的沉浸感可以成为理解来访者体验和其困难来源的主要媒介。如今人们对反思来访者和治疗师之间的互动表现的重视就是一个例子（Aron，2003；Black，2003；Bass，2003；Jacobs，1986，2001；Frank，2002；Maroda，1998；Stern，2003，2004；Wachtel，2008b）。

通常，与来访者讨论治疗师自己在治疗工作的某些方面经历的困境不仅可以使治疗师从某种被缠绕的感觉中解脱出来，而且还可以促进来访者的领悟（Renik，1995）。何塞的案例就是这样一个例子，我在第 10 章中的不同背景下进行了讨论。何塞没有被任何一所大学录取，他不仅非常沮丧，而且几乎疯狂地向他的治疗师寻求建议。事实上，这个例子中的治疗师确实有一些非常清晰的想法，即关于何塞从现在到他重新申请大学的这段时间里应该做些什么。尽管如此，她还是不愿简单地回应何塞寻求建议的请求，因为她觉得何塞遇到的许多困难最初都源于他的父母为他规划生活而做的过度努力。其他人也有可能试图像他的父母一样操控他，而何塞对这种操控的可能性非常敏感。他拒绝老师们为"帮助"他这个优秀的少数族裔学生做的很有限的努力在很大程度上导致了他们对他的不良印象，而这个印象导致他被他想去的大学拒绝。

何塞的治疗师认为，如果她也落入了提供建议的角色（至少他的老师们是这样做的），她的努力同样会适得其反。但与此同时，她发现何塞显然是在征求这样的建议，她很苦恼，如果她没有给些建议，他很可能会觉得被抛弃了（即使她给了他这些建议，他也很可能会觉得受到侵犯）。更让治疗师为难的是，她觉得自己确实有一些有用的东西要说。[1]

在一次督导会议上，讨论了相互矛盾的问题和迹象后，治疗师决定与何塞分享如何处理他的困境。她对他说："何塞，我现在有个问题想和你分享一下，我想听听

1　回想一下，本书中描述的整体方法（学生治疗师在这个案例中遵循的方法）是一种不会自动将给建议作为对抗治疗或使治疗变成肤浅或"纯支持性"的方法。从循环心理动力学角度来看，根据任何特定案例中的一系列具体临床考虑因素，建议可以增强或阻碍更深层次冲突的解决。这里引用的例子说明了其中一个考虑因素。

你的意见。我知道你遇到很多困难，我们也一直在讨论的这些困难，那就是你做的所有事情、你为别人做的一切都是因为别人认为这是个好主意。很明显你讨厌这样。所以当我想起你问我现在应该做什么时，我对此感到有些矛盾：关于什么更适合你以及有什么样的建设性方法可以让事情重新回到正轨上，我有一些想法，我甚至愿意和你分享；但我也必须和你分享我真正的担心，我担心如果我这么做你会觉得自己又在被要求，觉得自己又在做一件取悦他人的事情，而且我们已经知道当你有这种感觉时会发生什么。"

这句话给了治疗师一种更大的自由感，让她可以继续工作，也让何塞看到他为自己制造的困境。最终，这使他能够更好地区分父母的要求和其他人的建议——其他人的建议不那么有强制性且更有帮助。这句话使他努力克服治疗师强调的束缚，并最终对治疗师说的话产生了真正的兴趣。

在本的案例中，治疗师的另一种自我表露被证明是有帮助的：在这个例子中治疗师通过自我表露强调了来访者的困境，但在某种程度上它主要依赖于治疗师分享自己的感受。本在他的生活中经历了很多伤害和失望，他学会了通过不让自己太在意或者贬低（对他来说可能意义重大的）别人或一段关系来应对。他以各种方式表达了对治疗和治疗师的轻视和冷漠。他经常迟到，不参加会谈，或者不得不因为这样或那样的约会提前离开，他以一种咄咄逼人的随意态度处理所有这些，这让治疗师感到被贬低和被轻视。

我与治疗师在督导中讨论了正在发生的事情，治疗师越来越清楚地意识到他对本对待他的方式感到多么愤怒。在这次讨论之前，他曾多次与本讨论本不参加会谈或缩短会谈时间，但他这么做的方式不自然，带有模糊的指责以及过度的控制。在督导会议上，我与他研究了他如何更直接地与本谈论他正在经历的事情，并以一种能够促进治疗目标的方式来进行，从而使本不再一直保持着谨慎、高傲、不可接近的互动方式。根据我与他在督导会议中提出的策略大纲，他首先对本说："我一直在想我们的会谈，我意识到我没有告诉你你迟到让我多么烦恼。在你看来，我似乎对此并不在乎。"当本至少能够承认这一点时，治疗师进一步详述了本陷入的恶性循环："我能感觉到你所处的困境，尽管我也感到愤怒，但我仍然同情你。我看得出来你贬低别人是为了保护自己不受伤害。但当你这样做的时候，人们很可能会对你感到不满。我意识到我自己也有这种感觉。我能理解这对你来说就像是证明了人不值得信任，你最好不要敞开心扉、关心别人和参与其中。但问题是你得到的证据是高度选择性的，它给你一幅画面，让你陷入一种非常不满意和沮丧的生活方式，不让你看到其他可能性。"

治疗师承认了自己对本不来参加会谈和缩短会谈的反应，这在许多方面都至关重要。在最表浅的层面，它打破了本的冷漠态度，并让他对治疗师所说的内容感兴趣。治疗师流露出的愤怒非常明显，足以引起本的注意。

它还有助于以另一种方式传达信息：治疗师诚实地承认自己有在某种意义上不能被接受的感觉，那就证明了不完美也是可以的，不会带来灾难性的后果，这就把本的负担给卸下了。不管发生了什么事，尽管本对此负有一定责任，但事件确实不仅仅与本有关——治疗师也有责任。因此尽管本与他人相处时存在一个困难点，治疗师的言语带给本的体验是它不仅仅是指责。最后，本的治疗师冒着远离治疗师"应该"说（或不应该说）什么的安全领域的风险承认了本对他的影响，这证明治疗师在关心他，而这样的事在本的生活中往往很少发生。

本漫不经心的态度是他精心设计的，本希望借此引起他人不真实的反应。本过去常体验到人们含蓄地不喜欢他或对他冷淡（人们之所以含蓄地表达是因为他的风格降低了别人对正在发生的事情直言不讳的可能性；本自己是如此的漫不经心，以至于对方觉得承认自己关心本而为他的漫不经心感到愤怒是一种羞辱）。本也习惯了面对那些既不真实又冷漠的人，原因和刚才提到的那些相似。治疗师坦率地承认对本感到愤怒，这为他提供了一剂现实中急需的关爱良药。我认为这是本能够开始谈论他生活中主要模式的一个必要因素。

对来访者经历的认可

我们也可以通过不同的术语来理解本章的例子，这个术语强调另一个重要的维度——治疗师的情感表露问题。治疗师不表露的"标准"立场会让来访者觉得他的经历没有得到认可。对一些来访者来说，这是对他们童年中最令他们痛苦的、最具破坏性的一种模式的复制。父母的行为举止的许多方面都可能导致孩子觉得没有得到认可。很多治疗都是在使移情出现或展开的前提下进行的，或者是在中立的相关规则下进行的。如果治疗师不把自己的担忧或反应表露给来访者，只关注来访者的经历，这事实上会增加来访者的不被认可的感觉的影响。当治疗师拒绝回答问题的时候，当治疗师用"你为什么要问这个问题"来回应他们的时候，当治疗师完全忽略问题的时候，当治疗师没有以任何方式承认来访者在治疗师身上感知到的东西是有根据的时候，治疗师又一次加重了来访者的不被认可感。事实上，对一些来访者来说，治疗关系的整个结构与其说是一种治疗体验，不如说是一种"疯狂的制造"——它否定一个人，确认一个人的感知觉是"关闭的"，确认一个人不能相信自己的眼睛和耳朵，确认一个人在某种程度上是"疯狂的"，或者确认一个人看到了他不应该看到的东西或对他不应该看到的东西感兴趣（Laing，1960，1969；Wallin，2007；Eubanks-Carter，Burckell，& Goldfried，2010）。

伯塞斯库的一个简短的临床片段很好地说明了治疗师如何通过深思熟虑的表露来帮助来访者克服这种不被认可的体验，而不是让其成为这种体验的延续。他的一位来访者说："上次我们谈论化妆预约时，我试着读懂你语调变化的含义——你觉得我是个讨厌鬼。"伯塞斯库回答说："你说得对，我有点不对劲，但这与我意识到自己不确定什么时候想去预约有关。"来访者的反应很明显："我很高兴你告诉我这些。这很容易让人觉得疯狂——成年人不应该对语调的变化做出反应。"（Basescu，1990）

对于倾向于认为这种方式很"疯狂"的来访者，或者倾向于认为自己的感知觉是"关闭的"来访者来说，如果别人似乎并不承认他们，或者如果他们觉得自己看到或捡到了一些他们"不应该"注意到的东西，他们会体验到一种虚假的感觉，他们会体验到一种缺乏内在的信心和坚定的自我定向的感觉，但这些对令人满意的生活至关重要。对于许多这样的人来说，他们在生活过程中复制这种模式的经历数不胜数，因为他们倾向于用一种试探性的方式来表达他们的观点，这使人们很容易忽视或否认，尤其是当他们看到一些会令任何一方感到不舒服的事情时。当治疗成为另一次这种类型的经历时，如果治疗只是一个几乎不被承认的保持缄默的秘密约定，治疗实际上会让来访者的困难持续下去而不是得到解决。

治疗师也有冲突

我在本章讨论的最后一个例子实际上是本章的原动力，也是整本书动力之一。让我把这本书的主题看作心理治疗实践的核心主题的一个重要经历是第 7 章提到的研讨会，研讨会上治疗师提到自己曾对一位默默承受痛苦的来访者说："我觉得你沉默是因为你试图隐藏很多愤怒。"读者可能还记得，大家一开始提出了一些同样有问题的替代方案，然后设计了一些更方便的方法来帮助来访者理解她在表达愤怒时的冲突及其与沉默之间的关系。还有一种我们当时详细考虑过的可能的干预，我没有把它包括在第 7 章中，因为我认为最好在本章的讨论范围内对其进行反思。这里要讨论的话就像第 7 章中提供的那些一样，基本上传达了与治疗师的最初措辞相同的焦点信息，但是它的一些特性使它能够完成其他替代措辞无法完成的事情。这句话包括治疗师的自我表露，内容如下："*我发现有时我无话可说，一段时间之后我意识到这是因为我生气了*"。

这样的话可以达成几件事。首先，治疗师以这种方式说的话并没有将治疗师与来访者分开，也没有含蓄地传达这样的意思——这样的体验是"来访者"的一部分，实际上也没有传达这样的意思——治疗师只是从教科书中或在观察有缺陷的人时了解到这些体验。其次，在最后一个版本中，治疗师不仅承认她生气了，还承认她有时无法承认自己生气了。因此，来访者的防御并没有使他异于常人，她的愤怒也没有，她更有能力在不丧失自尊的情况下反思两者了。

同时，治疗师的话向来访者传达了应对和克服这种冲突是有可能的。治疗师向来访者呈现了应对模型（Bandura，1969；Meichenbaum，1977）。她已经经历了这种情况，并且安然无恙地走出了困境，还能够讨论这件事。此外，治疗师将她的反应描述为起初并没有感受到愤怒但后来意识到愤怒，这使她能够调动来访者的兴趣，即使来访者当时没有感到愤怒。即使来访者的主观体验仍然（大概）是防御性的无话可说，但她被鼓励不要认为事情已经结束，也许带着兴趣和好奇心去审视这些无关紧要的想法和联想很可能让她对冲突的双方有一个清晰的认识。治疗师的话揭示了治疗师人性的一个方面，同时把它作为帮助来访者重新体验她的经历的努力的一部分。这句话很好地说明了本章关注的问题。

第**14**章

解决来访者的困难

阻抗、修通、持之以恒

前文中的治疗策略和沟通方式说明了治疗师如何以最大限度地减少阻抗的方式向来访者传达他的想法。我相信治疗师以这种方式进行治疗可以大大地提高治疗效率，也更有可能帮助来访者获得积极、有效的体验。然而，我们必须明确，迄今为止我们讨论的事项绝不是有效的心理治疗包含的全部内容。要使治疗成功，我们必须做出各种努力，使来访者能够重塑其内部表征，并改变他与他人交流的明显模式。

心理治疗就像生活一样，只有治疗师做到持之以恒，差异才能产生。让人产生改变的顿悟在电影中比在治疗室中更为常见。在日常实践中，在大多数时候，治疗师的大部分努力并不以开辟全新的方向为目的——他们的目的是帮助来访者找到一种方法，一种沿着他开始瞥见的道路行进的方法。

治疗师的努力大部分都是平淡无奇的，没有什么戏剧性。就治疗能否成功而言，治疗师愿意稳定地、坚持不懈地一次又一次从略微不同的角度重温熟悉的领域非常重要，用同理心和领悟力去探索人类经验的深处的能力同样重要。

这并不是说要做到有效的持之以恒，治疗师不需要技巧。事实上，有效的治疗师与不那么成功的治疗师之间的最大区别可能就是有效地持之以恒的能力。也许最重要的是努力确保来访者的参与带来的不仅是言语上的理解，而且是真正的改变——治疗师即使在遇到最严峻的挑战和最大的潜在挫折时，也能带来改变。

治疗工作的这个方面通常被称为"修通"过程，它往往是耗时和困难的。[1] 治疗失败的最常见原因可能不是来访者未能获得一定程度的领悟，而是来访者未能将这种领悟贯彻到自我和与他人相处的新方式中。如果我们用认知行为疗法中的术语"认知重组"来代替心理动力学术语"领悟"，情况也是这样。在这一章中，我将阐述一些使治疗师在修通的关键时刻能够有效地工作的因素，并尝试展示本书中描述的原则和策略的改变是如何在工作的这个方面发挥作用的。事实上，在前几章中的减少阻抗的策略中，最重要的策略就是帮助来访者将其不断增加的理解转化为真正的治疗性改变。

持之以恒的两面

修通过程可以被概念化为两个主要组成部分：来访者必须改变自己与他人互动的外显模式；他必须重塑他的认知和情感模式或自我和他人的内在表征，因为这些表征是互动的基础。改变的两个方面都与来访者更好地理解或领悟有关，但两者都远远超出单纯的领悟。从后面的讨论中，我们可以明显地看出（前几章中的观点应该已经清楚地向读者展示了），改变的两个维度并不是真正分开（或相互独立）的。每一种维度都对另一种维度存在影响，它们互为存在基础。但是，为了方便表述，我们会对它们进行区分并单独讨论，这是有帮助的。

重塑内部表征

首先，我会谈谈内部表征的重塑。表征的概念在各种各样的理论和取向中都很重要——约瑟夫·桑德勒（Joseph Sandler）和伯纳德·罗森布拉特（Bernard Rosenblatt）对表征世界进行了讨论（Sandler & Rosenblatt，1962）；科恩伯格强调内在的自体客体的表征（Kornberg，1976）；鲍尔比提出了内部工作模型的概念（Bowlby，1973；Main，Kaplan，& Cassidy，1985；Wallin，2007）；沙

---

1 治疗成功的最重要标准不是在治疗过程中或治疗一段时间后的即刻改变，而是更为持久的改变的迹象。不幸的是，谈论治疗结果的研究真的很少。当我们以即刻的结果作为标准时，一些治疗方法看起来很好，但当我们考虑持久改变时它们就看起来相当平庸（Shedler，2010；Wachtel，2010a）。

利文（Sullivan，1953）对人格化进行了描述；布拉特将精神分析客体关系理论与认知发展心理学进行了整合（Blatt，Auerbach，& Levy，1997；Blatt，Auerbach，& Behrends，2008）；斯特恩提出了"内化经验的概括性表征"的概念（Stern，1985，1992）；许多认知和认知行为治疗师们使用个人构想、图式和广义预期的概念（Weishaar & Beck，2006；Beck，Freeman，& Davis，2004；Leahy，1995；Young，Klosko，& Weishaar，2003；Neimeyer & Winter，2007）。这些不同概念的共同之处在于，它们使我们认识到，当我们体验世界并对世界做出回应时，我们的依据不仅有发生的事情，还有我们是如何看待世界的。复杂的认知、情感和知觉过程的调节作用实际上确保了这一点：日常生活中的偶发事件的变化以及我们遇到的来自他人的反应的变化对治疗过程的整体影响一样重要，它们并不会简单或直接地反映在来访者的行为或体验的改变上——我们用于表征的世界的形象和过程的变化对于改变的发生是必要的。

关于"表征世界"的理论描述各不相同，有的理论将其描述为一个彻底的"内在"世界，有的理论认为其与日常生活发生着明显且持续的相互作用。有些观点假设内化客体或表征与来自日常生活的经验相互隔绝，这些观点认为它们几乎完全是个体早期经验的功能，来访者目前的生活最多能给它们带来极小的改变。读者肯定能看出来，在这一点上我不赞同上述观点，但我能理解为什么在一些理论家看来世界是这样的。我们的行为和经验肯定有一种顽固的持久性，这至少会造成一种我们日常的接触和交流不受影响的表象。无论一个人是根据内部的形象、声音、依恋、内摄、客体，还是诸如此类的东西来建立理论，我们都能很容易地观察到有些人坚持将头撞在墙上。帮助人们审视自己，使他们从没有意识到的忠诚和依恋中解脱出来、修改他们用来构建自己的世界和生活的认知或情感基石并不是一件容易的事情。我们把心理治疗中发生的很多事理解为帮助来访者构建一套不同的理解和体验世界的心理结构和分类方法的过程。正如罗杰斯（Rogers，1961）在他特定的理论框架中提出的，治疗师需要帮助来访者"构建一套更符合生活经验的心理结构和分类方法"。

认同和不认同

努力改变来访者的表征世界的核心是帮助他重塑其核心认同。核心认同形成了来访者的自我意识和他在世界中的位置。这些认同大多在批判性反思的范围之外运作，塑造和限制了人们对生活的可能性、生活的必要性和渴望的感觉。这些认同位于意识层面之下，浸泡在早期的父母－孩子矩阵的心理输入之中，承载着很多价值。它们给我们的经历带来了一种强迫的意味，并为我们划定了禁止逾越的界线。这些界线不仅仅与行为有关——它们还决定了我们渴望什么、我们相信什么。此外，人们的生活建立在不同的基础上，人们有不同的假设和不同的内在要求，要看见它们是极其困难的。在这个层面上，在什么是他应该做的和什么是他必须做的层面上，描述和价值之间的区别消失了。

我们每个人的生活都离不开这种认同，但对某些人来说，这种认同可能是空洞的，或者是缺乏实质内容的。当他们的认同是这样时，一种没有意义的生活或一种孤立感和空虚感就会产生。在这种情况下，来访者与治疗师的关系变得尤为重要。治疗师必须能够欣然允许自己成为认同客体，同时，治疗师要善于平衡——一方面要培养认同，另一方面要培养来访者重塑认同、收获独特且独立的自我的能力。对于我在这里提到的那种来访者来说，要实现这两个目标尤其困难，因为对他们来说，咨访关系往往不仅特别重要，而且往往是有问题的。将自己作为一个好的客体提供给最需要它的人可能是最困难的。在情感上承诺困难或投入困难、情绪波动、厌倦、极度苛刻，或者极不愿意期待任何事情（Wachtel，2010b；Wallin，2007）等特征要么单独出现，要么联合出现，这使建立关系变得非常困难。

尽管一些评论家认为上述模式在今天比以前更普遍了，但它们显然仍属于少数部分。在大多数情况下，来访者会给出一系列相互矛盾的认同和依恋的证据，其中一些是适应性的，一些明显是病理性的，还有一些兼具这两种性质。帮助来访者重塑这些内部基石的任务是治疗过程的重要组成部分，也是贯穿修通过程的一个核心内容。下面描述的带注释的临床摘录阐述了促进这一过程的一些方法。这段摘录描述了治疗后期的一项"平常的"临床工作，它也是一个通常不引人注目的过程，即反复谈论来访者的生活假设以及他与他认同的父母亲形象之间的联系。由于一些原因，我们目前仍需要留意它。首先，它阐述了治疗师在修通过程中使用的一些原则和策略，这些原则和策略我们在前文中讨论过，例如，改释、归因言语和借助来访者的优势。它们的作用是显而易见的。其次，它还阐述了治疗师如何有意识地集中他的力量来改变来访者的认同。读者将清楚地看到治疗师的目标是帮助来访者摆脱其对母亲某些方面的认同，让自己得到解放，进而追求一种更少受过去阴影束缚的生活方式。与此同时，治疗师试图培养和扩大其他认同，帮助来访者有选择地重塑自我的根基，这样他至少可以在某种程度上从父母那里拿走对他成长有价值的东西，留下对他没有价值的东西。

内摄和内部客体形象的概念化在很多当前理论的建立过程中占据突出地位，它们的概念化受到客体关系理论的影响。然而，这些理论中很少有关于治疗师实际上可以对这些内摄做些什么的指导方针。治疗师如果超越关于它们的发展起源的理论推测，究竟能说些什么来促进这些表征的同化或改释？在接下来的摘录中，我们可以清楚地看到这一努力的主要目的是让来访者自己从对母亲的内化态度中分离出来，并将其置于一边。在某种程度上，这是一个自我定位的问题，这让他可以审视它们。但它并不像"审视"一词所暗示的那样是一个理智的过程。很明显，会谈中的一些言语是被专门设计出来的，目的是让来访者远离这些态度，积极地将它们置于自体之外，并消除它们的自我协调性。实际上，治疗师在帮助来访者重新划出自我和他人的界限，把他对某些情感态度的表征从自体领域转移到非自体领域。

同样显而易见的是，以这种方式修改表征的过程和去认同的过程能帮助来访者更好地理解他人，而帮助来访者更好地理解他人也是修改表征和去认同过程的重要组成部分。对领悟作用的讨论往往过于狭隘。正如下面的治疗摘录所阐明的以及心理治疗和心理学理论的许多其他方面表明的那样，对他人的领悟往往和对自己的领悟一样重要，而我们习惯的二分法会扭曲它们试图谈论的单一现实。理解他人和理解自己其实不是两个独立的领域。下面这个例子就很好地说明了一个人只有理解了自己生活中的重要他人才能更好地理解自己，反之亦然。

30 多岁的来访者马克是一位成功的管理者。他在一家大型保险公司的医疗保险部门担任高级管理人员，收入可观，但在很多时候他仍然觉得自己并没有真正"成功"。他经常觉得他的工作很无聊，并沉湎于这样一个事实：他斯坦福大学商学院的一些同学已经取得了某种成功，他们出现在商业领域的头条，而他自己只是在埋头苦干，他有能力，但从不冒险。治疗的大部分工作都集中在马克的轻度抑郁和他不断自我批评的倾向上。虽然他实际上是一个相当活跃且精力充沛的人，但是他经常认为自己懒惰、近乎迟钝，他只要放松就会感到自己很懒散，他认为这是一种不祥的迹象。

马克在美国的郊区长大，父亲挣得不多，妈妈靠做会计来维持全家的生活。他的母亲对他的父亲很不满意，她认为他似乎不像她那样有"魄力"（妈妈认为马克有魄力）。从治疗摘录中我们可以清楚地看到马克的母亲一生都在与抑郁症做斗争。在最近的治疗工作中，马克开始认识到母亲强迫性的积极生活方式是对抑郁的回避，这种努力并不总是成功的，但常常被作为最后的策略——她要么把抑郁的情绪投射到他的父亲身上（"你的父亲没有力量和活力，他不像我"），要么在回避抑郁的努力最终没有成功时（她直接感受到了抑郁），直接把责任归咎于他的父亲（"如果我没有嫁给像你父亲那样的人，我会是一个幸福的女人"）。

当马克开始参与治疗时，这些前因后果和机制还不明显。他只是觉得他的母亲精力充沛，父亲郁郁寡欢。他曾对母亲感到相当恼怒，因为他感觉母亲总是在"逼迫"他的父亲，母亲也常常激怒他。但是，他几乎从来没有真正地了解他母亲和父亲之间的战火或真正发生的事情。他对父亲的看法也是单维的。马克认为父亲是一个抑郁、被动的人，也是他不想成为的那种人。在最近的几次会谈里，他已经开始认识到家庭模式中的一些复杂的隐藏因素。这次会谈是治疗师在马克有了这种新的理解后采取的后续行动。

会谈的一个核心主题是继续修通调整后的理解，即马克对父母是什么样的人以及他如何看待和回应他们的理解。治疗的焦点是马克认为他的父亲比他实际表现出来的更沮丧——这增加了他对变成父亲那样的人的恐惧（如果父亲放松自己或表现得精力不充沛，母亲几乎每时每刻都在暗中指责父亲）。他也害怕摧毁他的父亲（因为他认为父亲比他实际表现出来的更脆弱）。马克在会谈中也意识到了他是如何夸大自己的抑郁和不足的，这与他母亲的精力充沛形成了鲜明对比，这也是他用来反击母亲的逼迫的被动攻击策略。在这个过程中，他意识到，为了享受放松的权利，他必须经常感到不舒服。与往常一样，马克在会谈开始时，对我们上次谈话的内容作了一个简要的总结。有时候这可能是一种生硬的、"公事公办"的开始方式，但它并没有带来任何根深蒂固的阻抗，它往往是一种促进会谈之间的连续性的有用方式。

来访者： 嗯，上次我们谈论了我的家族史，你提出了一种可能性——我的母亲的确认为我的父亲是一个失败者，但是我可能不应该认为我父亲真的是个失败者。你提出了另外一种可能的情况——他是一个"好人"，只是没有什么雄心壮志，他的目标是过上平衡的生活。除非有必要，否则他不愿意付出更多的努力。你说也许这是一种全新的看待我父亲的方式。我们就谈到了这里。我跟几个人谈过这个问题，他们说："那你现在感觉好些了吗？"

> 读者可能会认为"好人"并不是我所说的那样。但是，随着会谈的深入，我确实想提示来访者用另一种方式来理解他的父亲，即父亲缺乏野心——这可以被重新描述为满足和放松的能力，它可以被看作父亲留给马克的宝贵遗产。马克在他是否可以让自己放松的问题上非常纠结，比如，在家里看一个晚上的电视。他母亲与抑郁做斗争的内心声音使任何这样的放松时刻都会引发剧烈的冲突。当他把自己的野心放在一边时，我试图帮助他腾出一些空间来确定放松是合理的。

治疗师： 他们是什么意思？他们是在讽刺你吗？

来访者： 不，不。他们只是问我现在是不是好多了。答案是否定的，我得想办法将这种新的理解更多地融入我的生活。

> 我误以为这是一句讽刺的话，因为我自己的信念是重大的改变很少是由一句话或一个"突破"带来的。马克的话是对的——来访者必须把它（某句话或某种突破）融入生活。

治疗师：我们讨论过的模式还有另一个重要的部分：如果这个思路是对的，那么你在某种程度上被扭曲的部分原因是——我说的扭曲并不是说你凭空捏造事实，你只是选择了几种可能的看待它的方式中的一个——你被圈进了你的母亲的一些事情。这些事情不仅仅包括她对你父亲的判断，还包括她和自己的抑郁的斗争。通过把这些事和你们最近几周讲过的内容放在一起，我们可以看到同样的模式。当她对你说"你怎么能在这么好的天气待在家里呢？"时，其实，她一方面在说，你像你父亲那样待在家里无所事事，另一方面在说你这么做让她很沮丧。

> 我想指出马克对他父亲的误解不仅仅是他自己的一个错误——他一生都在处理他母亲的需求，马克对父亲的误解只是这个过程的一部分。他的母亲在无声无息地禁止他留意这个过程。我的话有点啰唆，但我的结论在后面的摘录中显而易见。我想我之所以这样说是因为我想在回答他对上一次会谈内容的总结时扩展他对我们所谈内容的回忆，并且不让我们讨论的内容的一个重要部分消失。但我想说的太多了。我在言语中加入了这些东西，我让它变得过于偏认知、过于"构想"化了，只坐下来谈一次是无法让这个构想被马克真正地从情感上理解的。最好的情况是它给来访者留下了一个解释，但是这个解释不足以让改变发生。但我试图谈论的问题的相关性和重要性（尽管在这一点上这种方法效果不佳）很快就会显现出来。

来访者：是的，这也让我很沮丧。它就是以这样的方式被传递给我的。

治疗师：但是，在我看来，这种模式并没有直接让你抑郁——它通过代理让你抑郁。我的意思是抑郁症似乎是你母亲人格的核心。当她感到抑郁时，她不会回应别人的声音。当你坐在家里感到抑郁时，抑郁不是你的内在本质，它是另一种声音，它想告诉你关于你另外一部分的事。

> 在这一长段话中，我正在努力打破马克对母亲抑郁的认同：当她感到抑郁时，她会回应自己内心的声音；当他感到抑郁时，他会回应别人

的声音。目的是使自我与驱动抑郁想法的内在声音分离。换句话说，内摄被赶出了自体的范畴。

来访者： 我猜这个声音想说的是坐下来放松一下是不值得的。你知道这是关于价值的问题。你没有完成任何事情就意味着这段时间没有价值。你总要完成一些事情。也许这就涉及花时间和重要的人在一起的问题，我想这在某种程度上导致了我的幻想——例如，如果我参加了派对而不是待在家里，我就可能遇到一个改变我生活的人，这有可能让一切变得更美好；或者如果我去看这部电影而不是待在家里看球赛，这种做法会在某种程度上改变我的生活。所有这些都极不现实。

治疗师： 这听起来像是唠叨。

这句话是以促进去认同工作为目的的进一步努力。他内心声音的信息重组（在这种情况下这种重组是消极的而不是积极的）导致他离它越来越远。重要的是我们要明确这样做的目的不是让他和他真实的父母疏远，而是把他从他内心的声音中解放出来，因为这种声音会自动地限制他获得幸福的能力，并维持令他痛苦的内心冲突。

来访者： 我在唠叨自己，是的。这是真的。在工作中，当我有任务要做的时候，即使我知道我能做好，很多时候我还是在逼迫自己去做。我无法放松。我越来越发现我可以享受它，但我仍然逼迫自己努力做。但当我在办公室与年轻人交谈时，我意识到，他们无法在一旁放松，他们只知道一种方法，那就是继续前进；当工作结束的时候，他们不能把工作丢到脑后。也许我曾经也是那样。也许我最好在家喝杯啤酒，看会儿电视，完全不去想工作。我想到了我的母亲和她的工作——即使有一丁点儿问题，她也不会睡过去，她会一直担心自己是否做得足够好。这也是我很容易陷入的境地。如果我在白天遇到了需要在第二天早上处理的不好的事情——不只是工作上的问题，还有我在学校遇到的问题，所有这些事情会让我无法入睡。如果我有一些困难的事情要处理，如斯蒂芬妮（他的女朋友）的事或类似的事情，我将无法入睡。我会紧张得睡不着觉。我妈妈就是这样，她真的……（停顿）但有趣的是当你说抑郁是她人格的核心时，我明白你的意思，我甚至能感觉到这一点。但我也有一点困惑，抑郁是斯蒂芬妮或斯蒂芬妮母亲的人格的核心，而当我看到斯蒂芬妮或斯蒂芬妮的母亲时，我认为我的母亲和她们不一样，因为她总是面带微笑、总是有事要做。我以为抑郁会让母亲像斯蒂芬妮一样无法做事。

我之前的话只是被部分"接受"了，此时马克似乎在责备自己在唠叨，而不是感觉自己在与唠叨的声音分开，因为那不是他真正的声音。重读这段话时，我希望我说过这样一些话，比如，"烦扰你的是别人的声音而不是你自己的声音。那种态度其实不是你的。这是你妈妈的，而你继承了它"。

早期的归因工作似乎在这里取得了一些成果。马克能够积极地评价自己，并改释自己的这一面。作为针对这种改释工作的进一步例子，我在之前的一次会谈上对他说："我认为你父亲传递了一些非常宝贵的东西给你，你确实接受了，而且这是你的重要组成部分。你似乎吸收了你父亲的一些更健康的部分——你会放松，而不是总是逼自己；你用了一种非常有用的方法做到了，因为你把它和大量的驱动力和雄心结合起来了。"这句话有许多维度和意图。第一，父亲的一些特质被重新定义为正面的；第二，一个重视马克的、更放松且更自我接纳的内心声音正悄悄地取代批评的声音；第三，这句话中还有一个归因维度（见第11章），它暗示马克放松并不意味着他就失去了动力或野心。

当马克进一步研究我说的有关他母亲的话的含义时，他先反复地琢磨了他母亲的强迫性品质，并且在自己身上看到同样的品质，之后含蓄地区分了他自己和他的母亲——他指出，"我的母亲无论去哪里都带着这个特点"。迄今为止，他体验到了对自己的表征与对母亲的表征之间的距离，但这种体验是试探性的、不可靠的。

在马克提到斯蒂芬妮时，我们应该留意到斯蒂芬妮的抑郁特质非常明显。随着会谈的进行，我们进一步看到了她对他的吸引力：通过留意他和斯蒂芬妮之间的对比，他可以消除自己对成为和父亲一样的人的恐惧。在其他时候，斯蒂芬妮的抑郁反而会增加他的内疚感。他觉得斯蒂芬妮的抑郁是他的错。

治疗师： 对，你的母亲不是一个屈服于抑郁的人，她是一个经常与之斗争的人。

> 这句话回到了会谈的核心任务，即帮助马克努力区分自体表征与对母亲的表征。请注意，这句话没有直接谈论马克，而是在谈论他的母亲。治疗过程中最重要的解释是对重要他人的解释，而不是对来访者本人的解释（Wachtel & Wachtel，1986）。在这个例子中，我说这段话的目的是帮助马克通过澄清他一生中困惑着他的事情来更好地理解他的经历。他很难看出他母亲的抑郁，因为她太活跃了。这句话旨在帮助他更清楚地了解母亲活力的性质——这是为了对抗烦躁情绪，而不是一种代表自己拥有无限能量和快乐的表达。从这个方面看，这段话在帮助马克在去认同的过程中实现了整个对话的目的。

来访者： 也许这是真的，也许这是真的。我的意思是实际上她有时这么说过。我想我之所以总是觉得我的父亲不高兴是因为他看起来不太高兴，他总坐在家里看电视。

治疗师： 他也可能与你母亲是相反的——他看起来不开心，而你的母亲则呈现出强迫性的、浮夸的"不抑郁"。

> 我在这里再次用改释、用不同的方式解释了他的经历。这番话的部分背景是在过去几周的会谈中我们探讨了对马克父亲的新看法。尽管马克心中的父亲抑郁且被动的看法有些道理，但是马克已经开始认识到他的另一面。例如，父亲实际上是一名优秀的业余击剑手，他经常去健身房。他还获得了一个大学学位，因为他真的对学习感兴趣（这个学位与他所从事的工作或获得更高的收入无关）。

来访者： 你可能是对的。几年前发生了一件事，我母亲的做法给我留下了深刻印象。在她父亲快过世的那段时间，我们经常去医院看他，但我母亲的行为可能很奇怪。她会花很多时间和医院里的其他病人在一起——她发现花时间去安慰陌生病人要比和她的父母打交道容易得多。我知道这种情况对任何人来说都很难，但是别人可能会坐在那里哭，甚至避免去医院，或者说"我做不到，看到我父亲那样太令我痛苦了"。但是，我妈妈说，她只是到处去帮助别人，那些和她没有关系的人。因此她有无数的朋友，她喜欢结识新朋友。我不敢相信他们能与所有认识的人保持联系。这并不是意味着当你走出去的时候，他们总是和其他人一起做一些事情。这些友谊会持续一段时间。他们不是亲密的朋友，但我反而认为她喜欢那样。噢，你说得对，她打电话给我，兴高采烈地说："你好吗？一切都好吗？"她总是希望听到一切进展顺利。她越想听，我就越觉得我说的事情很糟糕，一切都很糟糕。我似乎可以把两件事联系在了一起：一个是我想让我的母亲不高兴——因为我被逼得很生气；另一个是不要超过我的父亲。两者都导致了同一件事。你知道，如果我很痛苦，我妈妈就会难过，而我爸爸会感觉好一点，因为毕竟我并没有比他做得更好。在来这里的路上，我一直在想我父亲的事，他是一个值得钦佩的人，他过着一种合理的生活，在某种程度上他可以掌控自己的生活。我在想我为什么没有做到——尽管你可能会说，也许在某种程度上，我在过一种平衡的生活。但答案是你在 3 岁或 4 岁时反击要比你在 24 岁时反击难得多。事情是这样的，我以错误的方式反击了。我没有成为一个全面发展的人——尽管我认为这个世界可能确实把我看作一个全面发展的人；也许我已经成了一个全面发展的人——我成了一个既成功又失败的人。一方面，我不得不成功，我一直被驱赶着去成功。另一方面，我不会说现在我要坐下来放松一下，享受我的成功，我会说现在我要把事情搞砸了，我要让我妈妈知道她真的没赢。我想这对一个孩子来说是很自然的事情。你知道的，比如，当妈妈说"吃你的饭"时，你会说"不，我要屏住呼吸"，而不是"妈妈，我吃饱了，我们接着吃甜点吧"之类的话。孩子们不会那样说话，他们只会拿起食物再把食物扔在地板上。这可能是我对母亲长期以来逼迫的回应。她逼我，我也回击她。而我的父亲却有能力做别的事情，尽管他是不快乐的。

马克在这时似乎已经开始内化从治疗中获得的另一种声音。首先，他让我知道他在会谈外一直在思考我们一直在讨论的问题。这种内化显然还不充分：他想到也许他过着一种平衡的生活，但他仍然认为这是别人说的话。在努力接受他开始听到的信息的过程中，他时而说自己已经成为一个"成功的失败者"，而不是一个"全面发展的"人，时而认为这个世界可能确实把他看作一个全面发展的人，时而又认为他可能真的是一个全面发展的人。当他继续产生这些想法时，他转而为自己辩护并反对不公平的标准，并指出一个小孩子要反击这些是多么困难。所有这些都反映了他从治疗中接收到了反向信息，但是这种接收转瞬即逝，此时平衡脆弱又微妙。总而言之，他似乎正朝着一种更友善、更少批判、更宽容的态度迈进，他的这种态度反映了治疗的进展。这种往复是贯穿整个修通过程的特征。修通几乎不会是一系列连续的成功，它是对相互冲突的印象和态度的重塑，而这些印象和态度只会逐渐变得更加稳定和牢固。

治疗师：有趣的是，当你和你的母亲沿着同样的思路从略微不同的角度互动时，你会发现自己比你通常认为的更消沉。这可能是你父亲看起来很沮丧的另一个原因。

来访者：为什么？

治疗师：他可能做了你曾做过的事。

来访者：哦，你是说他是因为她不停地唠叨才变得消沉的？

治疗师：是的，作为回应，他几乎在用一种不现实的方式对这种强迫性的"积极向上"说"去你的"。

来访者：是的。我妈妈反对的一件事就是晚起。你知道吗？我的父亲平时每天早上4：30起床去工作。因此，他在周末喜欢睡到很晚才起床。那样的话我妈妈会发疯的。她会把你叫醒，然后说，你该起床了，这是浪费时间，你会错过这一天的。也许我父亲一开始会说："我今天下午想看球赛。"我母亲就会说："埃德，你怎么能这样，外面天气真好，我们得走了，我们得出去。"她总在说，我们得这样，我们得那样。你说得对。这让你感觉想说："不，我想看比赛。"

> 这里的反语和夸张的表达方式让他获得了某种领悟，或者某种不同的观点或态度。换句话说，他让自己远离了这些态度。

治疗师：我从你描述的内容的意义看出，无论是对你还是你的父亲来说，要想保护自己的完整性并防止一种虚假的积极的入侵，你们必须紧紧抓住自己没有卷入同样的漩涡的那部分，这种感觉对你来说甚至像抑郁，即使那不是真正的抑郁。

> 这里有另一个改释。这不是抑郁，这是反抗。

来访者：是的，对我来说是这样，对我来说肯定是这样。我的意思是我不得不说——这真是个解脱。我一直不好意思说。在过去的六周里，有两个周末——讽刺的是那是周末，不，是周末也没什么不好——不，一个周末，我在一个周末生病了，我病得很重，我必须去看医生，医生说我不能坐飞机。我的病持续了整整一周，虽然我还像往常一样在工作日上班。但是我妈妈打电话来说："你过得怎么样？"我说："我得了重感冒，你可以听到，我的声音听起来很糟糕。"我不用出去，不用逼迫自己，我感觉得到了某种解脱。你可能还记得，我与她甚至有过可笑的讨论。她说："嗯，这个星期看起来怎么样？"我说："嗯，星期天是公司野餐日，但我想我今天要待在家里，试着让感冒好起来。"她说："不，你应该去郊游，在阳光下待着对你更好。"你可能也曾听人这么说过。她知道些什么？她上的是医学院吗？我的意思是确实有些人认为休息对感冒是有用的！难道一个人即使生病了也不能休息？如果我对斯蒂芬妮说今天天气很好，而我想看电视，我猜她会说，"天哪，你这么做太好了"。我会对我妈妈说，"嗯，我感觉不太舒服，我可能得了感冒。"但另一种可能是我感到有点沮丧。换句话说，我不能坐在那里看电视，然后说，"天哪，我感觉真好"，因为如果我真的感觉很好，我应该待在外面。你一定觉得这很荒唐。我的记忆是当我们开车去某个地方时，我父亲很沮丧。每个星期六，我们会去看我妈妈的父母，有时我们会去看我爸爸的父母，这通常发生在我们在周日或周六看望我妈妈的父母以后。我父亲抑郁的部分原因可能是他不想在周六或周日做这些。你知道，他在工作日工作得很辛苦。有趣的是他甚至不喜欢见他的父母。他见他父母的部分原因是，我妈妈会说："我们也应该见见你父母。"他觉得他的父母对他不太好，他们一直住在芝加哥的另一端，他觉得去他们那里很麻烦，他真的希望少见他们一些。我妈妈会说："埃德，我们真的得去看看你的父母。"这并不代表我母亲很在乎我父亲的父母，他俩都没有那么在乎他们。但我的母亲认为他们必须去看他们的父母。所以，她总在说，你必须这样做，你必须那样做，她永远不可能在一个星期六说："马克，多么美好的星期六，我们去钓鱼吧。"我们不得不去爷爷奶奶家。我小时候想，这是我父母想做的事情，毕竟我们一直在这么做。所以我不明白为什么我的父亲看起来那么痛苦。这可能不是他想做的事情。事实上，这甚至可能不是我妈妈想做的事情。我妈妈不知道她想做什么；她只知道按照日程表来行事。

　　　　　　这能衡量他从母亲的世界观中解脱出来有多难，他觉得自己有必要寻求我的保证，即当人们试图让感冒好起来时，他们有时确实会待在家里。

治疗师：她还知道她不应该做什么。

来访者：对，她还知道她不应该做什么。你知道她在工作日也很努力，但对她来说在周末到来时最糟糕的事情就是什么都不做。

治疗师：她很难弄清楚自己和其他人之间的区别。她认为自己的需要和愿望也是你父亲的，她对你也是这样。

来访者：为什么会这样？你的意思是她把自己的需要投射到别人身上？对，对，当然。对，我甚至可能是对的。我的意思是她对我的影响显然比我父亲对我的影响大得多。我认为到目前为止我的母亲对我的生活影响更大，所以这是有一定道理的。当我不做事的时候，我确实会感到沮丧，所以我给自己安排了过多的事情。我们已经讨论过那个了。

治疗师：我还听到另外两件事。一件事是当你能听到外部的声音时，即使它来自你自己的脑袋，它也是一个很重要的外部声音。当你能把这个声音放下时，你就会享受放松。

  来访者：（插话）是的，是这样，确实是这样。

  治疗师：另一件事是我不认为如果你使自己放松下来，你就再也不能走出来。

  来访者：（插话）不。

  治疗师：放松的渴望、待在家里的渴望、看电视的渴望、看球赛的渴望……它们都是真实存在的，是你身体中非常重要的一部分。想出去的渴望是真实存在的，也是你的重要组成部分。

>   我在这里再次把重点放在她对抑郁症的强迫性回避上，这也是本次会谈的核心内容。马克最后的话进一步表明他与母亲的态度有所不同。在这一点上，使自己脱离母亲的世界观是首要的事。但重要的是我们要清楚，治疗的目的不是打击父母。在治疗后期，当他感觉自己更强大、更有安全感时，我们期待他能够通过同情来缓和他的不满，能够与她建立联结而不需要附和她，也不会内化她的态度或他对这些态度的反应的后果。

  来访者：（插话）对。

  治疗师：它们会自然地达到一种平衡。问题是这些方式都让你有点害怕，而这种平衡在当时并不十分奏效。

  来访者：嗯，做决定让我变得很糟糕。这就是我真正的问题所在。到了周末，我既想放松也想赶工。我一直很努力地工作，四处奔波。我真的做了很多，但是我对这个想法感到很不舒服。但是上个周末我感觉很好——我结束了和朋友们的相聚，买了一只烤鸡回家，喝了一杯酒，看了一场球赛，我玩得很开心。我真的很喜欢那样做。

  治疗师：你妈妈那时候不喜欢那样。

>   我在这里做了进一步的区分。

来访者：对，她不喜欢那样。

治疗师：她还不清楚其中的区别是什么。如果她对你说"哎呀，我不会喜欢那样的"，这是真的。她不喜欢，很遗憾，她不喜欢。但她认为你也不应该这么做。她让你知道她爱你，因为（在她看来）你也不喜欢那样。这让你很难清楚地记住你有时确实很享受休息。

来访者：是的。在很大程度上我觉得难以放松是因为她会说这是没用的，"你所做的是没用的。你父亲所做的是没用的。你父亲有问题。真正的人、有用的人、有价值的人不会这样做……"（停顿）但你知道，她得了抑郁症，或许还在与抑郁做斗争，这也是事实。她尽力做有用的事情。这给很多人带来了快乐。

> 　　就马克的舒适度而言，这种平衡偏离得有点远了。他觉得和母亲的关系太疏远了，他需要与母亲保持一些联系。

治疗师：我知道你母亲有许多令人钦佩的地方，那也是你力量的源泉。我认为你努力的方向和你越来越清楚的是，你从你的父亲和母亲那里得到了不同的但同样有价值的东西。有时你还是会感到困惑。这个问题的出现是因为你的母亲似乎没有意识到，你从父亲那里得到的东西也是有价值的。这就是为什么你会感到矛盾。你从你母亲那里得到的唯一不那么有价值的东西就是强迫性。这就是你想摆脱的；还有一种恐惧就是如果你不经常强迫自己你就会完全垮掉，而这种恐惧其实是你母亲的恐惧而不是你的恐惧。这就像你已经认同了这个观念——如果你有一天晚上看了电视，你的余生就只会看电视了。当你审视它的时候，你会觉得这难以理解。

这最后的相当长的一段话里包含了许多元素，马克的这个例子中的这些元素在整个扩展部分中都很重要。治疗师将这种恐惧描述为"你的母亲的恐惧而不是你的恐惧"，这是这部分治疗工作的核心。这段话还包括了第 11 章中讨论的几种归因元素（例如，"这对你来说没有任何意义"，或者"这是你正在努力摆脱的东西"）。也许努力帮助马克的价值在于帮助他从他母亲的阴影中走出来，获得自由。会谈结束时，他特别努力地去重新安排他的时间，这样他就可以来参加一个有可能因为假期而错过的会谈。

在日常生活中促进行为的改变

治疗师需要帮助来访者重塑满载情绪的表征，这些表征塑造和调节了他的生活经历，但是仅仅从这个方向入手是无法带来持久和有意义改变的。除非来访者能出现迅速且明显的行为改变，除非曾是来访者困难核心的恶性循环发生改变，否则任何内在表征的改变都将是不稳定的、暂时的。内在表征的改变和外在模式的改变并不能相互替代。它们是一个过程的两个方面，任何一个方面都不能单独产生可靠的、令人满意的结果。

从更广泛的角度来说，这本书迄今为止的主要关注点一直是治疗过程中发生的事情，尤其是治疗师说什么能让来访者以出现最少的阻抗和承受最低限度的自尊受挫的方式来倾听治疗师所说的话。然而，心理治疗的许多改变过程都发生在治疗过程之外。为了实现有意义的治疗性改变，来访者必须将自己的领悟应用到与他人的日常互动中。循环心理动力学观点的一个核心前提是，心理上的困难主要是由人重复参与的循环互动模式维持的。与维持来访者困难的内在心理过程同样重要的是无意识的动机、冲突、防御和幻想本身，它们必须被理解为一个更大的循环模式的一部分，在这个循环模式中，它们既是因也是果。试图研究来访者的内部表征，而不去谈论既能反映又能维持它们的生活模式，就是一项值得西西弗斯（希腊神话人物）参与的任务。

我们可以肯定来访者在日常生活中相对自发地做出改变的情况并不少见，在这种情况下他们几乎不需要治疗师的督促。然而，当这种情况发生时，我们在仔细琢磨后可能会发现治疗师的话实际上已经非常清楚地指出了来访者需要在日常生活中参与的某些行为或他需要尝试的某些实验。事实上，尽管治疗师可能没有明确地意识到自己在这样做，但他很可能以非正式和未经反思的方式使用本书中讨论的一些核心原则。

然而，在许多情况下对行为和人际关系中的明显变化给予更明显的关注是必要的，而未系统地关注这一维度的做法可能会严重阻碍来访者的进展。谈论工作的这个方面的方式可以有所不同，这取决于治疗师的个人风格和理论取向：从包含微妙的结构或暗示元素的问题和措辞（见第 11 章）到更明确的建议或指导，再到角色扮演、情景模拟、排练、内部分级任务等方法（Wachtel，1997；Frank，1990，1992）。

在更明确、更系统地帮助来访者改变他日常互动模式方面，本书介绍的大多数影响因素都发挥了重要作用。例如，和早期阶段一样，治疗师在这一阶段同样要留意并借助来访者的优势，这很重要。当治疗师小心地强调并提醒人们留意来访者在做不同事情的情景时，整个修通过程会得到极大的改善。一些话，如"对于吉姆伤害你的事情，你似乎能够更开放地面对。即使谈论它仍让你焦虑，或者你没有注意到变化，但我可以看到，在过去的几个月里你已经下定决心不再通过表现出沮丧的样子来报复苏珊了，你在试着说出你的想法。原来，如果你觉得我没说到点子上，你就会变得沉默，但现在你开始用一种非常直接的方式让我知道你的想法；我真的对这种改变感到震撼"，能让来访者认识到那些原本被忽视的改变，并在这个过程中维持和促进这种改变。[1]

通常，治疗师需要以一种强调改变的方式改释来访者的行为。有时，这主要是一个强调哪一方面的问题，一次人物－背景的转变。例如，"我理解你认为这只是泰德没有考虑到你的感受的另一个例子，我同意你说的，想办法让他听进你的话是非常重要的。但是值得注意的是，即使泰德这次忽略了它，你还是说出了你的想法，而你以前不会这么做"。

在其他场合，这样的话促进和放大了改变。这样的话可能不仅需要治疗师改变人物和背景，而且需要治疗师更彻底地重新解释事件的意义，比如，"我想有人可能会认为这是一种逃避，但是我认为这样说不仅更公平，而且更准确：你做了一个有意识的决定，不让他做一些你认为他确实无法处理的事情"。

---

[1]　读者可能还记得在第 9 章中讨论过的有关唐泽（Tenzer，1984）的有趣工作。唐泽强调了来访者关注发生变化的重要性，前提是这些变化没有消失并阐明了人类认知的基本特征，即人们特别容易忽视不符合先前预期的倾向，因为忽视不符合先前预期的倾向可以减轻关注带来的压力。如果治疗师没有做出明显的努力来提升来访者对改变的意识，来访者很可能会同化已经发生在他的旧结构和模式中的东西，那么这种改变将会是短暂的。

鼓励尝试新行为

在我刚刚引用的例子中，我们可以将治疗师的行为描述为一种对来访者行为的跟进或追踪：来访者自己采取步骤，治疗师的角色是留意来访者采取的步骤，并确保来访者也这样做了。然而，有时候如果来访者想维持已达成的新理解，治疗师必须做出更积极的努力。早在1919年，在弗洛伊德的最后一篇明确指向技术的论文中，他就认识到了这种必要性。弗洛伊德清楚地认识到精神分析技术需要超越其经典轮廓。他指出，标准的精神分析技术是"在癔症的治疗中成长起来的，并且仍主要被用于治疗这种情感。但是恐惧症要求它必须超越以前的极限。如果治疗师希望来访者受精神分析的影响而放弃恐惧症，他就不可能战胜恐惧症"（Freud，1919，1959）。相反，弗洛伊德说必须鼓励来访者把自己暴露在他恐惧的对象面前。弗洛伊德认为，只有当恐惧达到合适的程度时，相关的联想和记忆才能产生，这些联想和记忆是来访者彻底解决恐惧必需的。

在讨论患有重度强迫症的来访者时，弗洛伊德甚至进一步提倡使用积极干预技术。他认为：

> "消极的等待态度（对于患有重度强迫症的来访者）似乎更不适合。在针对他们的分析中，总存在一种风险，即大量的事情一旦暴露出来就不会对他们的改变产生任何影响。我认为，正确的治疗方法只能是等治疗本身成为一种强迫行为后，用反强迫行为来强行压制疾病的强迫性。"（Freud，1919，1959）

他的第一个建议预测了以暴露为基础的恐惧症的现代治疗方法，第二个建议则指向了当今的处理强迫行为的反应 – 预防技术。虽然弗洛伊德肯定认为，要全面有效地解决这些来访者的困难，治疗师需要精神分析方面的探索，但他并不认同一些当代精神分析师对积极干预方法的反感（Lohser & Newton，1996）。

近几十年来，为了使暴露更有效率、更精确，人们提出了各种各样的方法。相当多的文献已经积累了关于暴露的治疗效果的内容，行为主义和精神分析疗法已经发展出许多方法，这些方法能有效地使来访者面对他的恐惧和回避的根源（Allen et al., 2008；Barlow et al., 2007；Feather & Rhoads，1972；Rhoads & Feather，1974；Franklin，Ledley，& Foa，2008；Powers，Halpern，Ferenschak，Gillihan，& Foa，2010；Riggs & Foa，2009；Wachtel，1997）。

然而，虽然促进暴露是有效的、重要的手段，但是它不是治疗师积极地开展修通过程的唯一手段。正如第 4 章中讨论的，早期的焦虑和逃避导致发展过程中的核心人际交往技能缺失，这种缺失往往会累积——它们会作为多年来一直维持着来访者困境的网络的一部分持续存在。如果来访者想成功地从这个网络中逃脱出来，他不仅必须理解它，而且必须采取步骤来改变他与他人互动的方式，并克服他发展中的缺陷。然而，改释人际关系和克服人际焦虑是困难的，因为它涉及的不仅仅是简单地暴露在一个保持不变的环境中。人际关系环境与电梯、高空或开放空间不同，因为别人会对我们的焦虑做出反应，也会对我们展现出来的与他们相关的特定行为做出反应。因此，暴露在令人害怕的人际关系环境中完全有可能让他们的恐惧被证实而不是减弱。我们害怕自己在向他人表达愤怒、爱、需要或野心时会遭到拒绝或羞辱，没有人能保证情况不会如此。对我们将如何处理对别人的这些感受这一问题，情绪和倾向的细节可以产生至关重要的影响，这种影响体现在我们的经验是证实还是终止了我们的忧虑。

来访者勇敢地开放自己而最后心理受到打击的经历不能被视为具有治疗性。因此，治疗师责任的一个重要组成部分是，帮助来访者精心安排他接受的挑战，使之与他所能处理的事情相协调，让它成为发展的基础，而不是成为令人沮丧的倒退（见第 6 章）。在这个过程中，诸如模拟、角色扮演、排练和帮助来访者实施一系列的分级任务和挑战是很有帮助的。[1]

这些程序在心理动力学取向或其他探索性取向的治疗中并不常见。然而，它们可以以一种比人们通常理解的、在理论上和风格上都更符合相应疗法的方式被引入；当它们被引入时，修通的过程和将理解转变为持久变化的过程都有了极大的进展。要在这些方法和程序之间建立有效的联系，并为探索性心理治疗的理念指明方

1　我详细研究了在心理动力学取向治疗的背景下对这些方法的使用提出的异议，以及对其使用的适当性的临床和理论思考的回顾（Wachtel，1999；Arkowitz & Messer，1984；Bateman，2002；Frank，1990，1992；Norcross & Goldfried，2005；Westen，2000）。

向，关键之一在于修改它们的应用以突出它们与我们称之为解释的干预措施之间的一致性，这一一致性尚未被普遍承认。与更传统的解释一样，这些针对的是来访者的冲突倾向，以及那些尽管刚刚开始但尚未"发生"在来访者身上的倾向。

好的解释并不处理远未进入来访者意识的材料，而是针对那些已经接近来访者的意识但并没有完全进入意识的材料。治疗师会以类似的方式构建一个技能培训程序、行为演练、角色扮演等，以帮助来访者更直接、更有效地表达自己的感受，这必须与来访者的价值观和他对自己所做的事情的基本感觉相一致。治疗师的建议或行为干预计划增加的是一种给来访者的新倾向提供声音和形状的方式。治疗师提出的想法或建议可能在某种程度上超出了来访者已经尝试过的范围。如果情况不是这样，它们不太可能帮助来访者做出改变，但它们也不会让来访者感到自己与它们格格不入。就像一个好的解释一样，它们使隐含的内容更加明确，并为来访者指明他倾向去的方向。

通常将来访者引向更自信或更有效行为的言语的形式介于解释和建议之间，这样的形式是最有用的。例如，有的人可能会说："你好像想告诉你的丈夫你喜欢花时间与他在一起，希望他能早一点下班回家，但你害怕这会显得你好像很挑剔，并且想从他身上获得一些东西。"

治疗师的这句话同时做了几件事。如果它准确地表达出了来访者的感受，它就能把治疗师的理解传达给来访者。就像所有的解释一样，它把来访者最初的感受用言语表达出来，让来访者感觉自己被更好地理解了，来访者也更能理解自己了。而且它是通过为来访者提供一个模式的方式做到这一点的，它让她看到她自己可能是如何向丈夫表达自己的感受的。这句话用这种方式含蓄地将解释性的推动力带入人际行为中，为来访者提供了能够改变其与他人的互动循环的工具。

此外，这句话也承认了焦虑和冲突，正是这种焦虑和冲突使来访者无法以上述方式向丈夫表达自己（甚至无法清楚地表达自己的感受或希望说的话）。因为这句话将她的请求转化为她喜欢与丈夫共度一段时光，所以这句话为来访者提供了一种模式，即告诉她如何以更有可能引起积极回应的方式与他交谈。通过讨论她如何害怕她的话可能让他不舒服，这句话承认并阐明了她的冲突（并且它阐明了她不想给人留下的印象，这能让她对潜在的有问题的表达方式更加警觉，因为这些表达方式可能导致令人沮丧的后果，这能进一步帮助她找到更有效的方法来建构和表达她想说的话）。[1]

上述治疗师措辞阐明了来访者尚未充分体验或表达的倾向（Stern，1997），并让这种倾向变得更清晰、更容易被意识到，还能帮助来访者用一种对人际关系有效的方式组织自己的措辞。与更传统的精神分析框架下的解释不同，治疗师采用这种措辞并不只是为了获得领悟，而是在试图帮助来访者塑造他的想法，因为这些想法更有可能引发生活中的有效行为，这些行为可以帮助他实现自己的目标、获得令他满意的有效的体验。促进领悟和促进新的有效行为这两个目标是互补的、相互支持的，而不是对立的。来访者越有信心以一种会产生合理、有益的结果的方式表达自己的想法，他就越有能力放弃焦虑引发的防御，而这种防御使他无法接触到自己的情感和欲望。

人际交往的复杂性、情感反应的方式和归因的意义不可避免地要经过种种过去经验的过滤，来访者在开始说出他最近更丰富的感受和愿望时，可能会遇到一些困难。在来访者在要求更高、更不宽容的现实生活情境中尝试新行为之前，治疗师可以利用角色扮演和其他类似程序来补充治疗工作中解释部分的不足，进而帮助来访者在安全的环境中预见并应对潜在的问题。来访者可以尝试表演在一些自己将遇到的人际关系中如何更直接或更有效地表达自己，治疗师可以提出（或来访者自发地提出）问题，例如，"如果你妻子说某些话作为回应呢？"。来访者和治疗师可以在相对安全的角色扮演情境中经历各种场景，此时来访者的无效或欠考虑的回应可以被重新剖析，并成为有价值的学习经验的一部分，而不是产生直接的现实后果。

然后，他们可以"从头开始"，一起讨论来访者可能对这种情况做出的其他反应，之后再次在同样的场景下尝试。当来访者建立了自信并学到了技巧后，他焦虑的来源就会减少，这使他能够提高对自己的感受和意向的意识，并进一步发展在日常生活中形成这些意识的能力。

1　当然，来访者有时候用外交辞令或强调积极的一面是不合适的。显然有时候来访者需要直接表达愤怒或采取强硬立场。然而，在大多数情况下，教来访者自我肯定和情感表达技能的努力都是以这样的陈述开始的：首先要让对方看到怀疑的好处或强调想要的行为的一般好处，为以后更积极地表达自己的愿望保留可能性。

帮助来访者理解他对别人的影响及别人可能的反应

当然，几乎所有心理治疗方法的核心原则都是帮助来访者更好地理解自己。然而，有时人们忽视了来访者更好地理解别人的重要性。循环心理动力学从情境的角度看待心理结构和过程，因此理解来访者的经历、冲突和焦虑如何影响其对周围人的行为和信息的反应显得至关重要。来访者不仅要洞察他回避的经历、想法或感受，还要洞察他对别人的影响以及别人对他的影响。循环人际关系模式是大多数心理困难的核心，循环人际关系模式和这些模式中的"同谋"的关键作用（见第4章）使促进心理改变的努力不仅必须植根于对来访者自身心理构成的理解，还应植根于对他人的目标、弱点和解读事件的独特方式的洞察，这些解读事件的独特方式正是与他互动的关键人物特有的。来访者必须学会理解其他人如何感受他，以及生活中的主要人物与他相处的各种方式可能产生的影响。如果没有这样的理解，他把自己从治疗过程中获得的粗浅领悟延续到他生活中的努力可能与盲人过雷区有着不幸的相似之处。如果他毫发无损地出来，他必须感谢愚蠢的运气而不是操作的技术。

我猜测如果执业治疗师密切关注他在一天的工作中所说的话，他会发现其中很多话都是关于别人心理的，而并非只与来访者的经历有关。治疗师隐约认识到某种观点对于他们自己和他们的来访者是重要的，并采取相应的行动，即使他们的理论取向可能不强调这种行动，或者可能让他们隐隐感到不安。在这种情况下，这项工作的范围可能不够明确，且缺乏一个能够明确、系统地指导它的理论基础。

几乎不可避免的是，治疗师对其他人说的话会比对来访者说的话更具猜测性，因为治疗师有很多机会与来访者直接互动。尽管如此，对正在发生的事情进行充分猜测往往有助于来访者努力打破他自己发现的恶性互动的循环。

例如，治疗师可能会向来访者指出："你把你丈夫的事都告诉我了，他似乎因为他自己害怕的事情而生你的气。"或者，治疗师可能会说："基于你的摇摆不定和你告诉我的关于你女朋友的所有事情，我认为她很可能要离开你，并且她这样做是为了保护自己。"或者，治疗师可能会说："也许当你的妻子抱怨你没有花足够的时间陪孩子时，她其实是在表达自己被你忽视的感觉。"这种话使来访者能够更清楚地了解他生活中发生的事情。正如对来访者自身无意识的动机和幻想的解释填补了空白一样，这些话也填补了空白，它们还有助于来访者在生活中获得更多的理解和掌控感。

卡拉案例说明了这样一点，即理解别人对来访者的反应有助于帮助来访者找到更具适应性的解决冲突的方式。

卡拉一直在为她对杰克的感情而挣扎。杰克是她的约会对象。在恋爱初期，他似乎是一个热情的追求者，她发现他"非常好""温柔""体贴"等等，但他并不是她真正的恋爱对象。随着时间的推移，虽然她描述自己感情的方式保持不变，但越来越多的迹象表明两个人的感情本身已经开始发生变化。起初这种变化表现为她的抱怨。例如，她开始觉得杰克没有花足够的时间陪她。事实上，他的某种程度的退缩似乎是显而易见的。但是也有迹象表明，是自我保护而非漠不关心导致了他的退缩。他对她并没有失去兴趣，他只是感到非常受伤。

作为向卡拉澄清她与杰克之间发生了什么的努力的一部分，我向她指出，对他说"我想多和你在一起，因为你很好"可能会使他花更多时间和她在一起，而她说的"你怎么不想花更多的时间和我在一起呢？"会让他反感和变得防备。

治疗师的言语不仅可以帮助来访者看到或理解正在发生的事情，而且还暗示了如果她真的想和杰克走得更近，她可以走另一条路。最终，治疗师以一种更生动、更间接的方式提出了一个问题，即她是否真的想这样做。在这里，治疗师对来访者的实际行为的关注以及他在形成替代方案方面的积极帮助并没有模糊或分散他对来访者冲突的探索，反而增强了这种探索。

在类似的情况下，我在会谈结束时说了这样一句话，这句话在某种程度上也是解释（因为它揭示了一个她一直在掩盖的关于她经历的真相）或暗示。我说："我认为如果你真的对杰克（和你自己）保持诚实，那么你对他说的就是'我爱你，但这让我很害怕'。"杰克肯定会觉得这样的表达方式与她之前所说的话完全不同。

现在我们可以肯定卡拉与杰克在一起时的笨拙不仅仅源于她"不知道如何做"。她处于矛盾之中：她想把他赶走这种说法在某种程度上是准确的。但她的冲突大多是无意识的，没有被意识到的矛盾心理大致反映了她日益增长的脆弱感，这种脆弱感是随着她对他的感情的加深而增长的。如果她把他赶走，她会感到悲伤和受伤，但同时这也能使她得到保护、免受失去他带来的更大伤害。如果她在她的感情变得更强烈、她更依赖他时失去他，她受到的伤害会更大。[1]

在很长一段时间里，当卡拉开始和一个男人太亲近时，她就会感到恐慌。她对杰克的感情已经发展到她觉得自己很容易受伤的程度。正如她所说的，她开始觉得她的感情"超过了"他的感情，并且她现在正以一种令她感到害怕的方式"存在于"这段关系里。

上述模式的一个讽刺之处在于，一方面她有充分的理由保持谨慎，因为男人已经离开她很多次了；但另一方面，他们离开她在很大程度上是因为那些她因害怕他们会离开而做出的举动。

我在下一次会谈中呈现了这个模式的运作过程。卡拉说，前一天晚上她给杰克讲有趣的故事，他没有听而是走进厨房去吃点心，这让她感到很受伤。当我们更仔细地观察这个片段时，卡拉和我都清楚地意识到，她给杰克讲故事时想传达的真正信息是"男人们都觉得我有趣、有吸引力"。因为她感到没有安全感，她想让杰克觉得她很出色，杰克最好小心翼翼地抓住她，所以她讲故事时会带着这种期待。但这个故事让杰克感到不安，于是他就没听故事，这反过来进一步加剧了她的脆弱感。如果没有针对这种模式的治疗干预，她很可能还会付出其他意在吸引他的努力，而这些努力实际上会把他赶走。我们帮助卡拉意识到了她的行为对杰克的影响，也帮助她理解了他眼中的世界，从而帮她实现了建立联结的目标。六个月后，他们结婚了。两年后，当我在一次后续面谈中见到她时，他们在一起相处得很好。[2]

对做出格之事的恐惧

当来访者以这样或那样的方式被敦促去做出新的行为时，一个常见的困难是来访者觉得他体验到的新行为很奇怪，这"不属于真正的我"。在某种程度上，来访

1 　沙利文（Sullivan，1953）在"恶意转变"的标签下探讨了这种出于个人利益的先发制人式攻击的心理。

2 　显然，卡拉和杰克的成功不能完全被归功于我刚刚描述的干预措施。但是这个小插曲展示了一个过程，我相信这个过程在扭转长期存在的问题模式方面非常有用。

者的犹豫和陌生感是焦虑的结果。人们回避的事情很可能曾经令他们害怕过，因此当他们再次接近他们回避的事情时，恐惧又一次被激起。但这也涉及另外一个维度。在发展的过程中，我们在自己拥有的形象中捕获到了巨大的风险，这种风险根植于一种有充分根据的认知，即我们的自我意识是我们能够在世界上找到的任何稳定感和安全感的核心。这种风险导致我们努力地捍卫我们拥有的任何形象或自我意识（North & Swann，2009；Swann，2004；Swann et al.，2003）。

正如沙利文和罗杰斯强调的那样，如果某些行为与我们拥有的自我形象不相符，我们不仅会避开关于自己的"坏"事情，还会避开"好"的事情。当我们发现自己比想象中更聪明、更善良、更有能力时，这些发现就像我们的相反发现一样，都是威胁。因为，正如诗人德尔莫尔·施瓦茨（Delmore Schwartz）所说的，"责任就开始于梦境"。当我们认识到自己比我们想象的"更好"时，我们的一些生活方式的基础就受到了质疑，我们开始感到有一股推动改变的力量。改变正在构成威胁。这意味着我们在冒险——如果我们在带着"我比我之前认为的更聪明、更能干"的新认识接受新挑战的过程中，发现自己已经处于危险的境地，发现我们对于自己的局限的认识是正确的，我们怎么办？

此外，这种恐惧的背后往往隐藏着另一种更基本的恐惧。做出格的事就像是打破一个禁忌。认同感是如此的重要，但也可能是如此的脆弱，以至于许多人在以任何方式改变它时都会有一种原始的错误感。通常来访者会有一种模糊的感觉，他们认为一些新的行为或与他人互动的新模式或举止对其他人来说是完全可以接受的，但对他们自己来说这样做是不对的——"这感觉不对，那不是我"。

治疗师必须对这些不太受欢迎的改变伴随物保持警惕，并帮助来访者理解他所经历的是一种常见的、通常是暂时的感觉。熟练使用悖论、归因和改释言语在某种程度上是有用的。

一个有趣的例证是正在接受我督导的治疗师治疗的一对夫妇。这个案例有一个显著的特征，即尽管这名男子和这名女子似乎决定在一起并尝试建立一种更好的关系，但他们特别缺乏对彼此爱的表达。他们也非常警惕，不愿意被治疗师"推"。在之前的一次治疗中，他们都强调了一种疏离感和被剥夺的感觉，因为他们几乎从来没有触动过对方。治疗师曾想过提出一个简单的要求：让他们努力去触动对方。他认为，如果他们能开始以这种方式改变他们对彼此的行为，这将稍稍有助于启动他们关系里更积极的动力。然而，他对向他们提出这样的要求感到担忧，因为他们总是对"虚假"或"人为"的东西保持警惕，他认为他们可能会觉得"在命令下"触动对方是一种噱头、一种不真诚的行为（有趣的是，他们过分关注感情的表达是否真实，这也是导致他们彼此疏远的原因之一；他们既不相信自己的情感冲动，也不相信对方的情感冲动）。我觉得治疗师在担心他的建议会被视为不恰当的，于是我建议他对他们说，"*你们能不能试着更多地去觉察对方在什么时候能触动你*"。

尽管这样的话与治疗师最初想要表达的话涉及的是相同的领域，但它并没有让这个触动显得虚伪或"不自然"。这并没有让这对夫妇觉得他们被强迫接触对方，或者他们正在经历的这些事情只是治疗师的要求。实际上，没有人要求他们比以前更多地触动对方。他们只是被要求去留意这些。

在某种程度上，这个请求的目的是请他们留意他们曾经没有留意的生活的某个方面。它旨在培养理解和被理解的感觉。与此同时，它也更容易引发情感触动。虽然它没有提要求（它将出现那种不自然或不真实的感觉的可能性降到了最低），但是它确实把触动的想法放到了他们的脑中。通过提醒这对夫妻留意触动自己的行为，以及消除对外部要求的依从性，那些话加强了夫妻可能触动对方的任何倾向，并且结束了感情表达过程中的乏味和环环相扣的障碍。此外，这个请求增加了促进和维持触动的可能性，因为它使触动更可能被强化。

阻断恶性循环

本书中描述的几乎所有干预措施都可以被视为阻断来访者陷入恶性循环的努力的一部分。但是循环的全貌并不总是很清楚。在许多情况下，治疗师在这一点上工作，即识别出模式的某一部分，并应用任何适用于该部分的治疗原则；然而，在其他情况下，治疗师可以把握一个或多个完整的循环，在治疗中将重复的循环模式作为一个整体来处理。我在前面讨论过的马克就是其中的一个例子。

马克陷入困难的一个关键恶性循环源于他母亲一生努力抵御抑郁情绪，这导致她强迫性地忙碌并对任何她认为带有一丝懒散或缺乏活力意味的行为（通过她最先进的"雷达"）都不能容忍。如前所述，例如，如果马克在阳光明媚的日子待在室内，马克的母亲就会感到震惊；甚至在他成年后，如果他因为感冒而决定留在家里或取消计划，他母亲的回答几乎与过分保护孩子的母亲完全相反，这让他觉得自己像一个"懦夫"或一个错过了生活的"逃避者"。

事实上，马克是一个积极、成功、充满活力的人，但他对自己是否真的很重要且充满活力感到疑惑。他一直能意识到自己"应该"做什么，他的"应该"让他感到很压抑，使他这个精力充沛的人有时觉得自己非常迟钝。他勇敢地试图满足"应该"的声音，但结果充满讽刺意味：他如此专注于他应该做的事情，以至于他几乎没有机会意识到或感受到他真正想要的东西。结果是，因为他几乎没体验过自发的欲望，所以他所谓的懒惰特质有了"证据"。对于马克来说，如果他没有不断地迫使自己接受这些现象学的外部指示，他将什么也不做。

事实上，这毫不奇怪，"应该"引发了一种精神上的反叛，这表现为一种非常强烈的欲望：在电视机前"放松"一下，不做任何事情。这反过来又进一步加强了"应该"，因为他觉得有必要通过让自己"做事"来对抗他认为的被动且缺乏活力的东西。当然，这样的过程并不成功；新的"应该"会引发一种新的阻抗，一种新的什么都不做的渴望，之后更多的"应该"和更多同样的冲突产生了。

这个过程通常伴随着很多困惑，一种不确定自己想做什么的感觉。例如，他会形容他觉得自己想去俱乐部听音乐，但他不确定自己是否真的想去，或者这是否只是他应该做的事情，即他觉得自己应该成为的人会做的事。他会开始觉得进城到俱乐部去是一种拖累，但随后他会强迫自己打电话，如果俱乐部的票卖光了他会感到宽慰。在他看来，与其说他想去，不如说他是想避免被指责没有去。

一段时间后，治疗工作成功地使马克对这种模式有了相当清晰的感觉。他也明白了这与他母亲为抵挡抑郁情绪所做的努力以及她在这一努力中运用的她对他的认同方式有关。但他仍然很难抗拒"应该"的诱惑，因为他经常处于冲突之中。他不确定自己是在处理"应该做"的事情还是在处理他真正想做的事情。他花了许多精力在这些无法得到解决的困境上。

为了帮助马克超越对模式的理解并真正开始打破这种模式，我建议，每当他怀疑"应该"是他做某件事的倾向的一部分时，他最好不要去做。实际上的建议是，"如果你确定你想做那就去做。但是，如果你不确定，如果你处在冲突中，宁可拒绝'应该'，也不要去做。即使你什么都不做，这也没关系。你会直面自己对变成一个没精打采的人的恐惧。你会感觉到你可以抗拒'应该'，而不是陷入死气沉沉的状态。如果你确实有强烈的自发欲望，那就去做吧。事实上，这是我们为这些欲望腾出空间的唯一方法，也是你开始清楚那种感觉的唯一方法"。

然而，当情况涉及重要的事情时（比如，重要的工作或他与女友关系中的核心问题），他被要求暂时不要遵循这条规则。此外，我很明确地指出，他将需要做出一些非常困难的区分。目前我们还不清楚他是真的想做某件事，还是只是在遵循"应该"的要求，也不清楚它到底是否是重要的事情。最基本的信息是，这样的困境是生活的一部分，他应该在一开始把精力集中在容易的事情上。这样他就能逐渐在自己的生活中建立起一种新的力量感，并更清楚地知道想要什么是怎样的感觉。

对表面行为的关注会使治疗变得肤浅吗

有些治疗师不愿意采用角色扮演、排练和现实生活中的分级任务等方法，因为他们担心这些方法会让治疗的深度和可实现的改变大打折扣。在他们看来，这些方法必然意味着对表面行为的肤浅的关注。我认为，这种态度根植于错误的前提，并给促进来访者所寻求的改变施加了不必要的限制。积极地帮助来访者改变日常生活中正在进行的行为并不会使治疗变得平庸且肤浅，实际上这可以加深治疗工作的影响。对外显行为的明确关注能让来访者更彻底、更感性地将其在治疗中获得的理解融入生活。因此，治疗将不再受制于枯燥乏味的认知领悟，这些领悟不足以产生真正的改变。

因为来访者的内在状态和他的外在行为存在复杂的联系，所以一方的改变会引起另一方的改变。这种联系是强大的，并且是双向的。由于它并不是一一对应的关系，仅从其中一个方向接近改变通常是不够的。相对于针对一个方面的努力而言，针对多个方面的干预（包括对来访者的内心状态和幻想进行的工作以及对他与他人互动的外显行为模式进行的工作）可能会引发更大的改变。

在本书描述的治疗方法中，虽然留意外显互动模式至关重要，但这只是工作重点的一部分。来访者可能采取的各种行动对他的意义（重要的是治疗师以这种方式参与其中的意义）、与之相关的主观情感基调、潜在的假设和幻想，以及隐藏在外显模式背后（并由外显模式维持）的未被有意识地表达出来的体验都在这里描述的治疗重点范围之内。

外显行为和内部心理过程并不是真正相互独立的领域。当人们在它们相互之间的关系以及连接和维护它们的复杂反馈循环的背景下理解它们时，人们能最充分地理解它们。正如我在本书的前几章中所描述的，行动与领悟是辩证关系的两极，对其中一极的探索能加深而不会削弱我们对另一极的理解和与之合作的能力（Wachtel 1987，1997，2008b）。

使用本章提到的方法会进一步促进和深化各个阶段治疗中的探索过程，确保它充满体验性。但在治疗工作的后期阶段，当修通过程被特别强调时，探索可能尤其重要。没有什么比在日常生活中尝试自己的领悟，更能够有力地扩大和巩固来访者在治疗过程中学到的体验层面的东西。就促进一个人对过去自己在主观上觉察不到部分的真实体验来说，没有比建立与他人互动的新模式更好的方式了。

对阻抗的最后说明

在这本书中，我强调了以不产生不必要的阻抗的方式向来访者传达我们的理解的重要性。对一些读者来说，这一目标本身似乎存在问题。对于精神分析取向的治疗师来说，情况尤其如此，因为对他们而言，阻抗分析是治疗焦点的核心。我们的确有一些充分的理由认为当代精神分析实践与弗洛伊德和其他早期精神分析学家使用的方法有不同之处，主要的不同在于识别和分析阻抗的任务越来越复杂。从这个角度看，任何避免阻抗的努力似乎都将适得其反，因为我们只有充分谈论了这些阻抗，才能真正促进深刻和持久的改变。

在思考这个问题时，我们在一开始就要提醒自己，阻抗不是顽固，也不表示来访者缺乏合作性。相反，阻抗同样是焦虑和回避在治疗关系中的表现，而焦虑和回避是来访者要解决的困难的核心。从这个意义上来说，阻抗永远无法被完全消除。那些适合被带进治疗室的问题不可避免地会引发焦虑和阻抗。

在精神分析实践的发展过程中，弗洛伊德认识到，他经历过的被视为阻抗的行为不仅是一种需要尽可能快地被克服的烦恼，其本身还具有内在的理论和临床意义，它成了需要被探索的心理现象，就像来访者尝试用它们来抵御的倾向一样。随着自我心理学的发展和对焦虑在心理障碍中的作用的澄清，人们在理解被标记为阻抗的现象方面又向前迈进了一步。渐渐地，我们的目标不再是抑制或克服这些阻抗，而是分析它们，帮助来访者看到并意识到他在阻抗、他为什么阻抗和他在阻抗什么。

大多数治疗过程概念的核心是合理的，但"阻抗"的边界和细节已经变得模糊，原因既有语义方面的问题，也有历史方面的问题。"阻抗"一词本身已不足以体现它所指的现象。本质上带有对立色彩的术语被越来越多地用来指一种非对立的理解：当来访者表现出许多最初被称为阻抗的行为时，他并没有真正地抗拒治疗；相反，这是他参与治疗的一种方式。被视为阻抗的行为在很大程度上表现为来访者的冲突和焦虑，如果来访者将这些冲突和焦虑带到治疗室（他如果要从治疗中获益就必须这样做），那么他必然会表现出"阻抗"。

然而，并不是所有的阻抗在治疗中都是必要的和（最终）有效的，也不是所有的阻抗都只是由来访者最初的动力和特征导致的。我们需要了解大部分阻抗是人为的、医源性的。如果一个人试图通过回避那些可能引起焦虑的话题来将阻抗降到最低，那么治疗就会受到阻碍并变得肤浅。但是，如果治疗师能巧妙地接近主题，同时将阻抗降低，那么事情就完全不同了。处理阻抗的最有效方式的本质是，清楚地记住最终以与治疗努力一致的方式克服阻抗，帮助来访者克服引发阻抗的焦虑。这意味着直面令人焦虑的对象，而不是回避它。

在很大程度上，治疗师的专长在于巧妙地处理阻抗，找到使来访者能够面对自己和给他带来困扰的那些方面的方法。如果治疗师能认识到为治疗关系中的对立因素承担责任不仅仅是来访者的事，那么治疗师最可能完成这项任务。治疗师询问和解释的方式有时同样与此有关系。这本书的大部分内容就是针对受到阻碍的治疗的。我的目标是使治疗师能够在不踩到自己或来访者的脚的情况下完成治疗工作。治疗师自己的沟通方式将使来访者的脆弱性增强或减弱，因此，治疗师能够利用学到的知识为来访者的福祉做出持久的贡献。

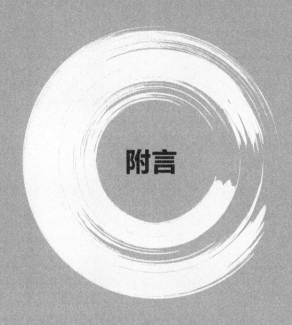

附言

第 15 章

与伴侣的治疗性对话

艾伦·F.瓦赫特尔

本书中描述的治疗性对话原则适用于面向个人的工作，也适用于面向伴侣的工作。治疗性对话原则的某些方面几乎可以被当作有效的伴侣治疗的基础，我们甚至不需要对其进行修改。而在其他方面，我们必须稍微加以修改，以使它们适用于面向伴侣的工作的稍有不同的背景。在附言中，我将阐述如何在伴侣治疗中应用这些原则以及如何在这些治疗中调整它们。虽然我将在很多地方提到这本书的具体内容或原则，但我想更广泛地表达这样一种观点，即这些原则在有效的处理"问题伴侣"的工作中是多么普遍。我希望读者知道即使我没有明确地提及本书的其余部分，但这一章中的好多内容都是基于同样的基本原则。

为了提供这次讨论的背景，我还需要介绍我对伴侣治疗的总体方法的一些想法。当然，有许多不同的流派和伴侣治疗理论，它们之间有分歧也有重合。这里描述的治疗工作都有显著的心理动力学和系统特征，但是，因为它们融合在了一起，因为我承诺要发现并借助人们的优势而不是只看到哪里出了问题（这与本书的主题一致），所以我给治疗工作赋予了特定的框架（Wachtel & Wachtel，1986）。

在伴侣治疗中，一方面我们需要对本书中描述的原则进行某些修改，另一方面我们需要突出这些原则。个体疗法和伴侣疗法之间的一个关键区别是，在伴侣治疗中，一个人说的话会被另一个人听到，而且事实上两个人可能正处于冲突中。因此，帮助伴侣学会真正地倾听彼此并改变习惯性的互动模式就像某种平衡行为，比如，走钢丝。伴侣治疗师需要掌握保持平衡的技能：在不进行快速调整的情况下，不向一侧或另一侧倾斜太多，同时采取坚定且轻快的步骤，以便与任何一方都保持稳固的联系。

由于伴侣治疗涉及在另一方存在的情况下与每一方交谈，因此关注说话的方式而不是仅仅关注说话的内容可能比治疗师私下与某个人交谈时更为重要。治疗师需要谨慎地说话，以便来访者不会感觉到被批评或被羞辱，这不仅可以极大地提高他们理解谈话内容的有效性，也可以防止愤怒的伴侣误用这些话（作为对对方的攻击）。经常发生的情况是，即使治疗师没有明确地说明这样做的好处，伴侣双方已经开始模仿治疗师谈论困难话题时的建设性方式。

寻求专业帮助的伴侣经常对他们的关系感到绝望。与愤怒、沮丧和绝望相伴而生的可能是羞耻感。遗憾的是他们可能多年来一直在让"轮子"自顾自地转动，他们无法前进，也无法退出。他们为因"琐碎"的事争吵感到羞耻，为参与不断的"针锋相对"感到羞耻，为失去控制或在争吵中产生的怨恨感到羞耻。他们的孩子不得不面对情感虐待，甚至身体虐待，这也让他们感到羞耻。他们甚至为他们作为"朋友"生活了多年，接受了一段没有爱情、性和激情的基于利害关系的婚姻而感到羞耻。

面对伴侣工作的治疗师必须非常小心，以免他们的言语在不经意间造成更多的羞耻感或绝望。如果治疗师在没发现什么是正确的情况时发现了哪里出了问题，脆弱的乐观情绪很可能会很快地瓦解，而正是这种乐观情绪让伴侣们寻求帮助，并继续维持这段关系。我认为，伴侣治疗的一个基本原则是改变最有可能借由关系中曾经存在并仍然以某种形式存在的任何积极方面发生。伴侣治疗师传达出这样的信息：如果一个人能训练自己像留意问题一样随时准备好留意自己的优点，那么在日复一日的互动中，改变仍然是可能的。无论一段关系中曾经有过或者还将有什么美好的事情，关系中的双方都必须加以培养，以便它能成长为伴侣关系中的核心。

然而，只有当双方都知道治疗师真正理解他们之间的关系有多糟糕时，他们才会接纳对自己积极方面的关注。双方都必须体会到治疗师对自己观点的共情。每个人都必须知道他（或她）被剥夺的感觉和愤怒是被理解的，双方之间问题的严重性是被承认的。当治疗师对双方的困难进行评估时，关注积极的一面会产生巨大的影响。在差异的基础上关注发展方向，并留意冲突和矛盾是本书中描述的经过轻微调整的方法，这种调整使治疗师既能关注积极的方面，又能处理双方描述的现实困难。

就像个体治疗师一样，伴侣治疗师必须找到一种方法来平衡肯定和面质。治疗师在聚焦问题的同时需要表达对双方的尊重，甚至需要表达对他们之间形成的互动模式的"逻辑"的尊重。从某种意义上说，就像个人的防御必须因其所起的作用而受到理解一样，人们之间的失调模式往往也基于某种逻辑，承认这种逻辑对治疗是有帮助的。

接受伴侣心理治疗的人更容易产生防御性，也更容易感受到更多的威胁。毕竟，他们在许多情况下被要求在他们的敌人面前敞开心扉。[1] 因此，在伴侣心理治疗中，非常重要的一点是注意言语表达，尤其是在努力创造深刻的变化（这种变化不仅能缓和压力，还能真正地增强亲密感、信任感和活力）时，治疗师要将防御降到最低。本书提供的临床建议，尤其是那些使用归因言语、留意冲突的建议，可以在有挑战性的伴侣工作环境中极大地帮助双方减少防御。我们要注意到，以尽量减少来访者防御的方式说话在伴侣治疗中尤其重要，因为在伴侣治疗中，治疗师是从一个整合的角度出发来谈论个体和系统的心理动力学问题的。尽管我在这里描述的伴侣治疗是以问题为中心的，它强调寻找新的互动方式，但关注每个人的前意识甚至无意识中的冲突和愿望是找到真正满足每个人需求的互动解决方案的关键。[2]

伴侣治疗师经常需要根据信息来表达和做解释，而这些信息并不像个体治疗中的那样完整。双方的极度痛苦和他们经常感到的自己需要针对婚姻是否有救做出决定的迫切感使治疗师有必要这样做：小心措辞。保证它们不会被视为"声明"或"审讯"在伴侣治疗中尤为重要。处于专属关系中治疗师能给予来访者全神贯注式的关注，但是伴侣治疗师却不能依赖与某一方的专属关系带来的信任，因此伴侣治疗师需要更加小心。此外，虽然有些伴侣治疗是长期的，有些个体治疗是短期的，

1　重要的是我们要清楚并不是所有寻求治疗的伴侣都将对方视为敌人。有些伴侣表达了对对方的爱和尊重，也对他们之间出现的问题感到困惑。

2　在家庭工作和伴侣工作中，结合个人和系统的观点是很重要的。当症状儿童在家庭治疗中出现时，他们的个人冲突和关注没有得到足够的重视。我与保罗·L. 瓦赫特尔曾在其他地方介绍与有幼儿的家庭合作的新方法（Wachtel，1987，1990，1991，1992），尤其是在与孩子、与家庭工作时采用的把个体心理动力学和认知行为视角与系统的观点结合起来的新方法（Wachtel，1994）。

但个体治疗师与来访者的关系往往是长期的，这种共同工作的经历本身给了治疗师更多犯错的余地。在时间有限且治疗师需要迅速干预的情况下，以本书描述的方式仔细斟酌措辞至关重要，它们应被视为对采取新的行动方式的许可而不是谴责。

当治疗师与伴侣一起工作时，重要的是让每一方都感受到自己是一个独立的个体。当每个人在这段关系以外的位置被理解、被欣赏时，他们对关系改变的开放性就会增强。因为人们经常以在其他情况下不会采用的方式对待他们的亲密朋友，伴侣治疗师——尤其是当他们与处于危机中的伴侣一起工作时——可能会看到他们的来访者身上最黑暗、最不吸引人的一面。[1] 在这种情况下，双方知道治疗师对他们每个人的印象在某种程度上都是基于他们最糟糕的自我。因此，重要的是拓宽每个人的视野、了解每个人在生活的其他方面是如何表现的。要做到这一点，治疗师可以简单地和这对伴侣谈谈他们婚姻之外的生活——例如，工作、朋友或感兴趣的事情。有时候与每个人单独会谈可以帮助治疗师达到类似的目的，但在我的伴侣工作中，我要求他们不要告诉我任何令他们在分享时感到不舒服的事情。

留意小事：留意积极方向上的变化和进展

在面向一对伴侣开展治疗工作时，治疗师每时每刻都会根据他们的反应做出选择。治疗师选择将注意力集中在陈述的哪个部分和治疗师如何发表言论都会极大地影响治疗效果：治疗中出现的是进展还是阻抗。因为治疗师会使用某种干预，我们是否对伴侣有帮助往往取决于我们不做什么和我们不走什么路。对这对伴侣来说，甚至对大多数观察者来说，留意偶然的事常成为最有用的理解路径，因为这些偶然事件可能会成为重要信息。实际上，治疗师在这段时间里听的是"背景和弦"而不是"主旋律"，治疗师会把注意力集中在他们可能不会留意的互动上。通常情况下，这种焦点的转移——焦点从显而易见的问题（这通常是人们关注的焦点）转移到伴

1　仅通过个人会谈了解来访者的治疗师通常不会看到他们行为的方方面面，而有些行为只有当来访者出现在配偶面前时才能被激活。当然，大量关于来访者情绪反应的知识可以通过在移情中观察来访者来获得；但是如果治疗师有机会观察来访者与其配偶的直接互动，那么仅治疗过来访者数月或数年并且经历了全方位移情反应的个体治疗师可能会感到震惊。这些互动的强度和非理性是移情揭示的任何东西都无法比拟的。

侣关系中看似不重要的、基本上不为人注意的各个方面——才是有用的新视角和新架构的起点。

在被要求发表言论的几乎每一个关键时刻，治疗师都可以借助自己的优势。虽然陈述的主要焦点是关系中有问题的模式或负面特征，但是关注并强调被观察到的具有积极品质或潜力的任何元素也很重要。治疗师可以通过仔细留意变化和进展的方向来讨论这对伴侣的困难，可以说一些这样的话来强调积极的方面——"我对你们今天的表现感到震惊，在过去的几周里，你们越来越有能力在彼此生气时不退缩。你们真的更能坚持住了"。

从第一次会谈到最后一次会谈，治疗师必须不断地、有意识地强化任何朝向治疗目标的进展，即使进展可能是微小的。有效使用积极因素的关键是承认个人和互动行为从来都不是静态的（见第 9 章）。伴侣之间的防御、合作、控制、敏感、以自我为中心或生气的程度各不相同，重要的是变化需要被表达出来，尤其是那些朝着伴侣希望实现的目标前进的变化。

如果有可能的话，即使是在第一次见面的时候，我也会试着去留意一些"偶然的"事情，这些事情可能会反映出这段关系中一些积极的方面。因此，听完一对伴侣描述他们的困难，并与他们交流了我对他们因此感到痛苦和疲惫的理解之后，我会继续对我留意到的、被这对伴侣视为理所当然的事情发表看法。例如，针对某些伴侣，我可能会指出，尽管他们显然对彼此很失望，但有趣的是他们并不反驳对方的观点，他们似乎对发生的事情的看法一致；或者，尽管他们都非常愤怒，但他们并没有进行深层次的谴责或攻击；或者，尽管事情对他们来说非常糟糕，但他们在会谈中还是一起笑了一会儿。我甚至会留意一些非常简单的事，比如，他们让对方讲话，不打断对方——并不是所有的伴侣都是这样的。

治疗师肯定会注意到更重要的积极因素，也肯定会表达对这些因素的想法。例如，这对伴侣可能会明显地表现出对对方的爱和尊重；他们有共同的价值观，有共同的世界观；他们可能认为对方是好父母。通常这些优点（从次要的到主要的）在治疗师发表言论之前已经消失了。治疗师在给出这种反馈时就开始了借助优势的过程。只要这些话明确表明这对伴侣的困难也得到了关注，大多数伴侣对治疗师分享这些观察结果的反应都是非常积极的。

当然，这种反馈产生效果的前提是反馈必须是真实的，如果它不是真实的，这对伴侣只会把它当作一种居高临下的操纵。然而，当治疗师训练自己像留意问题一样留意优点时，这些表达就会自然而然地出现，它们会从治疗师看待伴侣的三维视角中产生。一般来说，当有关优点的言语得到详尽细节的支持时，人们会更认真地对待它们。治疗师对做出积极观察的原因的解释最好不要过于精炼。例如，治疗师可以给"我想你今天在很努力地理解你丈夫的观点"这句话加上一些细节，将它变成"你温柔的说话方式和你问的问题表明你真的愿意接受别人说的话"，后者更有效果。治疗师不要简单地说，这对伴侣似乎有共同的幽默感，治疗师在表达这样的意思时可以加上这样一个观察——当妻子用滑稽的方式描述令人不愉快的事情时，丈夫笑了。

对细微改变的关注会大大地影响来访者未来的行为。例如，如果一个一直自我封闭、充满防御的人在一次会谈中承认了他以前没承认过的动机，比如，"我比我意识到的还生气"或"我想我的做法有点挑衅的意味"，治疗师应该留意到他或她谈话时的坦率和开放。这种承认本身不仅带来了更多开放性，还为治疗师提供了一个机会去探究是什么让他或她在其他时候难以像今天这样开放。与直接尝试讨论正在发生的不受欢迎的行为相比，在说一些积极的事情时提出相关的问题有可能给来访者带来非常不同的体验（见第 9 章）。

即使伴侣在一次会谈中争吵得相当激烈，治疗师也有可能提供某种积极的反馈，帮助他们在未来的争吵中重塑他们的行为。例如，治疗师留意到尽管他们非常愤怒，但是他们仍然很克制，没有"暗箭伤人"，没有进行人身攻击。治疗师将注意力集中在了积极的方面，这些积极的方面随后可以被纳入未来的自我定义和随后的行动中。

一个与此相关但略有不同的干预类型是积极归因。这与第 11 章描述的内容非常相似——留意微小的改变动机，并把以不同方式做某件事的愿望归功于伴侣或个人。例如，如果丈夫叹口气说"我的脾气真不好"，治疗师可能会说，她感觉他似乎遇到了困扰，并且想做点什么。通常，治疗师可能会把动机归因于他（或她）还不够了解的东西。通过清晰地表达一种尚不成熟的感觉（Stern，1997），治疗师实际上是在帮助和鼓励人们朝着现在才确定的方向前进。正如我们在第 11 章中讨论的，只有当治疗师至少有一些核心事实可以扩展时，这样的言语才是恰当的。这些言语必须与个人经历的某个方面产生共鸣，这样归因才是有效的。如果人们在某种程度上与冲突感受产生共鸣，他们就会对自己做出归因。错误的归因不太可能造成伤害，但不会被来访者接受。

阻抗和焦虑

当伴侣寻求治疗时，他们已经形成的互动模式可能已经根深蒂固。尽管这些互动方式是巨大痛苦的根源，但是关系中的一方或双方往往对改变非常抗拒。伴侣之间形成的互动模式反映了意识和无意识力量的复杂组合，这些力量确实能够体现双方的冲突和防御机制（Wachtel & Wachtel，1986）。

治疗师意识到阻抗背后的焦虑对伴侣和个人都有帮助。当伴侣中的一方对治疗师表现出敌意时，当有人表现得好像所有试图澄清的努力都"过于简单"时，当有人尝试纠正治疗师或伴侣所说的一切时，或者有人直接或间接地忽略所有关于新互动方式的建议并认为这些建议毫无用处时，治疗师很难不烦恼，并且把那个人看作一个"难相处的""顽固的"人。了解这种阻抗行为背后的焦虑根源让治疗师能够通过发表言论来减轻部分焦虑，并避免这种行为常常引发的权利斗争。

例如，一种常见的焦虑（通常人们不会意识到）是来访者担心这种治疗将有一点帮助，但作用不大，它只够让伴侣在婚姻中忍受对方，但不足以让婚姻真正令人满意。换句话说，伴侣中不合作的一方担心，即使婚姻改善了，他们可能没有必要分开，但他或她仍然会有一种不满的感觉。虽然关系的某些因素可能会改善，但不那么具体的不满将不会改变，而这种焦虑往往不能被完全意识到或被明确地表达出来。通常，一旦治疗师把对改善的关注用言语表达出来，来访者就会感觉自己被更好地理解了，进而能够更充分地参与到治疗中去。伴侣治疗中的一个关键挑战是在谈论困难中最严重的部分的同时，认可（在这种情况下）个人和关系的基本价值，这与第10章中的观点类似。这里的一个关键区别是，尽管在个体治疗中个体的基本价值从来没有受到质疑，但在伴侣治疗中治疗师应该对这种可能性持开放态度，即关系（相对于个体）可能会糟糕到不值得挽救的地步。

随着治疗工作的进行，治疗师有必要重申，微小改变有可能掩盖了重大的不满，这种担忧一直都存在，这一问题并没有因为被讨论过一次而得到解决。因此，在处理更易于解决的困难时，治疗师可能会说："我知道虽然我们现在正在讨论的变化很重要，但在你看来它们并没有触及问题的核心。如果你容许我讲的话，我认为处理其中一些问题可能会为解决更棘手的问题扫清道路。"

与阻抗合作

伴侣工作中出现的一个相关问题是双方感到他们之间发生的事情如此复杂、如此微妙，以至于他们认为治疗师无法准确地理解它。治疗师在试图传达对他们描述的内容的理解时，可能会遇到不断的纠正和限制。对治疗师说"不，那不是我的意思"的人不仅仅是难相处的，他或她可能真的觉得治疗师提供的只是部分正确的复述。在这些情况下，请对方纠正并详细地加以说明是很有帮助的。通常情况下，治疗师只需要向"阻抗的或焦虑的"来访者承认，实际上自己并没有完全理解他或她的意思，这是有益的，这样做不仅能避免权利斗争，还会减少对"不准确"的事的关注。用与阻抗合作的方式表达自己有助于预防冲突。有的人可能会这样说："我知道你想描述的东西非常复杂，对于一个没有亲身经历过它的人来说，要理解它并不容易。我说得对吗？你可以补充或者纠正我说的话。"这种方法表达了对来访者担忧的尊重和认真对待担忧的意愿。一般来说，当治疗师以这种方式做出回应，并传达出对来访者经历的接纳和兴趣，而不是简单地希望解释或改变行为时，人们往往会看到来访者行为上的明显变化。伴侣治疗中的每个人在一定程度上都处于一种困难的境地，治疗师不得不去听他或她脑海中不太准确的版本故事。有些人很容易容忍治疗师暂时的"错误印象"，而另一些人则会因为自己的话被曲解或受到不公平的指责而感到不安。对这些来访者来说，被不公正地"指责"是一种令他们高度紧张的经历。如果治疗师静静地倾听几分钟，这种类型的人会变得焦虑，担心治疗师相信对方所说的每句话，作为另一方的他或她觉得自己迫切地需要反对、给出他或她对几乎每个说辞的看法。通常这类人会像压路机一样出现，否认对方说的所有事。他们抗拒治疗师试图维持秩序的努力，并在对方说话时不断打断。同样，重要的是治疗师要记住，这些人并不是难以相处的。相反，他们担心治疗师会把他们视为恶棍。

伴侣治疗方面的专家清楚地知道每个故事都有两面，也已经习得在倾听时牢记（并深信）这一点。因此，治疗师在要求来访者克制自己的同时，还要保证他会有转变且他有机会表达另一种观点。[1] 后者涉及治疗师不仅要向来访者传达你对他看法的理解（例如，"我知道你听到别人这么说感到很难受，因为你真的觉得你一直是个热心人"），还要进一步向来访者传递一种感受，即尽管他的配偶对他的个人素质有"偏见"，但他最引以为豪的个人素质并没有被忽视。我们必须记住的是，来访者想证明自己的"清白"的另一原因是，他希望治疗师能更准确地（当然也更充满赞赏地）描绘出他的真实模样。当治疗师给"抗拒的、感到不安全的"的个体一些有关他们拥有的特定积极品质的观察和反馈时，他们通常能更好地容忍伴侣的"指责"。

例如，在一个案例中，一个非常聪明、身体强壮、言辞强硬的男人对妻子说的一切都表示反对，因为他缺乏支持。但是当治疗师这样说时，他变得放松了——"从你做的工作我可以看出，显然，你非常乐意为那些没有你拥有的一切的人提供帮助。我能理解为什么当你的妻子认为你专横跋扈时，你很不高兴"。这句话不仅让来访者知道治疗师理解了他在倾听方面的困难（共情），而且还包含了令人安心的积极反馈。

伴侣治疗工作的某些特定模式和特征——特别是它要求治疗师有更直接的指导[2]，并且这种情况是在经常批评自己的配偶在场的情况下，而不是在私下发生的——使它可能比个体治疗会更频繁地激起反控制的反应。因此，治疗可能需要一些夸张版本的建构。在伴侣情境下，来访者可能会去证明或反驳每一个观点，而在个体治疗中他们可能不会这样做。在治疗的早期阶段，如果治疗师通过解释来处理这种反应，这往往会使问题加剧，因为治疗师的言语可能会增加来访者的脆弱感

1　这只是一个临时措施。我将在下面讨论的是，治疗在刚开始时的一个重要目标就是让双方真正倾听对方，而不是仅仅为了反驳而倾听。

2　要使伴侣治疗有效，治疗师必须比个体治疗师更为积极地开展治疗。让这对伴侣尽可能自由地使用会谈时间可能是徒劳无功的——他们会重新讨论老问题，用一种与他们在家里时没有太大不同的方式"公开讨论"。而当治疗师主导治疗时，大多数伴侣都感到很放心。

和被控制的感觉。相反，治疗师应该把调整自己的言语以适应来访者的反应作为开始——治疗师用一种低调的方式，甚至是一种退让一步的方式表达自己的意见，尝试绕过由情境产生的阻抗。通常情况下，治疗师会说："我可能有些跑题了，但我**不太确定如何解释这个问题，我认为……我感到有点困惑……**"这样的话足以让来访者放心，让他不必害怕在配偶面前感到被支配和羞辱。

如果来访者的阻抗仍然很强烈，那么下一步就是治疗师先承认自己的无能为力，以阻止来访者对自己的批评。与刚才向来访者传达"你不会卷入权利斗争"信息的言语相比，下面这样的陈述又向前迈进了一步，即"**我可能无法说服你。我知道你不会喜欢我的建议，当然我没有权力让你做任何你不想做的事情**"。治疗师强调一个人无能为力往往会产生相反的效果，即他将获得更多的合作，并且其言语的影响力将增加。

对新的互动模式的担忧

通常，焦虑是由这样一个事实引发的：治疗已经开始起作用了，关系的改变显然就在眼前。即使旧的模式在很大程度上让人不满意，但已知的、熟悉的模式仍有一些令人安心的东西（Swann，2004）。这种焦虑体现在家庭和伴侣治疗文献中的动态平衡概念里——抗拒改变的系统倾向。尽管这对伴侣一直在积极寻求帮助，试图找到更好的互动方式，但当治疗真正开始产生效果时，其中一方或双方可能会临阵退缩，并且可能担心改变带来的不确定画面。当这种焦虑起作用时，阻抗通常不表现为公开的消极态度，而表现为倒退到旧的互动方式，或者未能将会谈上提出的一些建议或约定付诸行动。重要的是，治疗师要谨记矛盾心理和阻抗之间是有区别的。伴侣们想改变的程度至少和他们想让事情保持不变的程度一样。伴侣们经常会因为他们回到了过去的模式和太熟悉的争吵中而感到非常沮丧。他们对自己的倒退深感沮丧，并且可能会对治疗的效果感到悲观。治疗师必须小心，不要过快地断定这是对改变的强烈阻抗。这样做会加重矛盾心理的消极面。一般来说，治疗师最好只提供一些保证，即说明改变几乎总是包括向前迈两步、向后退一步。正如第9章所描述的，治疗师要留意改变的总体方向并帮助这对伴侣看到他们已经做了什么，而不仅仅是什么地方仍然存在问题，这会非常有帮助。

当然，如果在会谈期间就特定问题达成的建议和理解一直未能被付诸实施，那么治疗师要做的就不仅仅是提供保证。现在治疗师需要探索改变失败背后的担忧。伴侣双方都有什么样的焦虑？旧的、可预测的角色是否有助于抵御令一方或另一方感到不舒服的自我部分？他们是否在帮助对方抵挡改变带来的焦虑？

在这方面，使用意象甚至梦境来接近一些无意识的恐惧是非常有用的。例如，一个男人被要求想象，如果他放弃成为家庭保护者和自我牺牲者的角色会发生什么。他想象自己躺在医院的床上，孤身一人，被妻子抛弃了。尽管他真的很想改变旧的相处模式，但他担心如果他这么做了，他对妻子就没有任何价值了。

■ 促进真正的倾听

通常情况下，当伴侣们接受治疗时，他们已经对彼此充满敌意了，以至于他们只能用一种保护自己免受假想攻击的心态来倾听对方。从某种意义上来说，许多人会变得"偏执"，因为他们将对方说的每句话都视为批评，并以同样的方式做出回应。这种防御性通常是"正当的"，因为双方的关系已经恶化到如此地步，以至于很多发生在治疗室之外的交流都带有指责的性质。

伴侣治疗的最初目标是打破这种指责和反击的循环，在这种循环中，倾听的一方只听有利于形成反驳的内容。当一个人以这种方式倾听时，治疗师很容易就能分辨出来。有时他们可能会打断对方、纠正对方，即使是在耐心等待的时候，他们的眼神也会说"不！不！不！不是这样"，或者"那不是真的，你扭曲了事实"，或者"我不敢相信你会这么说"。即使对方真的在指责他们，但如果他们只回应对方沟通的这个维度，并且以反过来指责的方式回应，结果是死胡同式的敌对循环延续或被强化了。[1]

帮助这对伴侣学会真正地倾听对方而非争论或反驳是初始治疗工作的核心内容。

1　以我的经验来看，着手解决"被指责的"伴侣的反应比让"指责的"伴侣以不同的方式说话，更容易在开始的时候打破这个循环。随着时间的推移，更少的指责性话语将变得自然和真实。由于治疗明确了伴侣双方困境的循环性质，伴侣双方通常会自发地采用治疗师的促进模式来解决困境。

因此，治疗的核心困境是用不指责的方式提醒他们留意一些需要被纠正的事，在大多数伴侣的第一次会谈中，情况都是这样。一种方式是尽早打断他们在此过程中的敌对性讨论，尽早用一份声明告知双方用自己认为更公平或更准确的方式来回应对方说的话。尽管在伴侣关系出现困难的时候，想到这种方式很正常，也是可以理解的，但正如他们自己知道的，这是徒劳无功的（有关归因的讨论请参见第11章）。我经常说，作为伴侣治疗师，我工作的一部分就是帮助他们尝试以一种不同的方式倾听和交谈。我明确声明这是我的工作，从而分担了改变的责任，并进一步减少了来访者受到责备的感觉。

为了与这个前提保持一致，即借助积极因素比仅仅指出消极方面要有效得多，我随后与这对伴侣讨论了如何打破这种敌对模式。我要求他们每个人都倾听对方在说什么，带着一种寻找任何他们同意的观点的心态。仅仅几分钟之后，我需要再次提醒他们，试着找出他或她认为基本正确的话语，并试着看看是否有可能从配偶的角度去思考它们。在一场具有对抗性的讨论开始之前，我会提醒并指导他们，尽量避免批评他们。

在整个工作过程中，我不断地提醒他们，我希望他们如何倾听对方，并对他们表达共情——我对他们说，"要做到这一点很不容易"。如果有人在这方面遇到困难，或者认为我的要求他或她不可能做到，或者是愚蠢的，并且拒绝了我的要求，我会看看他们是否至少能同意去思考一下对方在说什么，而不是立即做出回应。如果这也被拒绝了，或者对方似乎不可能做到，我认为这是一种来自焦虑的阻抗，我会转而采取前文描述的一种或几种方法。

我采取的另一个帮助伴侣打破苦涩的相互指责的循环的方法是先回应正确方向上的任何进展以及伴侣交流和聆听方式的变化，并且只在之后回应他们沟通中存在的有问题的地方。因此，我可以选择通过说出类似的内容来讨论来访者正在陈述的内容："*在我要求你回应你丈夫刚才说的话之前，我只是想提一下，我被你的开放倾听打动；从你的表情我可以看出，你没有准备反驳。*"这积极地强化、塑造了期望的心态。此外，正如第11章中讨论的，传递一个"暗示"实际上可能带来更有效的回应。

当伴侣习惯争吵而不是说话时，他们经常忽略甚至不会注意到他们达成共识的时刻。因此，即使一个人的伴侣已经同意了他的要求，这个人还会继续为某件事争吵。治疗师可以通过停止讨论来鼓励真正的倾听，例如，说一些类似这样的话——"等一下。在你继续说之前，我有一种感觉，你们都没有注意到你们一直在谈论这个问题，而实际上对于这个问题你们已经达成了一些共识"。通过这样说话，治疗师强调了伴侣们没注意到的成果，并且阻止了"无效"讨论，而"无效"讨论是讨论时间持续太久的一个原因。这使这对伴侣能够继续保持更积极的情绪，并且增加了他们进一步进行思想交流的可能性。

帮助伴侣改变争吵的质量

通常情况下，伴侣寻求治疗的原因是微小的分歧升级为长期的、激烈的争吵。帮助伴侣缩小争吵的长度、宽度、深度，降低其影响是治疗目标之一，而这个目标决定了治疗师如何在治疗的关键时刻做出选择。阐明他们争论的内容可能远没有弄清楚他们将来如何防止一件小事迅速发展成一件大事重要。

当然，他们把不太重要的差异升级为激烈的争吵可能意味着这对伴侣有更严重的冲突需要解决。但通常情况下伴侣之间只有某种固定模式，他们不具备友好解决分歧的必要技能。以"正常化"的方式提供的具体建议一般会受到欢迎。

有的人可能会说："即使我们没有达成解决方案，我们仍然可以做一些具体的事情来避免争论或分歧。"但从来没有人教过这些伴侣如何做。在互联网取代代代相传的建议之前，人们反而更容易学会这种"民间智慧"。在这种情况下，我可能会和这对伴侣讨论一些"幼稚"的建议，比如，围绕当前的事件谈话，不要提起过去；谈论行为而不是性格；用自己的愿望和需要来说话而不是用对错来说话；等等。许多伴侣对治疗师以开玩笑的方式给他们"奶奶的建议"反应良好，比如，你通常能用蜂蜜抓到更多的苍蝇，而不是醋，或者不要指责她像她妈妈。许多这种"公共领域"的智慧是人们通过对成功婚姻基础的认真思考提炼出来的，它们收录在我的书《我们彼此相爱，但……》（*We Love Each Other but...*）中。

当一对伴侣报告他们在过去一周发生了一场糟糕的争吵时，我试着对他们在正确方向上采取的任何步骤保持敏感，或者对他们争论方式的任何变化保持敏感，这些变化可以在问题"复发"的情况下得到强化。因此，当一对伴侣说"星期五晚上我们之间发生了可怕的争吵，虽然我们在周末剩下的时间里做了很多事情，双方还算冷静"时，治疗师为了借助进展会推迟询问争吵的内容，只询问他们每个人做了什么使他们能够在第二天一起做事情时很冷静，没有重复前一晚的争吵。[1] 这个问题的答案很可能涉及自我力量的表达，比如，自我控制感、想把事情做得更好的愿望，或者接纳差异，它们一直被认为是理所当然的。在这个选择时刻，无论是争吵还是他们冷静了两天的事实都不是这个干预的起点。显然，它们之间的真正问题必须得到解决，通过关注他们的力量来开启探索和治疗工作是有帮助的，这样做使他们能够切实改变他们之间的模式，而仅仅陈述（和重新陈述）并不能改变这个模式。

在讨论争吵的实际内容时，治疗师需要继续对朝着正确方向的进展保持敏感。例如，治疗师可能会在他对争吵内容进行评论之前顺便提到，尽管有一些他们需要解决的东西导致了争吵，但这次争吵似乎和过去的有些不同——它似乎更局限于当前的话题，并没有涉及旧的伤害，也没有导致其他相关问题被挖掘出来。

改变有关自我和他人的僵化概念

伴侣们经常把他们自己描述成与对方截然相反的人。他们被定格在一维的、严格定义的角色中，在这些角色中每个人都只拥有一个完整的人所需的东西的一半。这种情况并不罕见，尽管他们可能在其他几乎所有事情上都有不同意见，但当伴侣在描述他们各自的"性格"时，他们都不会表示抗议，比如，"我比较情绪化，而他是有逻辑的那个人"，或者"我善于与人相处，而我的妻子更喜欢独处"。这些描述虽然肯定包含真理的成分，但并不是全部的真理。这种宽泛的描述否定了人的复杂性，也否定了一个事实，即所有人的性格都有很多方面，他们有很多表现得"不典型"的时候。

伴侣们的共同观点是"我就是这样"或"他就是这样"（对此我们无能为力），这可能是改变的一个主要障碍，这将人们限定在他们可能希望摆脱的角色上面。治

---

1   把这个例子与第 9 章中吉尔的例子进行比较。

疗师小心地关注常见模式的变化和预期行为的例外，促进伴侣双方看待自己和对方的灵活性。"不典型"的行为是僵化的、根深蒂固的观念的最好解毒剂，它能向伴侣双方传达这样一种观念：他们每个人都有未被开发的潜力，而一段改变了的关系可以帮助他们实现这种潜力。例如，如果一个不感性的人说了包含感情表达的温和的话，治疗师会说"我知道你说你不是个感性的人，但在我们开始讨论你在说什么之前，我只是想指出你刚才说的话似乎真的是发自内心的，对我来说是感性的"，然后转向妻子问她"你注意到了吗？他有时会那样说话吗？"。

同样重要的是，治疗师要留意针对伴侣可能正在做的事情发表的言论，以促进这种开放性。有的人可能会说"我注意到你似乎对你丈夫早些时候在会谈中说的话的反应很积极，我猜这反过来帮助他减少了防备"。这些类型的言语不仅突出了变化，而且常以不同的方式对事件进行了改释。在某种程度上，治疗师对"感性"给出了一个新的定义，任何"发自内心的"话语都是真诚的，因此也是感性的。此外，一个人是"感性的"还是"非感性的"并不应被视为一个固定的个人特征，它应被视为伴侣在对方身上引发的东西。随着时间的推移，这些"偶然的"或"顺便说一下"类型的言语在帮助个人改变他们的自我认知以及对伴侣的体验方面会非常有效。

解决"无法解决的"问题

伴侣常常用如此宽泛的、概括性的方式描述他们婚姻的困难，以至于他们觉得试图克服这些困难的努力是徒劳无功的："我认为我的妻子害怕亲密，她没有任何亲密的朋友，也很少看望她的家人""我不确定那里是否真的有什么东西""我的丈夫人格分裂，他总是突然无缘无故地大发脾气""我们关系中的一个大问题是我们的兴趣非常不同，我们喜欢的事情完全不同"……这些说法呈现了一些似乎无解的问题。

如果有可能，治疗师最好将针对这些问题的讨论推迟一段时间。当治疗师在更加"易于解决的"问题上取得一些进展时，这些巨大的差异往往会变得不像以前那样明显。此外，在讨论这些问题时，无论是在伴侣治疗还是个体治疗中，来访者确信治疗师非常了解他们非常重要。如果治疗师希望来访者认真对待自己提供的改释和解释，不把其视为油嘴滑舌的操纵不加理会，那么来访者感到自己被了解是建立信任的一个基本要素。

当治疗师需要处理更大的问题时，他可以把处理"偶发事件"的方法作为一种具有促进性的微改释。我之所以称这些为"微改释"是因为它们并没有试图从另一个角度来看待整个关系，相反，它们只是谈到对已经被提及的事情的反应，这些反应是略微偏离中心的。治疗师用一开始看起来几乎不合逻辑的、离题的言语来回应，可以将讨论转向通往各种选项的路径上，而不是封闭的门。

例如，对于上面描述的第一句话——"我认为我的妻子害怕亲密，她没有任何亲密的朋友，也很少看望她的家人"，我们可能会说，"我知道你对此感到愤怒和不安，想从她那里得到更多，但令我惊讶的是，尽管如此，你还是看到了她害怕亲密，而不是她不想和你保持亲密"。这样的回应更容易让来访者走向探索，而不是让问题走向指责，成为僵局。它没有立即处理丈夫的抱怨，而是强调了他们两个人可能都没有关注的一点——缺乏个性化的亲密问题。

重要的是，我们要清楚不是所有的抱怨都应该以这种方式得到改释。这样做会让对话变得不诚恳、具有破坏性。通常，只有在对一个"无法解决的"问题进行直接讨论之后，治疗师才能从不同的引发共鸣的角度对其做出回应，并为解决问题开辟新的途径。例如，一对伴侣因为没有共同的兴趣而感到绝望，治疗师可能会提供各种解释性的改释，将这个问题从他们对彼此兴趣的顽固拒绝转变为不那么具有指责性、更容易得到解决的问题。例如，人们可能会讨论双方害怕因为与另一个人融合得太多而失去自我，或者讨论他们重视自己兴趣的强度，并且相应地不喜欢"妥协"或做一些在个人层面上没有深刻意义的事情；人们也可能讨论对自己的真实自我保持忠诚的问题。如果新的看待或建构问题的方式至少与伴侣的关注点和动力的某些方面进行真诚的接触，那么新的态度和行为可能会产生，行动和反应的模式将得以改变，更大的改变空间也将出现。

警告：借助优势法的局限性

读者应该记住，我在这里强调的对积极因素的关注并不意味着盲目乐观。本章提供的例子发生在治疗背景下，治疗师在不断地帮助伴侣阐明他们的关注点和抱怨。如果治疗工作的这个方面（它至关重要的）没有得到重视，那么无论治疗师多么努力地关注优点，治疗也不可能有效。我们必须保持一种微妙的平衡，即治疗师要同时倾听消极的声音和积极的声音。

同样，重要的是我们要清楚在某些情况下，当一段关系中的负面影响过于强烈，其持续时间过长时，治疗师几乎不可能借助优点。上面描述的方法非常有效，但它一定会受到伴侣双方拥有的优点和资源的限制。

毕竟，任何心理治疗方法的效果都取决于治疗师的应用方式。心理治疗师需要对无法被完全阐明的细微差别保持敏感，并愿意承认无论其理论取向如何，理论只是一个广阔的、在很大程度上仍然未被开发的领域的临时地图。我相信这本书中描述的治疗性对话原则是好的临床工作的重要基础，并且有助于提高治疗师的个人效能。这些原则绝不是优秀治疗师的个人品质的替代品，但在表现出优秀品质的治疗师手中，它们可以提供新的有帮助的方式，并为治疗师开展这项要求很高的工作提供一个非常必要的工具。

　　注：艾伦·F. 瓦赫特尔（Ellen·F. Wachtel）博士是《治疗问题儿童及其家庭》（*Treating Troubled Children and Their Families*）和《我们爱彼此，但是……》（*We Love Each Other but...*）的作者，她还与保罗·L. 瓦赫特尔合著了《个体心理治疗中的家庭动力学》（*Family Dynamics in Individual Psychotherapy*）。

参考文献

考虑到环保的因素，也为了节省纸张、降低图书定价，本书编辑制作了电子版参考文献。扫描下方二维码，即可下载全书所有参考文献列表。

版权声明